건강 120세를 준비한다!

361 지압·경혈 수첩

예방 의학 필독서

중의사 최수찬 박사著
그림 진동일

14경락과 361개 경혈

내 몸 건강은 내가 지킨다!
면역력을 높여 주는
"경혈 자리 배우기!"

WHO
(세계보건기구)와
한·중·일 3국의
표준 경혈 위치를
반영한 최신판

지식서관

머리말

 이 책은 경락과 경혈을 이용하여 질병의 예방과 치료에 응용할 수 있는 상세한 설명과 지압이나 침·뜸의 방법과 효과 등에 대한 해설서인 2015년에 출간한 《361 지압 경혈 백과》를 토대로 하여, 14개 경락에 딸린 361개 경혈의 역할·치료 효능·부위만을 뽑아서 핸드북 크기로 만들어, 늘 휴대하면서 그때그때 각 경혈의 위치와 경혈에 대한 치료 효과를 암기하고 학습할 수 있도록 하였다.

 한의학은 한·중·일 3국을 넘어서 전세계적으로 행해지는 전통 의학이다. 따라서 이제는 인종과 국경을 넘어 전세계인의 사랑을 받고 있다.
 WHO/WPRO(세계보건기구/서태평양지역 사무처)와 한·중·일 3국의 전문가 회의는 지난 2003년 10월에 첫 비공식 전문가 회의를 연 이후 3년간 총 6차 비공식 전문가 회의 및 3차 실무자 회의를 거쳐 〈경혈 위치 표준화〉에 대해 논의하였다. 그리고 2006년 10월 31일~11월 2일 최종 회의에서 한·중·일 3국이 361개 〈경혈 위치 표준화〉를 확정하였다.
 유일하게 이 책은 WHO/WPRO(세계보건기구/서태평양지역 사무처)와 한·중·일 3국 전문가 회의 결과인 《WHO/WPRO 표준경혈위치》를 반영하였다. 시중에 판매되고 있는 경혈에 관계되는 책들은 아직도 수천 년 전부터 내려온 옛날의 경혈 자리를 수정하지 않은 구판(舊板)이 많아서, 이 책은 다른 책들보다 그 활용에 있어서 가장 최신의 〈표준 경혈 위치〉를 실었다는 데 큰 의미가 있다 하겠다.
 아울러, 인체의 해부도를 이용하여 경혈 자리를 쉽고 빠르게 찾을 수 있게 하였을 뿐만 아니라 각종 병증의 치료 효과에 대한 설명 등도 상세히 기술해 놓았기 때문에 잘 활용하여 훌륭한 경혈 치료사가 되기를 기원한다.

2017년 6월
최 수 찬

차 례

머리말 3
경혈의 위치를 찾는 방법 11

제1장 수태음 폐경(手太陰 肺經) LUNG MERIDIAN

중부(中府) 가슴 통증 14
운문(雲門) 가슴 통증 14
천부(天府) 폐의 질환·구토 15
협백(俠白) 호흡기계·팔의 통증 15
척택(尺澤) 팔꿈치 통증·신경통 16
공최(孔最) 호흡기·치통·치질 16
열결(列缺) 기침·담·두통 17
경거(經渠) 기침·담·만성기관지 17
태연(太淵) 관절의 통증·호흡기계 질환 17
어제(魚際) 위·간장 질환·쥐가 날 때 18
소상(少商) 중풍·쇼크 등의 응급 처치 18

제2장 수양명 대장경(手陽明 大腸經) LARGE INTESTINE MERIDIAN

상양(商陽) 명치가 답답할 때·눈의 피로 20
이간(二間) 발열·인후염·근육마비 20
삼간(三間) 발열·인후염·코피 21
합곡(合谷) 치통·두통·복통·설사 21
양계(陽谿) 호흡곤란·팔의 통증 22
편력(偏歷) 코피·시력장애·부종 22
온류(溫溜) 근육통·두통·조울증 23
하렴(下廉) 현기증·눈병·두통 23
상렴(上廉) 방광염·뇌풍·반신불수 23
수삼리(手三里) 고혈압·치통·반신불수 23
곡지(曲池) ★무병 장수의 경혈★ 24
주료(肘髎) 위팔 신경통·위팔의 마비 24
수오리(手五里) 위팔 신경통·위팔 마비 25
비노(臂臑) 오십견·팔과 손의 통증 25
견우(肩髃) 만성 관절류머티즘·오십견 26
거골(巨骨) 치통·토혈·소아경풍 26
천정(天鼎) 목과 어깨 결림·소아경풍 27
부돌(扶突) 목이 쉴 때·천식·해소 27
화료(禾髎) 각종 코의 질환 28
영향(迎香) 코가 뚫림·코병·후각 회복 28

제3장 족양명 위경(足陽明 胃經) STOMACH MERIDIAN

승읍(承泣) 눈 주위의 통증·각막염·두통 30
사백(四白) 뺨의 통증·두통·현기증 30
거료(巨髎) 콧물·코피·축농증·치통 31
지창(地倉) 치통·구안와사·중풍 31
대영(大迎) 잇몸 통증·치통·혀의 경련 32
협거(頰車) 턱의 부종·치통·잇몸 통증 32
하관(下關) 치통·귀울음·안면신경통 33
두유(頭維) 안면신경통·편두통 33

인영(人迎) 목의 통증·곽란·천식 34
수돌(水突) 목소리가 잘 나오지 않을 때 34
기사(氣舍) 구역질·기침·딸꾹질 35
결분(缺盆) 가슴 통증·인후염·심장 질환 35
기호(氣戶) 폐렴·결핵·호흡 곤란 36
고방(庫房) 늑막염·기관지염·폐렴 36
옥예(屋翳) 결핵·호흡 곤란·해소 36
응창(膺窓) 유방 마사지·젖앓이·폐렴 37
유중(乳中) 모유가 잘 나오지 않을 때 37
유근(乳根) 유방 질환·가슴 통증 37
불용(不容) 위의 모든 증싱과 복통 38
승만(承滿) 장염·기침·가슴 통증 38
양문(梁門) 위장에 관한 병 39
관문(關門) 위통·설사·소화불량 39
태을(太乙) 소화불량·가슴이 답답할 때 40
활육문(滑肉門) 위출혈·구토·위경련 40
천추(天樞) 소화기계와 비뇨기계 41
외릉(外陵) 설사·월경불순·불임 41
대거(大巨) 만성적인 설사·변비 42

수도(水道) 요도염·전립선비대증 42
귀래(歸來) 남녀의 생식기 질환·복통 43
기충(氣衝) 생식기 질환·음낭의 통증 43
비관(髀關) 허리 신경통·하지마비 44
복토(伏兎) 허벅지 경련·가슴 통증 44
음시(陰市) 장염·각기병·부기 45
양구(梁丘) 무릎 통증·위경련 45
독비(犢鼻) 무릎 통증 46
족삼리(足三里) ★무병 장수의 경혈★ 46
상거허(上巨虛) 각기병·사지마비 47
조구(條口) 각기병·다리의 신경마비 47
하거허(下巨虛) 각기병·뒷다리 마비 47
풍륭(豊隆) 변비·정신 질환·두통 48
해계(解谿) 발을 삐었을 때·관절염 48
충양(衝陽) 입맛이 없을 때·반신불수 49
함곡(陷谷) 발등의 통증·복수(腹水) 49
내정(內庭) 다리나 무릎의 통증 50
여태(厲兌) 명치와 위에 관한 증상 50

제4장 족태음 비경(足太陰 脾經) SPLEEN MERIDIAN

은백(隱白) 헛배·구토·소화불량·설사 52
대도(大都) 위경련·장염·소화불량 52
태백(太白) 소화불량·구토·복통 53
공손(公孫) 헛배·소화불량·구토 53
상구(商丘) 황달·소화불량·발목 병 54
삼음교(三陰交) ★무병 장수의 경혈★ 54
누곡(漏谷) 다리에서 쥐가 날 때 55
지기(地機) 정력 감퇴·무릎 관절염증 55
음릉천(陰陵泉) 수족냉증·무릎 통증 56
혈해(血海) 월경불순·허리 통증·두통 56
기문(箕門) 허벅지 경련·부인병 57

충문(衝門) 자궁경련·월경통 57
부사(府舍) 곽란·복통·변비·설사 58
복결(腹結) 설사나 복통 완화 58
대횡(大橫) 급만성 설사·변비·월경장애 59
복애(腹哀) 소화불량·혈변(血便)·설사 59
식두(食竇) 폐렴·늑막염·간염 60
천계(天谿) 유방이 부었을 때 60
흉향(胸鄕) 딸꾹질·유방암염·젖앓이 61
주영(周榮) 기관지염·늑막염·기침 61
대포(大包) 늑막염·소화불량·폐렴 62

제5장 수소음 심경(手少陰 心經) HEART MERIDIAN

극천(極泉) 팔과 옆구리의 통증 64
청령(靑靈) 두통·팔꿈치 관절염·황달 64
소해(少海) 팔의 신경통·오십견 65
영도(靈道) 팔꿈치나 손목 관절염·중풍 65
통리(通里) 두통·편도선염·중풍 66

음극(陰郄) 심장·코피나 위의 출혈 66
신문(神門) 손이 차고 얼굴이 화끈거릴 때 67
소부(少府) 심계항진·중풍·위팔 신경통 67
소충(少衝) 심장의 병·심계항진 68

제6장 수태양 소장경(手太陽 少腸經) SMALL INTESTINE MERIDIAN

소택(少澤) 백내장·녹내장·반신불수 70
전곡(前谷) 딸꾹질·젖앓이·이명 70
후계(後谿) 팔의 신경통·뒷목의 경직 71
완골(腕骨) 두통·인후염·팔의 이상 71
양곡(陽谷) 손목 관절·두통·치통 72
양로(養老) 탱탱한 피부 만드는 법 72
지정(支正) 손가락이 아플 때·간질 73
소해(小海) 오십견·목의 통증·두통 73
견정(肩貞) 어깨 통증·이명·청각장애 74
노수(臑兪) 어깨나 팔의 신경통 및 마비 74

천종(天宗) 팔과 어깨의 통증 74
병풍(秉風) 척골신경통·폐렴·반신불수 75
곡원(曲垣) 목과 어깨의 통증·오십견 75
견외수(肩外兪) 등과 어깨의 통증 76
견중수(肩中兪) 눈의 피로·어깨 결림 76
천창(天窓) 귓병·목의 통증 77
천용(天容) 인후병·청각장애·호흡곤란 77
권료(顴髎) 뺨의 마비나 경련 78
청궁(聽宮) 이명(耳鳴)과 난청 78

제7장 족태양 방광경(足太陽 膀胱經) BLADDER MERIDIAN

정명(睛明) 눈 주위의 통증·눈병 80
찬죽(攢竹) 눈 질환·전두통·야맹증 80
미충(眉衝) 각종 눈병·현기증·두통 81
곡차(曲差) 콧병·전두통·안면신경통 81
오처(五處) 중풍·현기증·간질·뇌막염 82
승광(承光) 두통·현기증·후각상실 82
통천(通天) 콧병·후두 신경통 83
낙각(絡却) 현기증·계종·우울증·이명 83
옥침(玉枕) 코막힘·후각의 감퇴·현기증 84
천주(天柱) 목이 뻐근하고 피로할 때 84
대저(大杼) 어깨나 등 근육의 통증 85

풍문(風門) 감기 예방·기침·기관지염 85
폐수(肺兪) 만성기관지염·폐결핵 86
궐음수(厥陰兪) 심장병·호흡기 질환 86
심수(心兪) 가슴 쪽의 전반적인 증상 87
독수(督兪) 가슴 통증·복통·심장 질환 87
격수(膈兪) 객혈·토혈·심장 질환 88
간수(肝兪) 간염·간 기능 장애·담석증 88
담수(膽兪) 가슴 통증·소화불량·트림 89
비수(脾兪) 당뇨병·설사·척추염 89
위수(胃兪) 당뇨병·소화기계 질환 90
삼초수(三焦兪) 소화불량·허리 통증 90

신수(腎兪) 생식기 · 비뇨기 · 호흡기 병 91
기해수(氣海兪) 요통 · 치루 · 위 질환 91
대장수(大腸兪) 요통 · 만성 설사 · 변비 92
관원수(關元兪) 허리와 하반신 질환 92
소장수(小腸兪) 장의 기능 향상 93
방광수(膀胱兪) 좌골신경통 · 종아리 경련 93
중려수(中膂兪) 전립선염 · 요도염 94
백환수(白環兪) 부인병 · 방광 질환 94
상료(上髎) 요통 · 야뇨증 · 월경통 95
차료(次髎) 요통 · 비뇨기 질환 · 불임 95
중료(中髎) 생식기 기능 · 치질 · 방광염 96
하료(下髎) 생식기 기능 · 치질 · 방광염 96
회양(會陽) 만성 치질 · 설사 · 음부의 병 97
승부(承扶) 허벅지 뒤쪽이 아플 때 97
은문(殷門) 좌골신경통 · 쥐가 날 때 98
부극(浮郄) 변비 · 방광염 · 설사 98
위양(委陽) 허리 · 무릎 뒤쪽의 통증 98
위중(委中) 다리 통증이나 경련 99
부분(附分) 어깨와 등의 결림 · 통증 99
백호(魄戸) 기침 · 폐결핵 · 기관지염 100
고황(膏肓) 어깨결림 · 오십견 치료법 100
신당(神堂) 가슴의 답답함을 완화 101
의희(譩譆) 흉막염 · 늑간신경통 · 코피 101
격관(膈關) 불면증 · 구역질 · 딸국질 101
혼문(魂門) 구토 · 소화불량 · 간 질환 102
양강(陽綱) 위경련 · 간 질환 · 늑막염 102
의사(意舍) 변비 · 설사 · 간염 · 늑막염 103
위창(胃倉) 변비 · 신장염 · 당뇨병 103
황문(肓門) 소화기 질환 · 유방 질환 104
지실(志室) 허리 통증 · 배뇨 불능 104
포황(胞肓) 자궁 등 · 부인과 질환 105
질변(秩邊) 부인과 질환 · 좌골신경통 · 치질 105
합양(合陽) 부인과 질환 · 요통 · 고환염 106
승근(承筋) 종아리에 경련이 생길 때 106
승산(承山) 종아리에 경련이 생길 때 106
비양(飛陽) 다리 저림 · 코막힘 · 콧물 107
부양(跗陽) 다리 질환 · 전신마비 · 요통 107
곤륜(崑崙) 좌골신경통 · 현기증 · 코막힘 108
복삼(僕參) 간질 · 곽란 · 요통 · 무릎관절염 108
신맥(申脈) 발목 통증 · 두통 · 현기증 108
금문(金門) 현기증 · 다리 마비 109
경골(京骨) 뇌 질환 · 다리 질환 · 심장병 109
속골(束骨) 다리 질환 · 목과 어깨의 경직 109
족통곡(足通谷) 고혈압 · 두통 · 자궁출혈 110
지음(至陰) 비뇨기계 질환 · 두통 · 고혈압 110

제8장 족소음 신경(足少陰 腎經) KIDNEY MERIDIAN

용천(湧泉) 혈액순환 · 피로회복 112
연곡(然谷) 종아리 경련 · 다리 통증 112
태계(太谿) 다리 질환 · 인후염 · 현기증 113
대종(大鐘) 심장쇠약 · 소변불리 · 자궁 경련 113
수천(水泉) 방광 경련 · 임질 · 시력장애 114
조해(照海) 부인과계 질환 · 월경불순 114
부류(復溜) 월경통 · 냉증 · 불임증 115
교신(交信) 복막염 · 소변불리 · 변비 115
축빈(築賓) 전립선 · 설사 · 하복부 통증 116
음곡(陰谷) 남녀의 성기 질환 · 무릎 병 116
횡골(橫骨) 남녀 생식기 질환 · 유정 · 복통 117
대혁(大赫) 남성의 조루 · 여성의 불감증 117
기혈(氣穴) 부인과 질환 · 월경불순 · 복통 118
사만(四滿) 월경불순 · 생리통 · 불임 118
중주(中注) 월경불순 · 요통 · 고환염 119
황수(肓兪) 가슴 · 명치 통증 · 세균성 설사 119

상곡(商曲) 부인과 질환·복통·설사 120
석관(石關) 불임·복통·위통·불면증 120
음도(陰都) 소화불량·위염·복통·황달 121
복통곡(腹通谷) 소화불량·복통·위하수 121
유문(幽門) 복통·간 질환·기관지염 122
보랑(步廊) 기관지염·심장병·식욕부진 122
신봉(神封) 가슴 통증·기침·기관지염 123
영허(靈墟) 협통·기관지염·식도 질환 123
신장(神藏) 협통·기관지염·식도 질환 124
욱중(彧中) 기관지염·구토·심장병 124
수부(兪府) 기관지염·구토·심장병 124

제9장 수궐음 심포경(手厥陰 心包經) PERICARDIUM MERIDIAN

천지(天池) 심장성 질환·기관지염·젖앓이 126
천천(天泉) 심장 질환·폐 질환·상박통 126
곡택(曲澤) 팔꿈치 통증·신경통 127
극문(郄門) 심장이 나쁠 때·손의 증상 127
간사(間使) 협심증·심계항진·흉통 128
내관(內關) 심장 발작·손과 팔의 통증 128
대릉(大陵) 손목을 삐거나 관절의 통증 129
노궁(勞宮) 구내염·수전증·치질 129
중충(中衝) 심장성 질환·흉통·번민·중풍 130

제10장 수소양 삼초경(手少陽 三焦經) TRIPLE ENERGIZER MERIDIAN

관충(關衝) 눈 질환·목의 질환·두통 132
액문(液門) 눈 질환·귀 질환·치통·두통 132
중저(中渚) 손가락의 고장·두통 133
양지(陽池) 팔의 통증·오십견·대하 133
외관(外關) 난청·손가락·팔의 통증 134
지구(支溝) 눈·심장 질환·언어장애 134
회종(會宗) 귀 질환·간질·팔의 통증 135
삼양락(三陽絡) 청각상실·치통·언어상실 135
사독(四瀆) 귓병·치아 질환·인후병 136
천정(天井) 오십견·목의 통증·요통 136
청랭연(淸冷淵) 위팔의 제반 증상·두통 137
소락(消濼) 상완(上腕) 신경통·두통 137
노회(臑會) 어깨 관절통·오십견 138
견료(肩髎) 어깨 통증·삼각근의 염증 138
천료(天髎) 어깨·팔꿈치·목의 통증 139
천유(天牖) 두통·안면통·목의 경직 139
예풍(翳風) 안면마비·치통 140
계맥(瘈脈) 이명(耳鳴)·시력장애·두통 140
노식(顱息) 귀앓이·두통·현기증 141
각손(角孫) 귀 질환·두통·현기증 141
이문(耳門) 귓병·현기증·눈 질환 142
화료(和髎) 이명·비염·안면 신경마비 142
사죽공(絲竹空) 눈 질환·두통·소아경풍 142

제11장 족소양 담경(足少陽 膽經) GALLBLADDER MERIDIAN

동자료(瞳子髎) 눈 질환·두통 144
청회(廳會) 귀앓이·이명·치통·중풍 144
상관(上關) 안면 마비·윗니의 통증 145
함염(頷厭) 눈 질환·현기증·편두통 145
현로(懸顱) 뇌충혈·눈의 충혈·코피 146
현리(懸釐) 코피·두통, 비염·한불출 146
곡빈(曲鬢) 두통·눈의 피로·안면통 147
솔곡(率谷) 두통·현기증·고혈압 147
천충(天衝) 정신착란·편두통·치주염 148
부백(浮白) 청각장애·두통·치통·열병 148
두규음(頭竅陰) 머리의 혈액 순환 149
완골(完骨) 두통이나 목의 통증 완화 149
본신(本神) 두통·현기증·소아경풍 150
양백(陽白) 미간과 콧날의 통증 150
두임읍(頭臨泣) 눈 질환·청각장애·뇌출혈 151
목창(目窓) 얼굴의 부종·두통·현기증 151
정영(正營) 치통·편두통·현기증·구역질 152
승령(承靈) 현기증·두통·탈모 방지 152
뇌공(腦空) 뇌풍(腦風)·현기증·간질 153
풍지(風池) 숙취·멀미·눈의 피로 153
견정(肩井) 목·어깨 결림·고혈압 154
연액(淵腋) 늑막염·기관지염·늑간신경통 154
첩근(輒筋) 늑막염·기관지염·늑간신경통 155
일월(日月) 가슴·배의 발열·호흡곤란 155
경문(京門) 신장 질환·방광염·장염·요통 156
대맥(帶脈) 배 통증·설사병·부인병 156
오추(五樞) 아랫배 땅김·허리 신경통 157
유도(維道) 생식기 질환·하복통·복수 157
거료(居髎) 다리의 질병·좌골신경통 158
환도(環跳) 늑막염·좌골신경통·중풍 158
풍시(風市) 중풍·반신불수·좌골신경통 159
중독(中瀆) 다리의 질환·좌골신경통 159
슬양관(膝陽關) 무릎관절염·좌골신경통 160
양릉천(陽陵泉) 다리에 관한 전반 증상 160
양교(陽交) 면종(面腫)·인후병·천식 161
외구(外丘) 광견병·각기병·장딴지 경련 161
광명(光明) 머리의 증상·다리의 신경통 161
양보(陽輔) 두통·편도선염·전신관절통 161
현종(懸鐘) 식욕 부진·다리의 증상 162
구허(丘墟) 발목을 삐었을 때 162
족임읍(足臨泣) 다리 관절염·월경불순 163
지오회(地五會) 각기병·요통·젖앓이 163
협계(俠谿) 눈 충혈·고혈압·다리 질환 164
족규음(足竅陰) 심장 질환·두통·눈 통증 164

제12장 족궐음 간경(足厥陰 肝經) LIVER MERIDIAN

대돈(大敦) 자궁 출혈·남성 성기의 병 166
행간(行間) 구토·요통·정신이상·불면증 166
태충(太衝) 갱년기 장애·간 기능 향상 167
중봉(中封) 고환염·유정·방광염·요도염 167
여구(蠡溝) 전립선염·부인과계 질환 168
중도(中都) 만성적인 장의 질환·복통 168
슬관(膝關) 인후염·무릎 관절통·반신불수 169
곡천(曲泉) 소변불통·정력감퇴 169
음포(陰包) 부인과 질환·다리의 마비 170
족오리(足五里) 방광염·신장염·중풍 170
음렴(陰廉) 부인병·다리 신경통 171
급맥(急脈) 고환 질환·여성의 불임증 171
장문(章門) 폭음 후의 통증이나 숙취 172
기문(期門) 부인과 질환·설사병 172

제13장 임맥(任脈) CONCEPTION VESSEL

회음(會陰) 남성의 생식기 병 174
곡골(曲骨) 배가 땅길 때·월경불순 174
중극(中極) 생식기나 비뇨기계의 병 175
관원(關元) 위장장애·정력감퇴·피부병 175
석문(石門) 복통·소화불량·발기불능 176
기해(氣海) 신경과민·우울증·부인병 176
음교(陰交) 여성의 대하·자궁부정출혈 177
신궐(神闕) 중풍·항문의 질환·뇌일혈 177
수분(水分) 복통·흉만·식욕부진 178
하완(下脘) 위염·구토·복통·소화불량 178
건리(建里) 위하수·복통·헛구역질 179
중완(中脘) 위에 관한 모든 병의 치료 179
상완(上脘) 모든 위 질환·위통·소화불량 180
거궐(巨闕) 심장에 관한 병·위장병 180
구미(鳩尾) 두통·심장병·불면증 181
중정(中庭) 천식·심통(心痛)·구역질 181
단중(膻中) 호흡 곤란·유즙부족 182
옥당(玉堂) 호흡기 질환·흉통·천식 182
자궁(紫宮) 기관지염·폐결핵·식도 질환 183
화개(華蓋) 호흡기 질환·흉통·천식 183
선기(璇璣) 흉통·소화기 질환·인후병 183
천돌(天突) 기침·천식·식도 경련 183
염천(廉泉) 혀에 관한 질병·인후병 184
승장(承漿) 입과 치아의 통증 184

제14장 독맥(督脈) GOVERNOR VESSEL

장강(長强) 치질·허리의 통증·변비 186
요수(腰兪) 허리 질환·항문 질환·생리불순 186
요양관(腰陽關) 요통·다리 마비·생리불순 187
명문(命門) 요통·두통·월경 이상 187
현추(懸樞) 요통·소화불량·설사 188
척중(脊中) 치질·이질·위경련·감기 188
중추(中樞) 요통·시력감퇴·황달 189
근축(筋縮) 위경련·시력장애·간질 189
지양(至陽) 소화기계 질환·심장 질환 190
영대(靈臺) 천식·기관지염·뒷목의 경직 190
신도(神道) 건망증·히스테리·늑간신경통 191
신주(身柱) 체력증강·기관지염 191
도도(陶道) 두통·고혈압·히스테리 192
대추(大椎) 코피·목·어깨 결림 192
아문(瘂門) 색소염·코피·습관성 두통 193
풍부(風府) 후두신경통·두통·인후병 193
뇌호(腦戶) 두통·뇌충혈·귀앓이 194
강간(强間) 정신 이상·구토·불면증 194
후정(後頂) 정수리 통증·현기증·불면증 195
백회(百會) 현기증·멀미·각종 두통 195
전정(前頂) 감기로 인한 두통 196
신회(顖會) 뇌빈혈·현기증·얼굴의 부종 196
상성(上星) 코막힘·전두통·현기증 197
신정(神庭) 만성비염·두통·현기증 197
소료(素髎) 코막힘·콧속의 물혹·천식 198
수구(水溝) 인사불성·간질·뇌출혈 198
태단(兌端) 입술의 경직·입몸 통증 199
은교(齦交) 코막힘·치통·치주염·황달 199

경혈 이름 찾아보기 200

경혈의 위치를 찾는 방법

경혈의 위치를 정확히 알기 위해서는 인체의 해부학적(解剖學的) 표지(標識)를 이용하는 방법, 골도분촌법(骨度分寸法), 지촌법(指寸法) 등의 세 가지를 사용한다.

해부학적 표지를 이용한 방법

해부학적 표지란 눈, 귀, 코, 입 등의 윤곽이나 젖꼭지, 배꼽, 뼈의 관절, 근육 등의 명확히 튀어나오거나 오목하게 들어간 곳을 기준으로 하여 기준을 삼는 것을 말한다.

골도분촌법(骨度分寸法)

현재의 골도분촌법은 《영추(靈樞)·골도편(骨度編)》의 저서를 토대로 하여 후대의 의학자들이 수많은 경험과 실험을 통해 개선하여 확정한 것이다.

골도분촌법은 먼저 해부학적인 신체의 특징 등을 이용하여 신체 여러 부분의 길이와 폭을 측정한 후 그림과 같이 정하였다. 그림에서처럼 특정 관절이나 특정 부위의 사이를 같은 비율로 나누는데, 각 기본 단위는 1촌(寸)이다.

골도분촌법으로 경혈을 찾을 때는 반드시 알아야 할 것이 있다.

1. 각 부위의 골도분촌법은 정해져 있다. 무슨 뜻인가 하면, 키가 큰 사람이나 작은 사람, 어른이나 어린 아이나 모두 동일 부위의 골도분촌은 같다는 것이다.

예를 들면, 대퇴골의 머리(대전자) 부분에서 무릎까지가 19촌인데 어른도 19촌이고 어린 아이도 19촌이라는 것이다. 또,

뒷목의 넓이가 9촌이므로 목이 아주 넓은 뚱뚱한 사람도 9촌, 목이 가는다란 마른 사람도 역시 9촌이라는 말이다.

2. 골도분촌법(骨度分寸法)의 촌(寸)은 반드시 비율, 혹은 등분으로 보아야지 고정된 길이의 단위로 보아서는 안 된다.

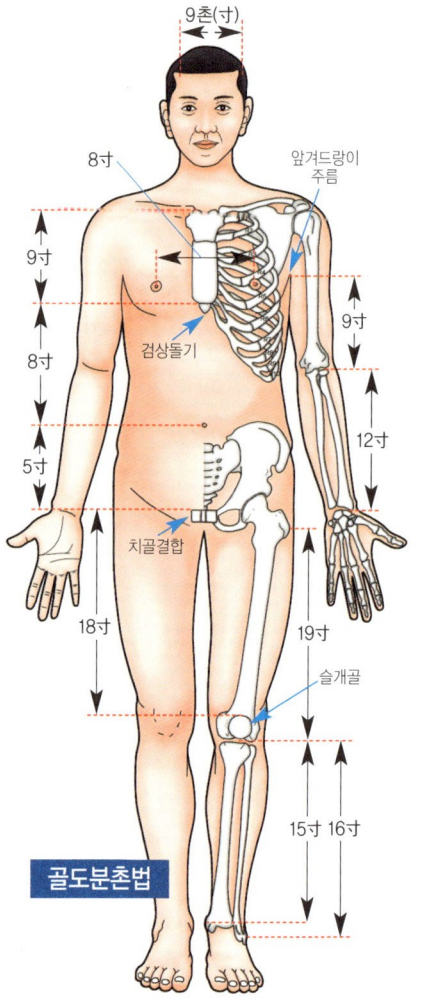

골도분촌법

앞의 그림에서 알 수 있듯이 각 부위의 거리가 그림에서는 좁아 보여도 숫자상으로는 촌(寸)의 수가 크므로 이상해 보이지만 잘 이해하면 이것이 정확한 경혈을 찾기 위한 골도분촌법의 고등 수학인 것이다.

3. 골도분촌법으로 경혈을 찾을 때는 반드시 각 부위에 맞는 골도분촌법을 써야 한다.

예를 들면 머리 부분의 경혈을 찾을 때는 머리 부분의 골도분촌법, 즉 몇 촌(寸)인지를 알아야 하고, 다리 부분의 경혈을 찾을 때는 다리 부분의 골도분촌법도 몇 촌인지를 염두에 두고 찾아야 한다.

지촌법(指寸法)

경혈의 위치는 사람 신체의 상황에 따라서 다르기 때문에 시술을 받는 사람의 손가락 크기에 기준을 두고 측정하는 방법이다. 이 방법은 주로 다리 쪽에 있는 경혈의 위치를 찾을 때 사용된다. 따라서 경혈을 취혈할 때, 골도분촌법 외에도 지촌법을 사용하기도 한다. 지촌법에는 중지동신촌(中指同身寸), 무지동신촌(拇指同身寸), 횡지동신촌(橫指同身寸) 등이 있다.

지촌법을 이용할 때는 사람마다 길이와 살찐 정도가 달라서 경혈의 가로와 세로 치수를 정확히 확신할 수 없다. 따라서, 지촌법으로 경혈의 위치를 찾을 때 모순이 나타날 경우엔 반드시 골도분촌법(骨度分寸法)을 기준으로 삼아야 한다.

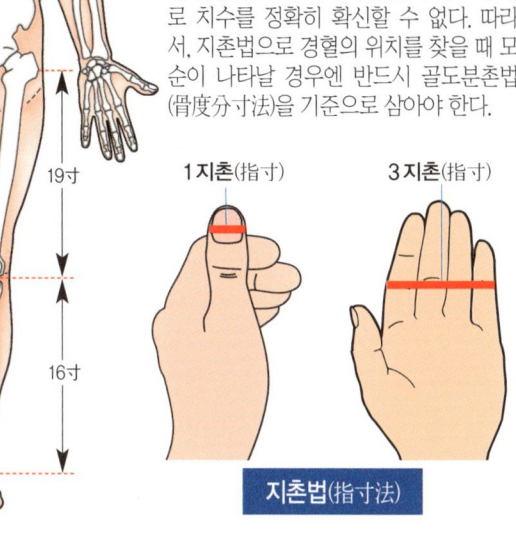

지촌법(指寸法)

제1장 LUNG MERIDIAN
수태음(手太陰) 폐경(肺經)

이 경락은 가슴에 위치한 중부혈에서 시작해 팔뚝을 따라 내려가 엄지손가락의 소상혈에서 11개혈로 끝나는데, 좌우 양쪽을 합해서 22개 혈이 된다.

이 폐경(肺經)의 경락은 인후병(咽喉病)·흉통(胸痛)·기침·가래·숨이 가쁠 때·토혈(吐血) 등의 지관지 계통의 질환에 잘 듣고, 다음으로 심장 질환, 인후병(咽喉病), 발열(發熱), 피부병 등도 치료한다.

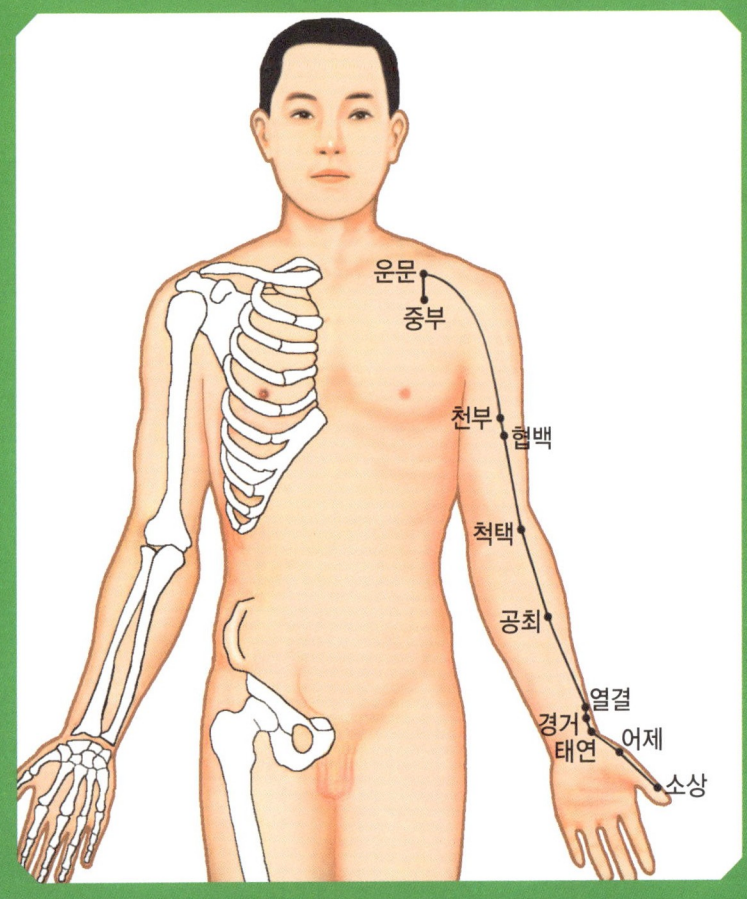

1. 수태음 폐경(手太陰 肺經)

중부(中府)

LU-1 (2개 혈)
가슴 질환이 모이는 곳

운문혈에서 1촌 아래, 정중선에서 양 옆으로 각각 6촌 부위이다.

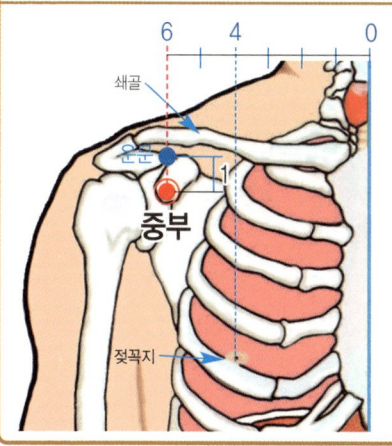

주로 각종 폐·기관지의 질환을 치료하고 다스리므로 기관지염, 폐렴, 폐결핵, 기침, 천식, 감기, 편도선염 등에 잘 듣는다. 또한 심장병 등의 심장 질환, 식욕이 떨어지는 등의 여러 증상에도 효과가 있다.

그 밖에 재귀열(再歸熱;급성 전염병으로, 두통 및 고열과 오한으로 앓는다), 얼굴 및 사지가 부을 때, 어깨가 아플 때, 가슴이 그득하거나 아플 때, 울화병, 배가 더부룩할 때, 식도의 질환이나 늑간신경통, 구토, 식욕부진 등에도 사용한다.

운문(雲門)

LU-2 (2개 혈)
기가 구름처럼 나오는 문

중부혈에서 1촌 위, 정중선에서 양 옆으로 각각 6촌 부위이다.

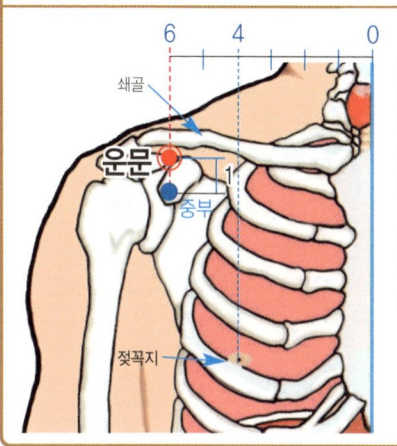

폐의 기능과 연관된 경혈로 기관지 질환, 호흡기계 증상에 널리 활용되어 그 효능을 발휘한다. 폐결핵, 기관지염, 기침, 천식, 흉만(胸滿;가슴이 답답한 증상) 등이 여기에 해당된다.

그 밖에 편도선, 어깨와 팔의 마비, 어깨가 아플 때, 오십견이나 등 및 다리가 아플 때 등에도 효과가 좋다.

1. LUNG MERIDIAN

천부(天府)

LU-3 (2개 혈)
가슴 위에 기가 모이는 곳

겨드랑이 주름에서 아래쪽 3촌 아래 팔죽지 안쪽 맥이 뛰는 가운데 있다.

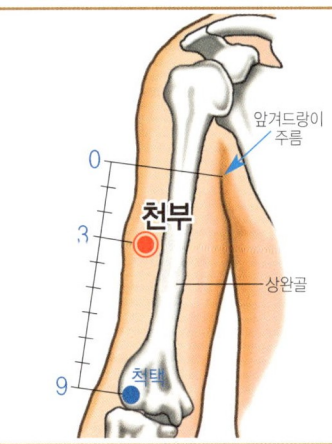

열로 인한 비출혈(鼻出血;코의 출혈)에 효과가 있는데, 천부혈과 척택혈을 많이 사용한다. 따라서 코피, 뇌충혈(腦充血;뇌빈혈과 반대로, 머리에 도는 혈액의 양이 많은 것) 등에 특효가 있다.

그 밖에 토혈(吐血), 현기증, 류머티즘, 연탄가스 중독, 호흡곤란, 천식, 기관지염, 인후와 갑상선이 부어오를 때, 그리고 특히 고혈압에도 잘 듣는다.

협백(俠白)

LU-4 (2개 혈)
폐를 다스리는 경혈

겨드랑이 주름에서 아래쪽으로 4촌 내려가 맥이 뛰는 곳이다.

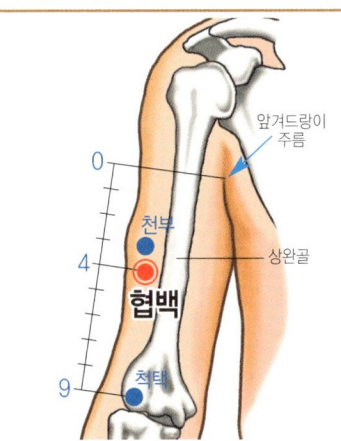

폐를 좌우 사이에 둔 위치에 있으므로 호흡기계의 질환에 탁월한 효과가 있다. 그 치료 효과의 대상은 명치에서 가슴에 걸친 통증이나 기침, 천식, 담, 늑간신경통, 해역(海域;기침을 하면 기운이 치밀어올라 숨이 차는 증상), 가슴 속이 답답할 때 등이다.

그 밖에 심계항진(心悸亢進;가슴이 두근거림), 심통(心痛;심장·명치 부위의 통증), 코피, 헛구역질, 어루러기 등에도 잘 듣는다.

1. 수태음 폐경(手太陰 肺經)

척택(尺澤)

LU-5 (2개 혈)
팔꿈치를 다스리는 경혈

팔꿈치가 접혀지는 부위에서 엄지손가락 쪽으로 움푹 들어간 곳에 있다.

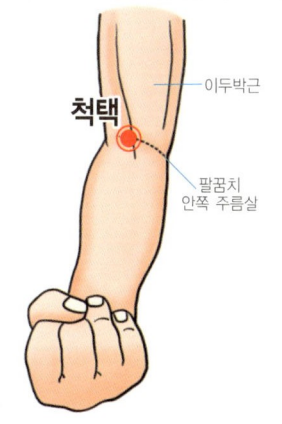

- 이두박근
- 척택
- 팔꿈치 안쪽 주름살

손의 화끈거림·통증·결리는 증상 등을 완화시키기 때문에 만성 관절류머티즘, 오십견, 어깨 신경통, 팔꿈치를 구부리면 아플 때, 가슴이 그득할 때, 요통 등의 치료에 이용된다.

그 밖에 객혈(喀血), 편도선염, 기침, 천식, 기관지염, 폐결핵, 폐렴, 흉막염(胸膜炎), 심계항진, 인후병(咽喉病:목구멍의 병), 호흡곤란, 소아경풍, 요실금, 사지마비, 구토, 설사, 치질, 조열(潮熱:열이 주기적으로 나타나는 병), 검버섯, 피부의 색소 침착 등에도 효과가 좋다.

공최(孔最)

LU-6 (2개 혈)
폐경을 다스리는 경혈

손바닥 쪽 손목 주름(태연혈)에서 7촌 올라가 우묵한 가운데 있다.

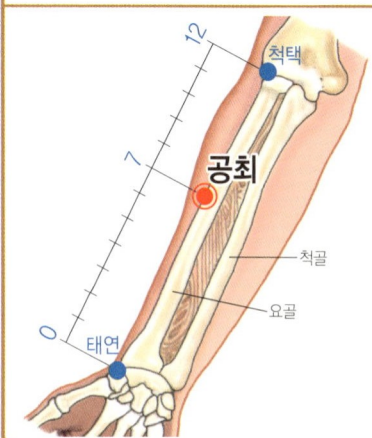

- 척택
- 공최
- 척골
- 요골
- 태연

호흡이 조화롭지 못해서 생기는 결림이나 통증, 만성 기관지염, 흉막염, 늑막염, 천식, 기침, 폐렴 등의 폐 질환에 뛰어난 효과를 발휘한다.

그 밖에 객혈, 담, 목의 부종(浮腫:신체 조직의 틈 사이에 액체가 괴어 있는 것), 비색(鼻塞:코막힘), 두통, 인후염, 목이 쉬었을 때, 치질, 손가락 관절염, 팔꿈치 관절이 아플 때, 한불출(汗不出:열병에 땀이 나지 않는 것), 치통 등에도 효과를 발휘한다.

1. LUNG MERIDIAN

열결(列缺)

LU-7 (2개 혈)
폐 에너지 경로의 경혈

손바닥 쪽 손목 주름(태연혈)에서 1.5촌 위쪽에 있다.

경거(經渠)

LU-8 (2개 혈)
폐경의 경혈

태연혈에서 1촌 위쪽으로 요골동맥이 만져지는 우묵한 곳에 있다.

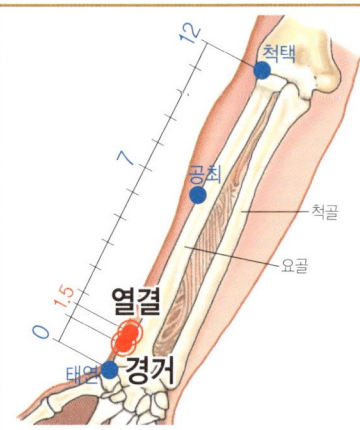

열결·경거혈 모두 기침, 천식, 담, 만성기관지염, 해역(海域;기침을 하면 기운이 치밀어올라 숨이 차는 증상), 숨을 쉬면 목구멍에서 가래 끓는 소리가 날 때, 두통, 편두통, 인후염, 코의 질환, 호흡곤란 등에 효과가 있다.

그 밖에 얼굴·팔의 마비나 통증, 요골신경통(橈骨神經痛;엄지손가락 쪽이 아픈 것), 뾰루지, 두드러기, 중풍, 반신불수, 구안와사, 야뇨증, 학질, 기억력 감퇴, 손바닥이 화끈거리는 증상 등에도 잘 듣는다.

태연(太淵)

LU-9 (2개 혈)
폐의 기능을 돕는 경혈

손바닥 쪽, 손목 안쪽 주름살 끝부분의 오목한 곳이다.

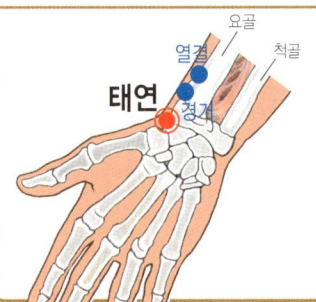

폐의 기능을 도와 줌으로써 기침, 천식, 담, 기관지염, 폐결핵, 백일해 등, 호흡기 계통 질환에 효과가 뛰어나다. 또 소화장애, 구토 등 소화기계의 질환에도 좋다.

그 밖에 유행성 감기, 흉통(胸痛;가슴 통증), 가슴 신경통, 결막염, 객혈(喀血), 불면증, 손목관절염, 아래팔의 신경통, 맥이 잘 통하지 않을 때에도 잘 듣는다.

1. 수태음 폐경(手太陰 肺經)

어제(魚際)

LU-10 (2개 혈)
물고기를 닮은 혈자리

엄지손가락 첫째마디와 손목 사이 두툼한 곳이다.

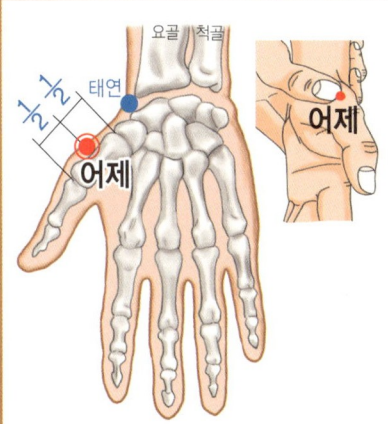

위장의 상태를 색으로 판단할 수 있는 기능이 있다. 위장이 탈이 나면 파란 줄기가 나타나고, 간장에 이상이 생겼을 때는 이 경혈이 빨갛게 변하며, 만성 질환에는 경맥이 검게 보인다.

심계항진(心悸亢進), 가슴이 답답할 때, 두통, 곽란(霍亂;토하고 설사하는 급성 위장병), 젖앓이, 객혈(喀血), 기침, 천식, 발열(發熱), 실어증(失語症), 편도선염, 여드름, 언어장애, 인후병(咽喉病) 등에 효과가 있다. 또, 손발에 쥐가 날 때도 특효이다.

소상(少商)

LU-11 (2개 혈)
음에서 양으로 나뉘는 혈

엄지손가락 손톱의 몸 쪽 모서리 수직선과 손톱뿌리의 수평선이 만나는 지점이다.

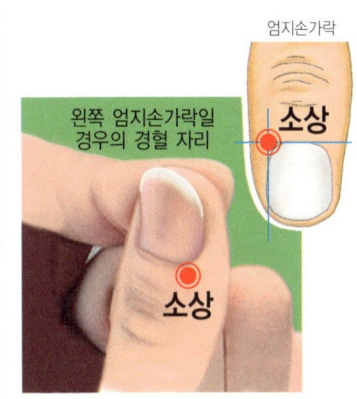

급체, 급성 인후병(咽喉病), 목이 쉬었을 때, 편도선염, 구토, 기침, 발열, 폐렴, 손에 마비가 올 때 등에 효과가 있다. 특히, 목 안이 붓고 막혀 물과 음식을 넘기지 못할 때 침을 놓으면 곧 낫는다.

그 밖에 중풍, 히스테리, 정신착란, 정신이상, 졸도, 코피, 황달, 볼거리, 젖앓이, 어린이의 만성 장염 등에도 잘 듣는다.

이 경혈은 갑자기 졸도를 하거나 중풍 등이 발생했을 때 하는 응급 처치의 혈이다.

제2장 LARGE INTESTINE MERIDIAN
수양명(手陽明) 대장경(大腸經)

　이 경락은 집게손가락 끝의 상양혈에서 시작하여 코 옆의 영향혈에서 끝나는데, 한 쪽 혈이 20개로 양쪽 모두 40개의 혈을 가지고 있다.
　이 대장경(大腸經)의 경락은 두통, 코막힘, 치통, 인후병, 구안와사, 발열 등에 치료 효과가 있다. 주로 팔꿈치 아래의 경혈은 발한(發汗)과 발열에 잘 듣고, 이간혈과 삼간혈은 어린아이의 발열에 피를 뽑으면 효과를 볼 수 있다. 또, 면종(面腫)과 뾰루지에는 합곡혈에 뜸을 뜨면 잘 듣는다.

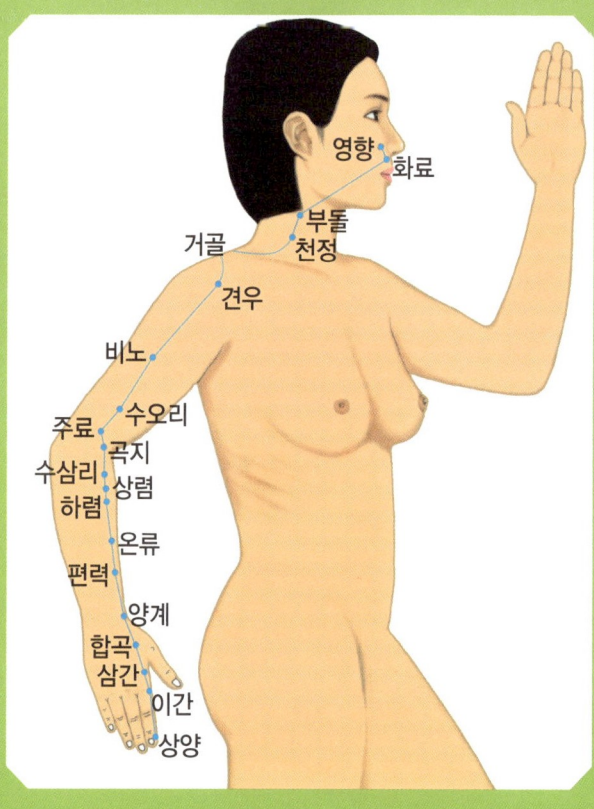

2. 수양명 대장경(手陽明 大腸經)

상양(商陽)

LI-1 (2개 혈)
폐경과 연결하는 양경의 혈

집게손가락 안쪽 손톱 모서리의 수직선과 손톱뿌리의 수평선이 만나는 지점이다.

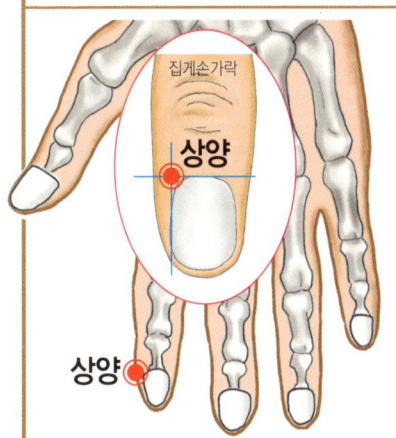

명치 및 가슴이 답답할 때, 어깨와 등이 켕기면서 아플 때 등에 뛰어난 효과를 본다. 그리고 난청·눈이 피로할 때·시력저하 등의 눈 질환에도 잘 듣는다.

그 밖에 손가락의 마비, 심한 설사, 치통, 녹내장, 이명(耳鳴), 청각상실, 인후병(咽喉病;목구멍의 병), 학질, 고열(高熱), 중풍, 늑막염, 기침, 담에도 효과가 좋다.

이간(二間)

LI-2 (2개 혈)
대장경의 두 번째 혈

집게손가락 제2기절골 끝의 바깥쪽 우묵한 곳이다.

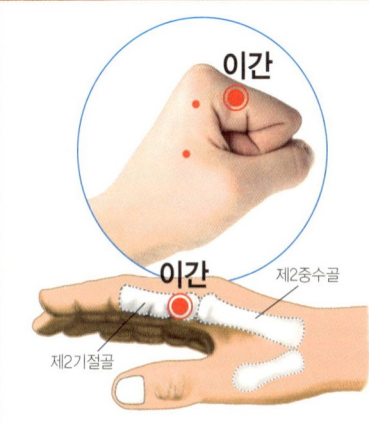

편도선염·치통·어깨의 통증 및 신경통·신열(身熱;병 때문에 오는 몸의 열)·다래끼·코피·구안와사·시각장애 등에 효과 있는데, 특히 편풍(偏風;몸의 한쪽으로 들어온 풍)에 특효가 있다.

그 밖에 삼차신경통(三叉神經痛; 안면통, 안면에 심한 통증이 되풀이하여 일어나는 병), 인후(咽喉)가 부어오르면서 아플 때 등에도 잘 듣는다.

2. LARGE INTESTINE MERIDIAN

삼간(三間)

LI-3 (2개 혈)
수양명경의 세 번째 혈

집게손가락 제2중수골 앞의 바깥쪽 우묵한 곳이다.

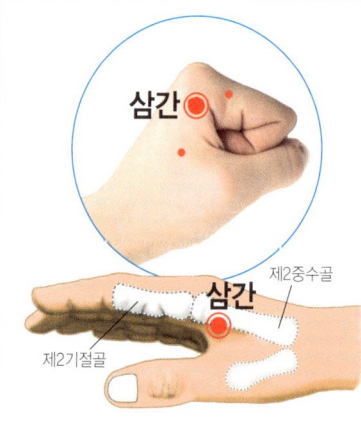

입술이 마르거나 천식·감기·두통·신열(身熱;병 때문에 오는 몸의 열)·코피·치통(특히, 아랫니의 통증) 등에 효과가 있을 뿐만 아니라 장명(腸鳴;장에서 소리가 나는 것), 장통(腸痛;장의 통증)에도 특효가 있다.
그 밖에 편도선, 인후병(咽喉病;목구멍의 병), 어깨 및 등의 신경통, 손등이 부어오르고 아플 때, 호흡곤란, 학질, 설사, 과다수면증(過多睡眠症) 등에도 잘 듣는다.

합곡(合谷)

LI-4 (2개 혈)
몸의 순환을 돕는 경혈

엄지손가락과 집게손가락이 갈라진 뼈 사이 우묵한 곳이다.

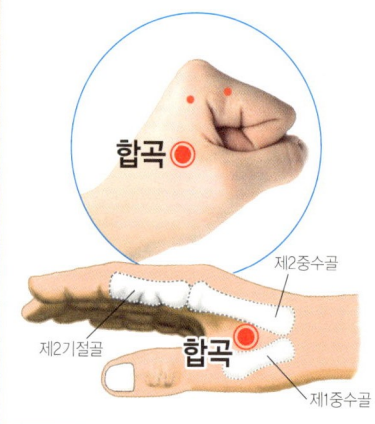

광범위하고 폭넓게 효과를 거두는 매우 중요한 경혈이다.
두통, 복통, 생리통, 월경불순, 월경불통, 시력장애, 눈에 막이 끼였을 때, 눈이 충혈되고 아플 때, 코피, 귀앓이, 이명(耳鳴), 치통, 인후염, 중풍, 구안와사, 소아경풍, 언어장애, 불면증, 신경쇠약, 어깨 신경통, 뽀루지, 습진, 두드러기, 풍진(風疹), 여드름, 주름살, 한불출(汗不出), 도한(盜汗;잠잘 때 나는 땀), 잇몸이 붓고 아플 때 등, 몸 전체에 걸친 모든 증상에 효과가 있다.
모든 급성 질환의 구급혈이다.

2. 수양명 대장경 (手陽明 大腸經)

양계 (陽谿)

LI-5 (2개 혈)
손등을 지키는 경혈

손목 위쪽 두 힘줄 사이 우묵한 곳이다.

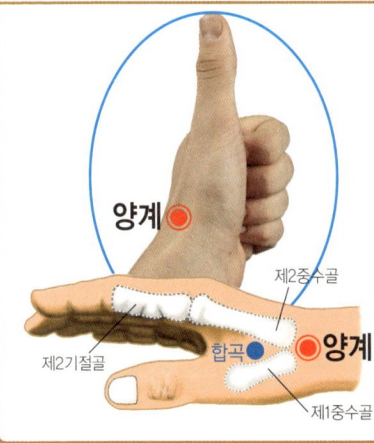

호흡곤란, 기침, 냉증(冷症), 어린이가 소화를 못 시킬 때 등의 치료에 효과가 있다.

그 밖에 두통, 치통, 학질, 동상, 결막염, 눈이 충혈되고 아플 때, 편도선, 손목이 아플 때, 이명(耳鳴), 난청, 청각상실, 중풍, 반신불수, 뇌출혈, 삼차신경통(三叉神經痛), 가려움증 등에도 잘 듣는다.

편력 (偏歷)

LI-6 (2개 혈)
기가 흐르는 곳에 있는 경혈

손목의 손등 주름(양계혈)에서 위쪽으로 3촌 지점이다.

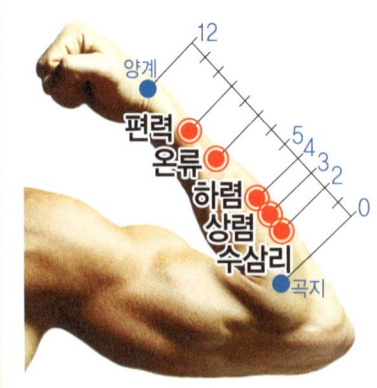

안면 신경마비나 시력장애, 눈의 충혈, 소화불량, 엄지손가락의 마비, 코피, 치통, 편도선염, 어깨의 신경통, 팔꿈치의 건초염 등에 효과가 있다.

그 밖에 이명(耳鳴;귀울음), 수종(水腫;몸이 붓는 병), 복수(腹水), 치통(특히, 아랫니의 통증), 인후병(咽喉病), 간질, 반신불수 등에도 잘 듣는다.

2. LARGE INTESTINE MERIDIAN

온류 (溫溜)
LI-7 (2개 혈)
기의 흐름을 돕는 경혈

손목의 손등 주름(양계혈)에서 위쪽으로 5촌 지점이다.

손과 발의 근육통이나 신경통, 어깨에서 팔꿈치나 등에 걸친 통증 등에 효과가 있다.
그 밖에 반신불수, 두통, 얼굴의 부기, 설염(舌炎), 구내염(口內炎), 치주염(齒周炎), 치통, 편도선염, 인후병(咽喉病), 복통, 장이 아플 때, 장명(腸鳴;장에서 소리가 나는 것), 뾰루지, 치질, 신열(身熱), 안면(顔面) 신경마비 등에도 효과를 발휘한다.

하렴 (下廉)
LI-8 (2개 혈)
힘살 아래쪽 가장자리의 혈

팔의 오금주름(곡지혈)에서 아래쪽으로 4촌 지점이다.

천식, 늑막염, 기관지염, 뇌풍(腦風;목덜미와 등이 시리고 어지러우며 한쪽 머리가 몹시 아픈 증상), 두통, 만성 두통, 현기증, 치통, 치주염(齒周炎), 편도선염, 어깨 신경통, 팔꿈치와 팔이 아플 때, 방광염, 방광의 마비, 혈뇨(血尿), 폐결핵, 기관지염, 혈변(血便), 눈의 질환 등에 좋다.

상렴 (上廉)
LI-9 (2개 혈)
힘살 위쪽 가장자리의 혈

팔의 오금주름(곡지혈)에서 아래쪽으로 3촌 지점이다.

천식, 감기, 방광염, 방광의 마비, 요골신경통(橈骨神經痛;엄지손가락 쪽이 아픈 것), 관절이 삐었을 때, 어깨의 통증 등에 효과가 있다.
그 밖에 두통, 치통, 뇌풍(腦風;목덜미와 등이 시리고 어지러우며 한쪽 머리가 몹시 아픈 증상), 반신불수, 손발의 마비, 복명(腹鳴;뱃속에서 소리가 나는 것)에도 특효가 있다.

수삼리 (手三里)
LI-10 (2개 혈)
위장병 경혈

팔의 곡지혈에서 아래쪽으로 2촌 지점. 누르면 두드러지는 살에 있다.

위장병·종기 치료에 효과가 좋다. 따라서 구토, 설사, 소화불량, 만성 종양이나 여드름, 부스럼, 습진, 볼거리 등에 효과가 있다.
그 밖에 잇몸 통증, 치통, 팔을 잘 사용하지 못할 때, 어깨의 통증, 팔꿈치 관절염, 요골신경통(橈骨神經痛;엄지손가락 쪽이 아픈 것), 당뇨병, 반신불수, 중풍, 안면신경마비, 젖앓이, 감기, 고혈압 등에도 잘 듣는다.

2. 수양명 대장경(手陽明 大腸經)

곡지(曲池)

LI-11 (2개 혈)
나쁜 기가 모이는 못

팔꿈치 바깥쪽, 팔굽을 구부리면 두 뼈가 구부러지는 팔의 오금주름 위이다.

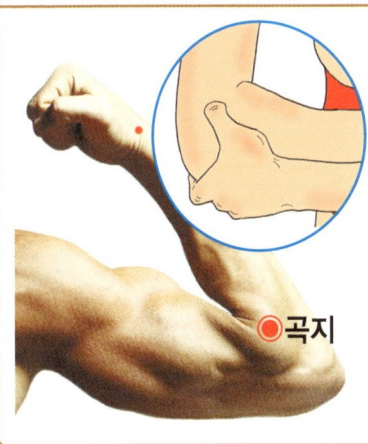

●곡지

대장의 기능을 원만하게 하는 기능이 있어 설사, 변비, 위경련, 복통, 구토 등에 효과를 발휘한다.
또한 어깨 신경통, 어깨에서 팔에 걸친 통증이나 교통사고 후유증, 뇌졸증, 두통, 편도선염, 임파선염, 결막염, 다래끼, 팔목관절염, 치통, 안면신경마비, 탈모, 두드러기, 버짐, 피부병, 나력(癩癧;목 뒤나 귀 뒤, 사타구니 쪽 등에 생긴 크고 작은 멍울) 등에도 효과가 있다.
그 밖에 당뇨병, 고혈압, 월경불순, 고열(高熱), 빈혈, 풍진, 인후병, 정신착란, 중풍, 반신불수 등에도 잘 듣는다.

주료(肘髎)

LI-12 (2개 혈)
팔꿈치 관절 위뼈 사이에 비어 있는 곳

상완골 옆, 곡지혈에서 약간 비스듬히 튀어나온 뼈 바깥 위쪽 움푹 들어간 곳이다.

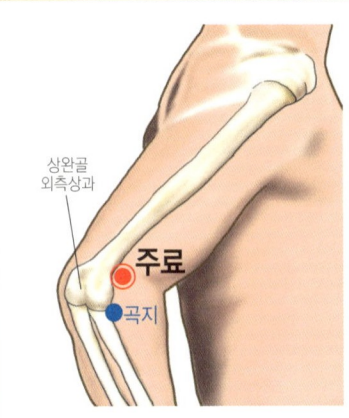

상완골 외측상과
●주료
●곡지

침을 놓으면 항염증 및 진통 작용을 하므로 류마티즘 관절염, 팔꿈치 관절 및 그 주변의 약한 조직의 손상을 치료하는 데 효과가 있다. 따라서 어깨 신경통, 류머티스 관절염, 팔의 마비 등에 잘 듣는다.
그 밖에 시력장애, 가슴이 답답할 때, 나력(癩癧) 등에도 효과가 있다.
어깨·팔·팔꿈치가 시큰거리면서 아프거나 팔에 경련이 발생할 경우에는 주료·견우·곡지혈을 함께 취혈한다.

2. LARGE INTESTINE MERIDIAN

수오리(手五里)

LI-13 (2개 혈)
팔꿈치 끝에서 5촌 지점에 있는 경혈

팔의 오금주름(곡지혈)에서 위쪽으로 3촌, 안쪽으로 뻗은 큰 경맥의 가운데이다.

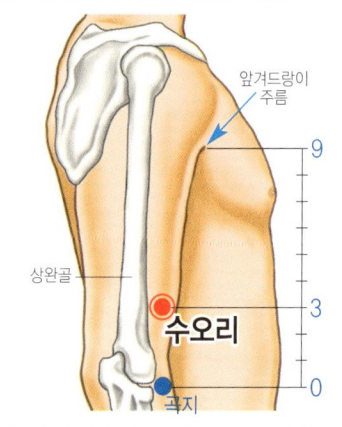

류마티즘 관절염, 팔꿈치 관절 및 그 주변의 약한 조직의 손상을 치료하는 데 효과가 있다. 따라서 어깨 신경통, 류머티스관절염, 팔의 마비 등에 잘 듣는다.

그 밖에 객혈(喀血), 폐렴, 기침, 류머티즘, 손목 신경통, 황달, 시력 장애, 눈의 질환, 임파선, 복막염, 나력(癩癧;목 뒤나 귀 뒤, 사타구니 쪽 등에 생긴 크고 작은 멍울), 가슴이 답답할 때 등에도 효과가 있다.

이 혈에 사침하면 오장의 기가 멎어 죽는다고 하므로 절대로 침을 놓지 말아야 한다.

비노(臂臑)

LI-14 (2개 혈)
팔 통증을 없애는 경혈

팔의 오금주름(곡지혈)에서 위쪽으로 7촌 지점, 두 힘줄과 뼈 사이 우묵한 곳이다.

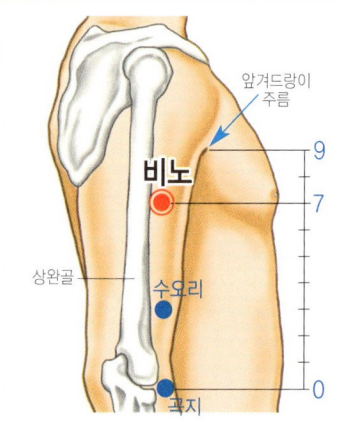

이 경혈 근처에는 엄지손가락이나 집게손가락을 움직이는 매우 중요한 신경이 지나가고 있기 때문에 오십견이나 팔과 손의 신경통 등에 뛰어난 효과가 있다. 따라서 목이 뻣뻣할 때, 상지(上肢)의 마비, 어깨 신경통 등에 잘 듣는다.

그 밖에 눈의 질환, 중풍, 두통, 두드러기, 나력(癩癧;목 뒤나 귀 뒤, 사타구니 쪽 등에 생긴 크고 작은 멍울) 등에도 효과가 있다.

2. 수양명 대장경(手陽明 大腸經)

견우(肩髃)

LI-15 (2개 혈)
어깨를 다스리는 경혈

상완골 위 끝과 어깨 끝의 두 뼈 사이의 우묵한 곳이다.

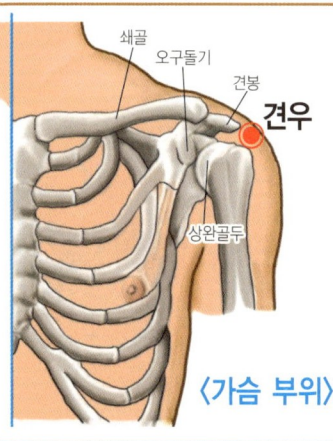

〈가슴 부위〉

오십견, 어깨에서 등에 걸친 결림이나 통증, 어깨 관절염, 어깨 신경통, 상지(上肢)의 마비, 요통 등에 효과가 좋다.

그 밖에 만성 열병이나 고혈압, 치통, 뇌혈관 장애로 인한 반신불수, 중풍, 습진, 두통, 두드러기 등의 치료에도 활용된다.

거골(巨骨)

LI-16 (2개 혈)
거골(巨骨) 위에 있는 경혈

뒤쪽 등 부위로, 쇄골의 봉우리 끝과 견갑극 사이의 우묵한 곳이다.

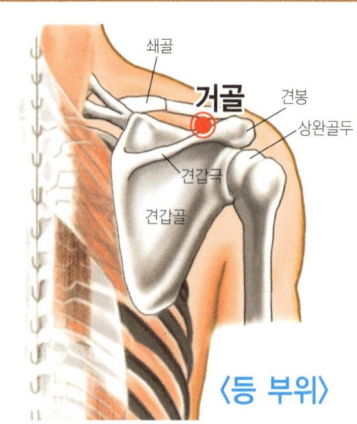

〈등 부위〉

어깨결림, 어깨의 통증, 등과 팔의 통증, 팔을 구부리거나 펴지 못할 때 등에 효과가 있다.

그 밖에 위장 출혈, 치통, 객혈(喀血), 소아경풍, 나력(瘰癧;목 뒤나 귀 뒤, 사타구니 쪽 등에 생긴 크고 작은 멍울), 가슴에 피가 맺혀 있을 때, 갑상선이 커지거나 부었을 때, 목의 임파선염, 간질 등에도 특효가 있다.

2. LARGE INTESTINE MERIDIAN

천정(天鼎)

LI-17 (2개 혈)
하늘을 솥의 다리처럼 받치고 있는 혈

목 앞쪽의 반지연골과 같은 높이로, 볼록한 목 근육의 뒤쪽이다.

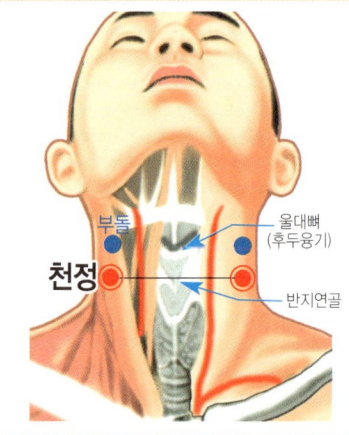

편도선염에 의한 목의 통증이나 부종(浮腫:신체 조직의 틈 사이에 액체가 괴어 있는 것), 음식을 삼키기 어려울 때, 목이 메여 목소리가 나오지 않을 때, 후두염(喉頭炎), 인후병(咽喉病) 등에 효과가 있다.

그 밖에 갑상선이 부어오를 때, 치통, 손이 저릴 때, 목이 뻣뻣할 때 이 경혈을 시압하면 증상을 완화시킬 수 있다.

또한 고혈압으로 혈액 순환에 이상이 있을 때에도 치료가 통한다. 단, 너무 세게 누르지 않도록 주의하도록!

부돌(扶突)

LI-18 (2개 혈)
기관지에 좋은 경혈

후두융기(울대뼈)의 양 옆으로, 굵은 목 근육의 가운데이다.

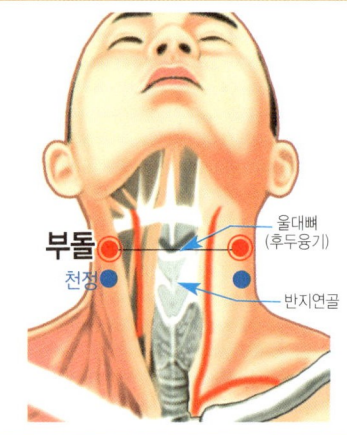

목이 메이거나 음식물을 삼키기 어려울 때, 목이 쉴 때, 가래가 많이 나올 때, 갑자기 말을 못할 때 등에 효과가 있다.

그 밖에 감기, 천식이나 기침 등 기관지의 질환에 특효가 있을 뿐만 아니라 고혈압, 갑상선이 커지거나 부었을 때, 목의 임파선결핵 등에도 잘 듣는다.

기관지가 약해서 기침으로 고생하는 사람은 이 곳을 자주 지압해 주면 좋다.

2. 수양명 대장경 (手陽明 大腸經)

화료 (禾髎)

LI-19 (2개 혈)
콧병을 다스리는 곳

인중 한가운데에서 양 옆으로 각각 콧구멍 끝의 아래쪽이다.

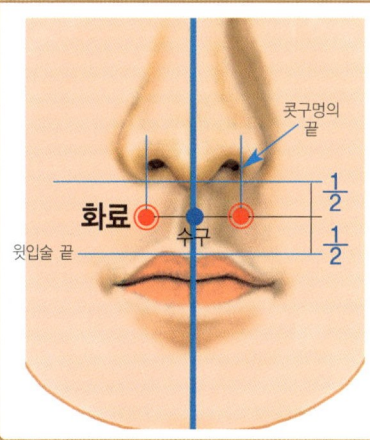

코가 막혀 냄새를 맡지 못할 때, 코피, 비염(鼻炎), 비용(鼻茸;코버섯, 콧속의 물혹), 비치(鼻痔;콧구멍 속에 군살이 생겨 차츰 커지는 병) 등 코의 질환에 효과가 있어서 널리 사용된다.

그 밖에 급·만성 볼거리, 구안와사, 입이 벌어지지 않을 때, 안면(顔面) 신경통, 얼굴 앞면의 신경장애 치료에도 잘 듣는다.

귀 앞에 있는 화료(和髎)혈과 구별되는 이 혈은 인중(人中)이 비뚤어진 사람들에게 많이 사용한다.

영향 (迎香)

LI-20 (2개 혈)
기의 향기를 받아들이는 혈

불룩하게 튀어나온 콧방울 바로 옆이다.

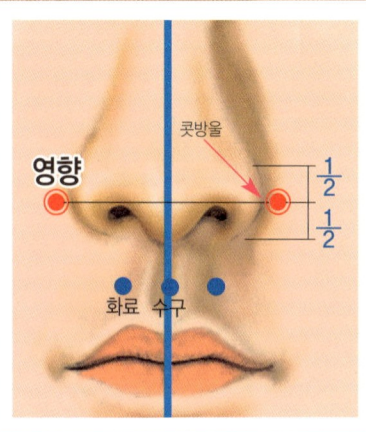

후각의 감퇴 등, 코의 여러 가지 증상을 완화시키는 효과가 있어 만성 비염, 비후성 비염, 코막힘, 코피, 급성 비염, 축농증 등에 잘 듣는다.

그 밖에도 습진, 면포성 여드름, 천식, 면종(面腫;얼굴이 붓는 병증), 얼굴이 가려울 때, 얼굴이 부어오르면서 아플 때, 입술이 터질 때, 구안와사, 안면 신경에 관한 증상에도 자주 활용된다.

제3장 STOMACH MERIDIAN
족양명(足陽明) 위경(胃經)

이 경락은 눈 밑의 승읍혈에서 시작해 둘째발가락 끝인 여태혈까지 이어지는데, 총 45개혈로 좌우 90개 혈이 있다.

이 위경(胃經)의 경락은 주로 소화기 계통의 질환에 잘 듣는다. 특히, 양구혈과 삼리혈은 위통에, 천주혈은 위와 장의 각종 질환에 잘 듣는다. 따라서 소화불량, 구토, 위통, 배의 부기, 변비 등을 치료한다. 그 밖에 치통, 현기증, 간질, 정신병 등에도 잘 듣는다.

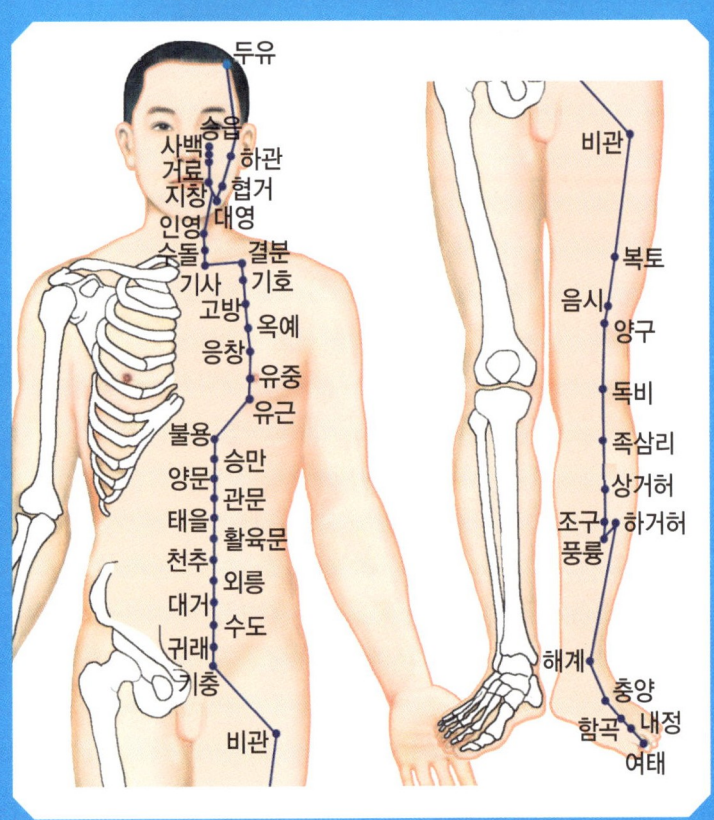

3. 족양명 위경(足陽明 胃經)

승읍(承泣)

ST-1 (2개 혈)
눈병에 잘 듣는 혈

눈확 아래 모서리의 사이로, 눈동자와 직선이 되는 곳이다.

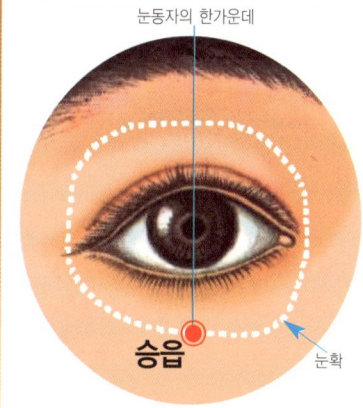

이 경혈은 정명혈(睛明穴)과 효과가 같다. 각막염, 결막염, 근시, 원시, 난시, 색맹, 녹내장, 백내장, 야맹증, 시력장애, 눈이 충혈되고 아플 때, 눈꺼풀이 떨릴 때, 유루증(流淚症;눈물흘림증) 등 각종 눈병에 효과가 있다.

그 밖에 현기증이나 출혈, 구안와사, 청각장애, 이명(耳鳴;귀울음), 두통, 면종(面腫;얼굴이 붓는 병증) 등에도 탁월한 효과를 볼 수 있다.

사백(四白)

ST-2 (2개 혈)
풍을 쫓고 통증을 멎게 하는 혈

승읍혈에서 아래쪽으로 0.5촌 지점의 움푹 들어간 곳이다.

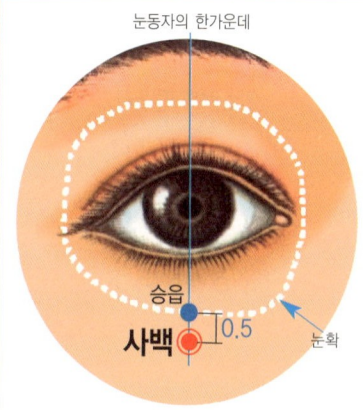

근시, 각막염, 백내장, 결막염, 안구혼탁(眼球混濁), 눈꺼풀의 경련, 눈이 충혈되고 가려울 때, 안면 신경 마비로 눈이 감기지 않을 때, 눈꺼풀이 떨릴 때 등, 눈의 질환에 특히 효과가 있다.

그 밖에 언어장애, 비염(鼻炎), 구안와사, 기미, 주근깨, 주름살, 얼굴이 푸석거릴 때, 뺨 주변이 아플 때, 두통이나 현기증, 피로한 눈을 풀어주고 안면(顔面)신경통을 완화시켜 준다.

거료(巨髎)

ST-3 (2개 혈)
콧병을 다스리는 곳

콧방울 아래쪽 모서리와 같은 높이로, 눈동자와 직선이 되는 곳이다.

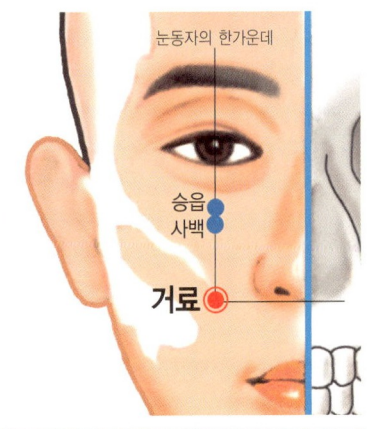

비색(鼻塞;코막힘)이나 콧물·코피·비염(鼻炎)·축농증·코의 염증 등 코의 질환, 각막염·시력장애·눈꺼풀이 떨릴 때 등, 눈의 질환에 효과가 있다.

그 밖에 치통, 치주염, 안면(顔面)신경통, 안면 마비나 경련, 턱의 부기, 콧마루가 붓서서 아플 때, 입술이나 뺨이 부었을 때 등에도 잘 듣는다.

지창(地倉)

ST-4 (2개 혈)
입의 질환을 다스리는 곳

입꼬리에서 양쪽으로 각각 0.4지촌(指寸) 떨어진 곳이다.

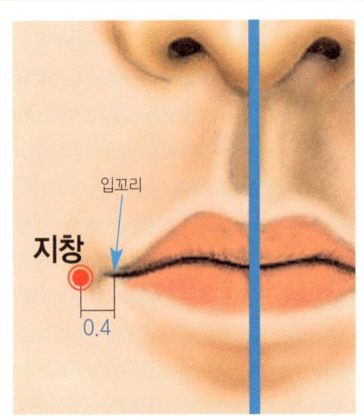

고혈압이나 중풍으로 인한 언어장애, 아관긴급(牙關緊急;이가 꽉 물려 입을 벌리지 못하는 병), 유연증(流延症;침흘림), 구안와사, 안면 신경 마비로 입이 비뚤어졌을 때, 안면(顔面)신경통, 입술이 짓무를 때, 얼굴이 부을 때, 입 주위에 주름살이 생길 때 등의 치료에 효과가 있다.

그 밖에 야맹증, 눈꺼풀이 떨릴 때, 눈이 가려울 때 등에도 잘 듣는다.

3. 족양명 위경(足陽明 胃經)

대영(大迎)

ST-5 (2개 혈)
경혈의 줄기가 만나는 곳

턱 모서리 앞뼈의 오목하게 들어간 가운데의 맥이 뛰는 곳이다.

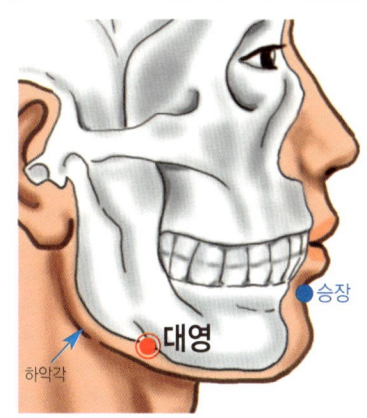

얼굴이 차갑거나 화끈거리는 증상, 면종(面腫;얼굴이 붓는 병증), 안면(顔面)신경통으로 인한 입의 경련, 혀의 경련, 얼굴의 경련, 눈이 아플 때, 아랫니가 아플 때, 잇몸이 아플 때 등에 효과가 있다.

그 밖에 나력(瘰癧;목 뒤나 귀 뒤, 사타구니 쪽 등에 생긴 크고 작은 멍울), 목 부위에 생긴 임파선, 구안와사, 하품이 자꾸 나올 때 등에도 잘 듣는다.

이 경혈은 지압이나 마사지를 해도 상당한 효과를 볼 수 있다.

협거(頰車)

ST-6 (2개 혈)
풍을 쫓는 아래턱 관절의 경혈

귓볼 아래 아래턱 모서리의 우묵한 곳. 입을 벌리면 오목하게 들어간다.

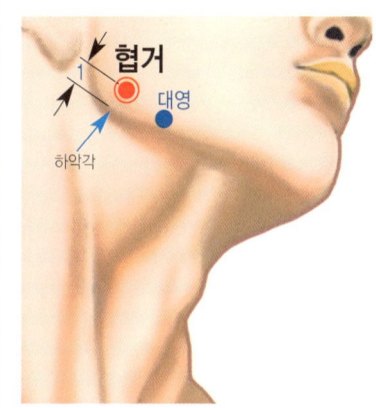

치통, 뺨의 부종(浮腫;신체 조직의 틈 사이에 액체가 괴어 있는 것), 턱의 부종(浮腫)이나 결림, 입이나 잇몸이 아플 때, 중풍, 갑상선종, 목이 쉬었을 때, 입이 다물어져 말을 못할 때, 안면(顔面)신경통, 뒷목이 뻣뻣할 때, 구안와사, 반신불수 등에 효과가 있다.

협(頰)은 뺨이며, 거(車)는 이(齒)가 거(車)와 같이 움직인다는 의미에서 아래턱 관절을 나타낸다. 그래서 이 경혈은 관절에 생기는 질환에 유효하다.

3. STOMACH MERIDIAN

하관(下關)

ST-7 (2개 혈)
치통 등을 다스리는 곳

상관혈 아래 튀어나온 뼈 뒤 우묵하게 들어간 곳, 즉 맥이 뛰는 자리이다.

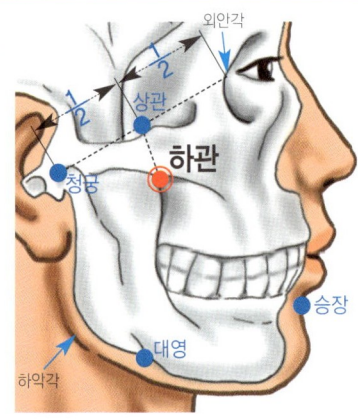

아래턱이 습관적으로 빠지거나 아래턱 관절통으로 입을 잘 벌리지 못할 때, 아래턱 관절의 통증 등에 잘 듣는다.

그 밖에 치통, 이명(耳鳴;귀울음), 청각장애, 중이염, 뺨 주위가 부어오를 때, 안면신경마비, 안면(顔面) 신경통, 현기증, 구안와사 외에도 기미, 주근깨, 여드름, 얼굴의 버짐, 주름살 등의 피부 질환에도 효과가 있다.

두유(頭維)

ST-8 (2개 혈)
머리 모서리에 있는 경혈

이마 모서리의 머리카락 경계선에서 0.5촌, 앞 정중선에서 양 옆으로 각각 4.5촌 지점.

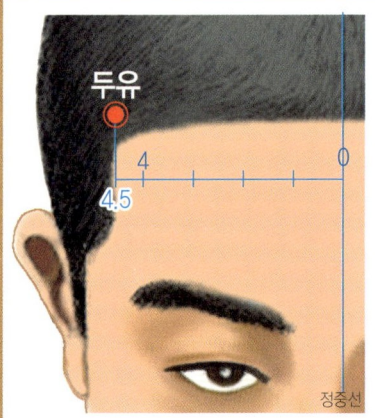

두유 주변에는 안면(顔面) 신경이 지나가고 있어, 이 곳을 지압하면 안면신경통이나 안면신경마비, 두통, 편두통, 현기증에 효과가 있다.

그 밖에 결막염, 유루증(流淚症; 눈물흘림증), 눈의 통증, 눈병이나 눈의 피로, 시력 감퇴, 뇌출혈, 뇌충혈(腦充血;머리로 피가 올라가는 증상) 등의 치료에도 잘 듣는다.

33

3. 족양명 위경(足陽明 胃經)

인영(人迎)

ST-9 (2개 혈)
목병을 다스리는 곳

목의 울대뼈 양 옆 목 근육의 앞쪽, 목 동맥 위 동맥이 뛰는 곳이다.

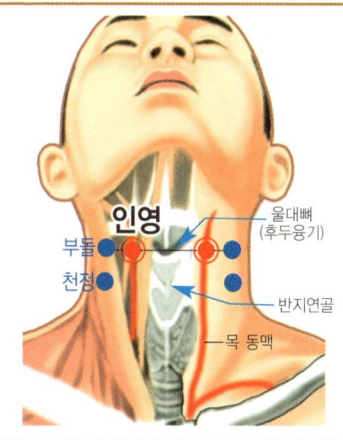

기관지천식, 만성 기관지염, 목젖염, 인후병(咽喉病), 목이 부었을 때, 목의 임파선 결핵, 언어장애, 호흡곤란 등에 효과가 있다.

그 밖에 두통, 고혈압, 저혈압, 현기증, 나력(瘰癧;목 뒤나 귀 뒤, 사타구니 쪽 등에 생긴 크고 작은 멍울), 위경련, 가슴이 더부룩할 때, 곽란(癨亂;토하고 설사하는 급성 위장병), 갑상선종, 담석증에 의한 통증 등을 완화시킨다. 특히 여성에게 많은, 갑상선 기능이 높아져 생기는 교본병(橋本病)이나 혈압을 내리는 데 효과가 있다.

수돌(水突)

ST-10 (2개 혈)
목병을 다스리는 곳

목에 있는 반지연골과 같은 높이로, 목 근육과 모서리의 바로 앞쪽이다.

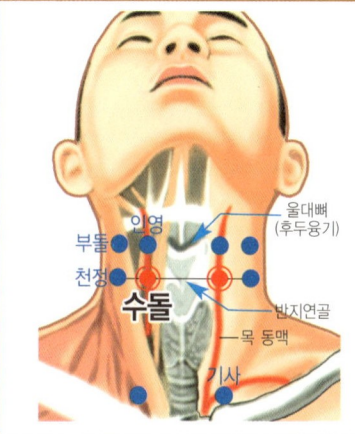

기침으로 얼굴이 붉어질 때, 목의 임파선 결핵, 목이 부어 숨쉬기 곤란할 때, 성대 질환으로 목소리가 잘 나오지 않을 때, 인두염(咽頭炎), 후두염(喉頭炎), 나력(瘰癧;목 뒤나 귀 뒤, 사타구니 쪽 등에 생긴 크고 작은 멍울), 갑상선이 부어오를 때에도 효과가 있다.

그 밖에 기관지염, 천식에 의한 부종(浮腫)이나 통증 치료 등에도 잘 듣는다.

3. STOMACH MERIDIAN

기사(氣舍)

ST-11 (2개 혈)
목의 질환이 모이는 곳

천돌혈에서 양 옆으로 각각 1촌 지점인 우묵한 곳에 있다.

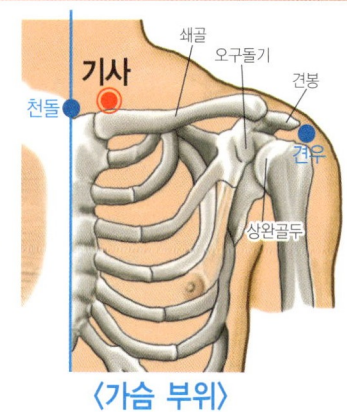
〈가슴 부위〉

기침, 해역상기(咳逆上氣;기침과 천식이 같이 나타나는 증상), 목의 통증이나 목의 종기, 편도선염, 인후염, 목의 임파선 결핵, 나력(瘰癧:목 뒤나 귀 뒤, 사타구니 쪽 등에 생긴 크고 작은 멍울), 부종(浮腫), 갑상선이 커지거나 부었을 때, 목덜미가 뻣뻣하고 아플 때 이 곳을 자극하면 증상을 완화시킬 수 있다.

그 밖에 위의 트림, 불쾌감, 구역질, 구토 등, 위가 약한 사람의 치료나 딸꾹질을 할 때에도 치료가 통한다.

결분(缺盆)

ST-12 (2개 혈)
가슴 질환을 다스리는 곳

쇄골 위쪽 우묵한 곳의 한가운데로, 정중선에서 양 옆으로 각각 4촌 지점이다.

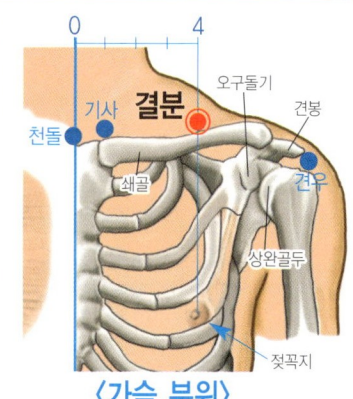
〈가슴 부위〉

기침, 천식, 호흡 곤란, 기관지염, 감기, 늑막염, 목의 경직, 목의 임파선 결핵, 인후병(咽喉病), 나력(瘰癧), 편도선염, 딸꾹질, 가슴이 아프거나 답답할 때, 늑간신경통, 부종(浮腫) 등에 효과가 있다.

그 밖에 땀이 나면서 오한(惡寒)이 날 때, 상한(上寒)에 열이 내리지 않을 때 등, 만성 열병에도 효과가 있다.

결분혈은 가슴이나 팔로 통하는 신경 통로에 있으므로 이들 부위와 관계되는 증상에 따라 치료하는 것도 좋은 방법이다.

3. 족양명 위경(足陽明 胃經)

기호(氣戶)

ST-13 (2개 혈)
기가 열리는 문

쇄골과 제1늑골 사이의 우묵한 곳으로, 정중선에서 양 옆으로 각각 4촌 지점.

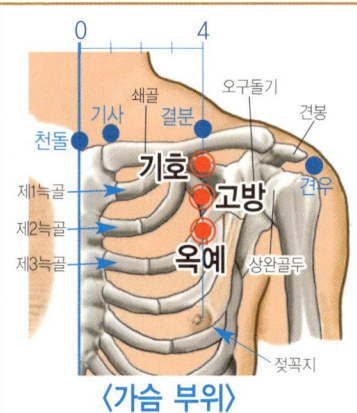

〈가슴 부위〉

만성 기관지염, 천식, 호흡곤란, 폐결핵, 늑막염, 늑간신경통, 옆구리와 갈비뼈가 아플 때, 가슴과 등이 아플 때 등에 효과가 있다.
그 밖에 토혈(吐血), 진폐증, 딸꾹질 등에도 특효가 있다.

고방(庫房)

ST-14 (2개 혈)
피를 저장하는 창고

기호혈 아래 갈비뼈 하나 내려간 우묵한 곳, 정중선에서 양 옆으로 각각 4촌 지점.

가슴이 더부룩할 때나 기관지염, 폐렴, 기침, 늑막염, 폐결핵, 앞가슴과 양쪽 옆구리 부위가 부어오르면서 그득할 때 등에 효과가 있다.
그 밖에도 심장병, 호흡곤란, 토혈(吐血) 등에도 효과를 볼 수 있다.

옥예(屋翳)

ST-15 (2개 혈)
모든 허파 병에 잘 듣는 경혈

제2늑골과 제3늑골 사이의 우묵한 곳, 정중선에서 양 옆으로 각각 4촌 지점.

유방의 통증이나 유선염(乳腺炎;젖앓이), 기침, 천식, 해소, 결핵, 기관지염, 앞가슴과 양쪽 옆구리 부위가 그득할 때, 늑막염, 늑간신경통, 호흡곤란, 온몸의 부종(浮腫;신체 조직의 틈 사이에 액체가 괴어 있는 것) 등에 효과가 있다.
그 밖에 토혈(吐血), 농혈(膿血), 소아경풍(小兒驚風) 등에도 잘 듣는다.

3. STOMACH MERIDIAN

응창(膺窓)

ST-16 (2개 혈)
가슴의 창을 지키는 곳

옥예혈에서 갈비뼈 하나를 내려와 있다. 즉, 제3늑간에 있다.

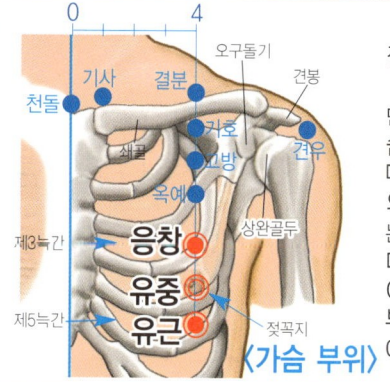
〈가슴 부위〉

유선염(乳腺炎;젖앓이)이나 모유가 잘 나오지 않을 때 효과적이다.
그 밖에 천식, 해역(海域;기침을 하면 기운이 치밀어올라 숨이 차는 증상), 가슴이 그득하고 숨이 찰 때, 복명(腹鳴;뱃속에서 소리가 나는 것), 장염, 장의 통증, 장명(腸鳴;장에서 소리가 나는 것), 기관지염, 입술이 부어오를 때, 호흡기 질환, 심장 질환, 가슴이 아플 때, 앞가슴과 양쪽 옆구리 부위가 그득할 때, 늑간신경통 등에도 효과를 본다.

유중(乳中)

ST-17 (2개 혈)
유방 질환을 치료하는 곳

젖꼭지 한가운데에 있다.

이 경혈은 젖꼭지 한가운데이며, 침이나 뜸으로 치료할 수 없기 때문에 마사지 치료를 주로 한다. 모유가 잘 나오지 않을 경우에는 젖꼭지를 손가락으로 잡고 흔들듯이 마사지하면 젖이 잘 나온다.
심장마비 때 구급혈로 이용하기도 한다.

유근(乳根)

ST-18 (2개 혈)
유방통을 치료하는 곳

젖꼭지 아래 제5늑간의 우묵한 곳인데, 정중선에서 양 옆으로 각각 4촌 지점.

모유가 나오지 않거나 부족할 때, 유선염(乳腺炎;젖앓이), 유방을 크게 만들고 싶을 때 등, 유방과 연관된 증상에 효과가 있다.
그 밖에 소화불량, 가슴·배 부분이 땅기거나 아플 때, 가슴이 답답할 때, 늑간신경통, 심근경색, 늑막염, 기침, 기관지염, 해역(海域;기침을 하면 기운이 치밀어올라 숨이 차는 증상) 등에도 잘 듣는다.

3. 족양명 위경(足陽明 胃經)

불용(不容)

ST-19 (2개 혈)
늑골 등을 지키는 곳

배꼽의 중심에서 위쪽으로 6촌, 정중선에서 양 옆으로 각각 2촌 지점이다.

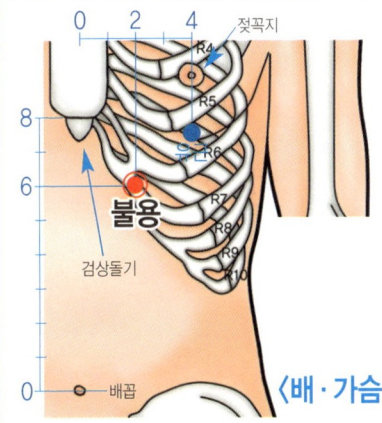

〈배·가슴 부위〉

명치에서 위에 걸쳐 욱신거리는 통증이나 찌르는 듯한 통증, 트림이 나오거나 명치 부분이 쓰리고 아플 때, 위가 답답하거나 약할 때, 만성 위염, 위산과다(胃酸過多), 위하수(胃下垂), 위경련, 고창(鼓脹;배가 불룩해지는 증상) 등에 매우 효과가 있다.

그 밖에 토혈(吐血), 가슴과 등이 당기면서 아플 때, 입맛이 없을 때, 천식 등에도 잘 듣는다.

승만(承滿)

ST-20 (2개 혈)
배가 더부룩한 것을 고치는 곳

배꼽의 중심에서 위쪽으로 5촌, 정중선에서 양 옆으로 각각 2촌 지점이다.

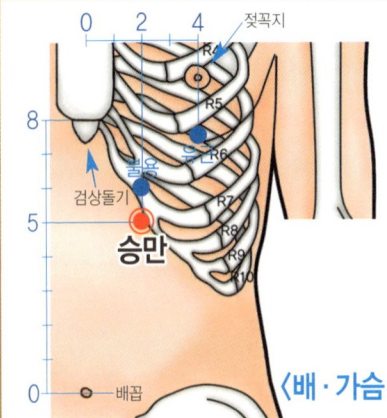

〈배·가슴 부위〉

만성 위염이나 소화불량, 위궤양, 급성 위염, 만성 위염, 고창(鼓脹;배가 불룩해지는 증상), 설사, 구토, 위통(胃痛), 배 근육의 경련, 장의 통증, 대장염, 장명(腸鳴), 복막염, 복명(腹鳴) 등에 효과가 있다.

그 밖에 갈비뼈 아래쪽의 통증, 황달, 토혈(吐血) 등에도 잘 듣는다.

3. STOMACH MERIDIAN

양문(梁門)

ST-21 (2개 혈)
위 질환이 출입하는 문

배꼽의 중심에서 위쪽으로 4촌, 정중선에서 양 옆으로 각각 2촌 지점이다.

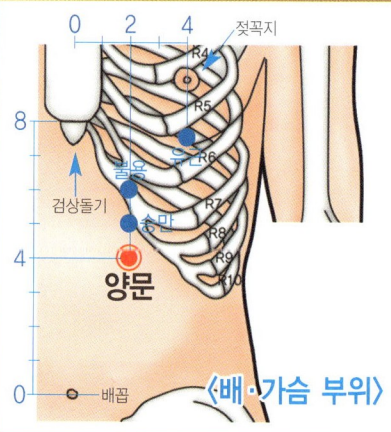

〈배·가슴 부위〉

위염이나 위궤양, 소화불량, 신경성 위염에 의한 위경련, 만성 위염, 식욕부진, 배가 더부룩할 때, 설사, 구토 등 위에 관한 여러 가지 증상 외에도 장의 산통(疝痛;급경련통), 장염, 옆구리의 통증 등에도 효과가 있다.

그 밖에 탈항(脫肛;항문의 점막, 치핵, 직장 등이 탈출된 것)비만, 무기력할 때 등에도 잘 듣는다.

위암의 경우에는 이 경혈 부분에 딱딱한 덩어리가 잡히는 것을 느낄 수 있다.

관문(關門)

ST-22 (2개 혈)
소화기 질환에 중요한 혈

배꼽의 중심에서 위쪽으로 3촌, 정중선에서 양 옆으로 각각 2촌 지점이다.

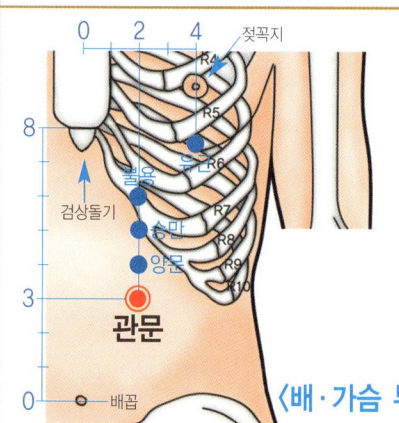

〈배·가슴 부위〉

배꼽 주위가 땅기고 아플 때, 위경련, 배가 더부룩할 때, 급성 위염, 식욕부진, 소화불량, 장염, 변비, 설사 등에 효과가 있다.

그 밖에 부종(浮腫;신체 조직의 틈 사이에 액체가 괴어 있는 것), 요실금, 각기병, 야뇨증, 소변불리(小便不利) 등에도 잘 듣는다.

3. 족양명 위경(足陽明 胃經)

태을(太乙)

ST-23 (2개 혈)
장의 질환을 치료하는 곳

배꼽의 중심에서 위쪽으로 2촌, 정중선에서 양 옆으로 각각 2촌 지점이다.

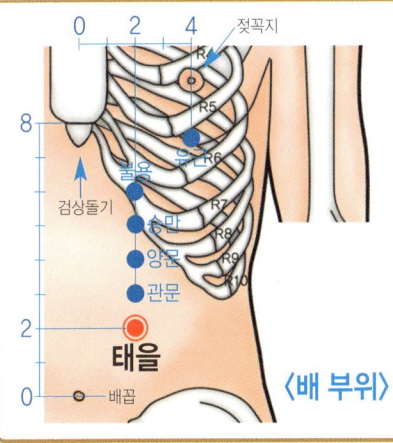

〈배 부위〉

소화불량, 설사, 위통, 복통, 위경련, 식욕부진, 장의 산통(疝痛; 급경련통), 가슴이 답답할 때 등에 효과가 있다.

그 밖에 정신이상, 정신착란, 다리의 부종(浮腫), 요실금, 야뇨증, 각기병, 혀 빠짐 등에도 특효가 있다.

활육문(滑肉門)

ST-24 (2개 혈)
배의 힘살 중에 매끄러운 곳

배꼽의 중심에서 위쪽으로 1촌, 정중선에서 양 옆으로 각각 2촌 지점이다.

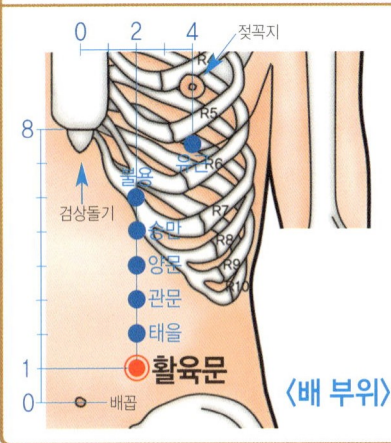

〈배 부위〉

위통, 위경련, 급만성 위장염, 구토, 토혈(吐血) 등, 위·장의 질환에 효과가 있을 뿐만 아니라 자궁내막염, 월경불순 등, 부인과 질환에도 잘 듣는다.

그 밖에 정신이상, 신경 쇠약, 설염(舌炎), 혀가 뻣뻣할 때, 혀 빠짐, 탈항, 부종(浮腫;신체 조직의 틈 사이에 액체가 괴어 있는 것) 등에도 효과가 있다.

3. STOMACH MERIDIAN

천추(天樞)

ST-25 (2개 혈)
소화기계를 다스리는 곳

배꼽의 중심에서 양 옆으로 각각 2촌 지점이다.

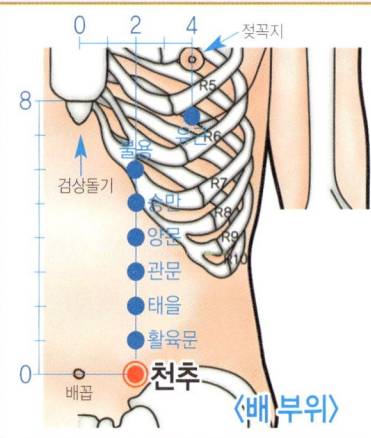

〈배 부위〉

전반에 걸쳐 넓게 효과가 있다. 특히 구역질이나 구토를 동반하는 만성 위염·설사·변비·위하수·소화불량·장염 등, 소화기 계통의 질환과 월경불순·자궁내막염·흰대하·불임 등, 자궁 및 난소의 질환에도 효과가 있다.

그 밖에 복부의 비만, 뇌신경 계통 질환, 호흡기 질환, 부종(浮腫), 물을 많이 먹을 때, 여드름 등에도 효과가 있다.

환자가 자주 소변을 보거나 많은 양의 소변을 볼 경우에는 천추혈 근처에 있는 수분·수도혈도 함께 지압하면 더욱 좋아진다.

외릉(外陵)

ST-26 (2개 혈)
배 힘살 바깥쪽 언덕에 있는 경혈

배꼽의 중심에서 아래쪽으로 1촌, 정중선에서 양 옆으로 각각 2촌 지점이다.

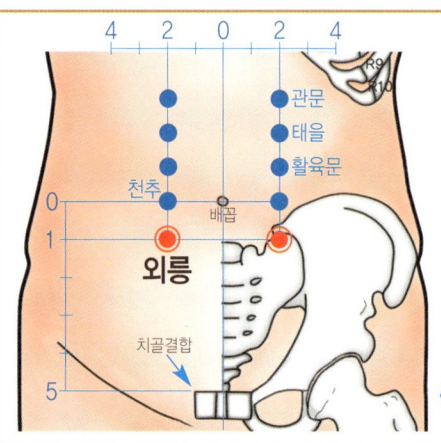

〈배 부위〉

이 경혈은 남녀의 생식기 질환인 월경불순이나 부고환염에 효과가 있다.

그 밖에 아랫배 신경통이나 냉증, 복통, 장의 경련, 위하수(胃下垂) 등에도 특효가 있다.

3. 족양명 위경(足陽明 胃經)

대거(大巨)

ST-27 (2개 혈)
아랫배의 중요한 경혈

배꼽의 중심에서 아래쪽으로 2촌, 정중선에서 양 옆으로 각각 2촌 지점이다.

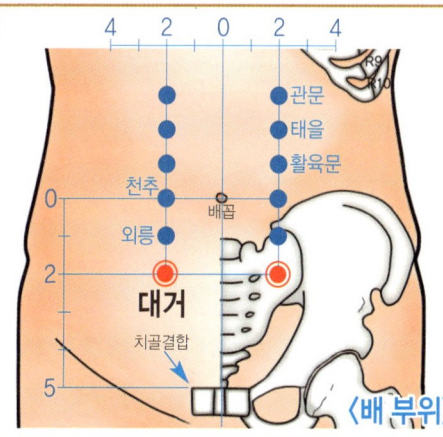

〈배 부위〉

남녀 모두 불임 치료, 즉 유정(遺精), 월경곤란증 등에 효과가 있을 뿐만 아니라 특히 류머티즘이나 좌골신경통 등 하체의 병 치료에는 빠지지 않는다.

그 밖에 당뇨병, 만성 위염, 아랫배가 더부룩할 때, 과민성증후군, 만성 설사, 변비, 방광염, 소변불리(小便不利), 불면증, 반신불수 등에도 효과가 있다.

수도(水道)

ST-28 (2개 혈)
하복부를 다스리는 길

배꼽의 중심에서 아래쪽으로 3촌, 정중선에서 양 옆으로 각각 2촌 지점이다.

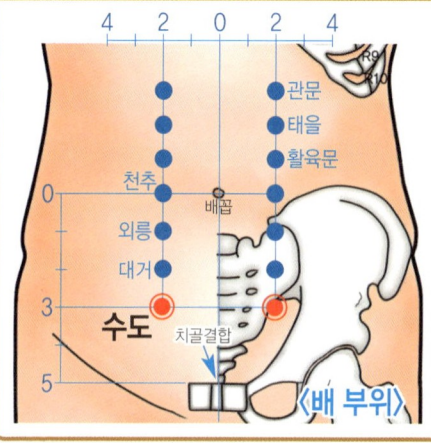

〈배 부위〉

요도염, 방광염, 신장염, 소변불통(小便不通), 잔뇨(殘尿), 방광의 마비, 고환염 등의 신장·비뇨기 질환 외에 탈항(脫肛;항문의 점막, 치핵, 직장 등이 탈출된 것), 복수(腹水), 당뇨병 등에 매우 효과가 있다.

또한, 자궁탈출, 자궁이탈, 월경곤란증, 난소염, 불임, 생리통 등의 부인과 질환 외에 배가 더부룩할 때 등, 하복부의 여러 가지 질환에도 매우 잘 듣는다.

3. STOMACH MERIDIAN

귀래 (歸來)

ST-29 (2개 혈)
경맥이 콩팥으로 연락되는 곳

배꼽의 중심에서 아래쪽으로 4촌, 정중선에서 양 옆으로 각각 2촌 지점이다.

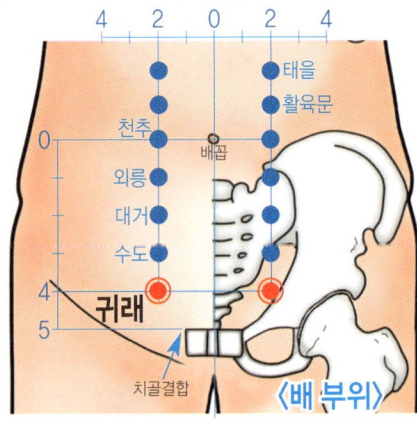

고환염, 고환의 통증, 산증(疝症;고환이나 음낭이 커지면서 아랫배가 켕기고 아픈 증상), 난소염, 자궁 질환, 무월경, 월경불순, 대하, 자궁내막염, 자궁탈수(子宮脫垂;자궁이 아래로 내려앉는 것), 여성의 음부가 냉하면서 아플 때, 불임(不妊) 등, 남녀의 비뇨 생식기 질환과 방광의 질환 등에 효과가 있다.
그 밖에 분돈(奔豚;아랫배에서 생긴 통증이 명치까지 치밀어오르는 증상), 복통 등에도 특효가 있다.

기충 (氣衝)

ST-30 (2개 혈)
맥박을 다스리는 경혈

정중선에서 양 옆으로 각각 2촌 지점으로 사타구니 쪽에 맥박이 뛰는 곳이다.

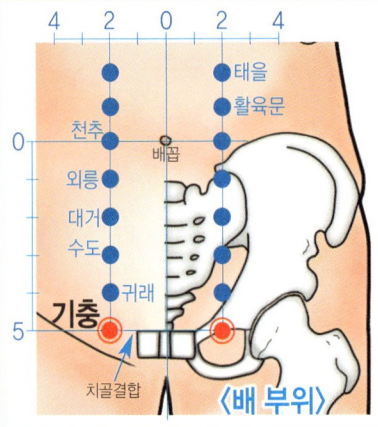

일반적으로 남녀의 비뇨 생식기와 연관된 질병에 효과가 있다. 즉, 음낭의 부종(浮腫;신체 조직의 틈 사이에 액체가 괴어 있는 것), 음낭의 통증, 발기불능, 산증(疝症), 무월경, 월경불순, 난산, 태반잔류, 불임(不妊), 요도염, 방광염 등에 효과가 있다.
그 밖에 분돈(奔豚;아랫배에서 생긴 통증이 명치까지 치밀어오르는 증상), 장명(腸鳴), 배가 땅기거나 복부에 열이 있어서 생기는 통증이나 신장염, 요통, 아랫배의 염증성 질환 등에도 특효가 있다.

3. 족양명 위경 (足陽明 胃經)

비관 (髀關)

ST-31 (2개 혈)
허벅다리 관절에 있는 경혈

치골결합 아래쪽 모서리와 수평이 되고 바깥쪽 슬개골 모서리에서 위앞엉덩뼈가시를 잇는 직선과 교차되는 오목한 곳이다.

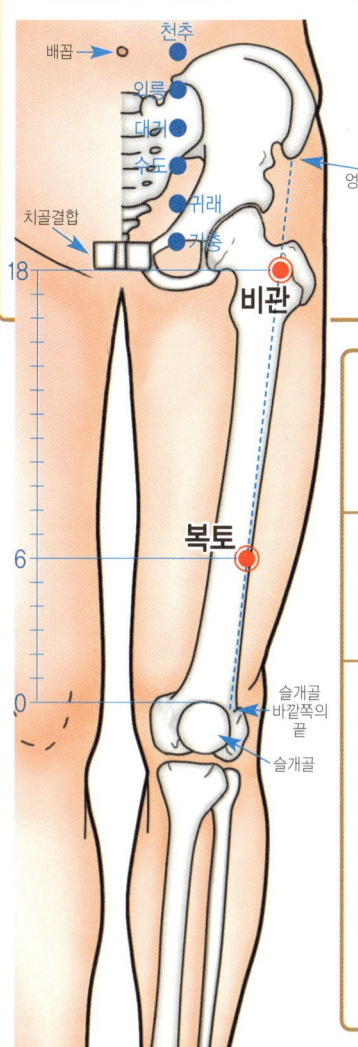

무릎이 시리면서 아플 때, 다리를 잘 굽히거나 펴지 못할 때, 무릎 관절염, 각기병, 하지의 마비, 요통, 허리 신경통 등에 효과가 있다.
그 밖에 복통, 반신불수, 사지마비(四肢痲痺) 등에도 잘 듣는다.

복토 (伏兎)

ST-32 (2개 혈)
엎드린 토끼 같은 경혈

슬개골 위쪽 바깥 모서리와 위앞엉덩뼈가시를 연결하는 직선 위, 슬개골 모서리 끝에서 6촌 올라간 지점으로, 넙적다리의 살이 두드러진 곳이다.

허벅지 근육이 갑자기 수축해 끊어질 듯이 아플 때, 다리가 아파서 걸을 수 없을 때, 각기병, 중풍으로 반신불수가 되었을 때, 다리와 무릎이 시릴 때, 무릎 관절염, 하지의 마비 등에 사용하면 효과가 있다.
그 밖에 위장병 등, 위장의 상태가 나쁠 때, 두통, 두드러기, 자궁의 질환에 이용하는 경우도 있다.

3. STOMACH MERIDIAN

음시 (陰市)

ST-33 (2개 혈)
음경맥의 기운이 집결하는 곳

슬개골 위쪽 바깥 모서리와 위앞엉덩뼈가시를 연결하는 직선 위, 슬개골 모서리 끝에서 3촌 올라간 지점이다.

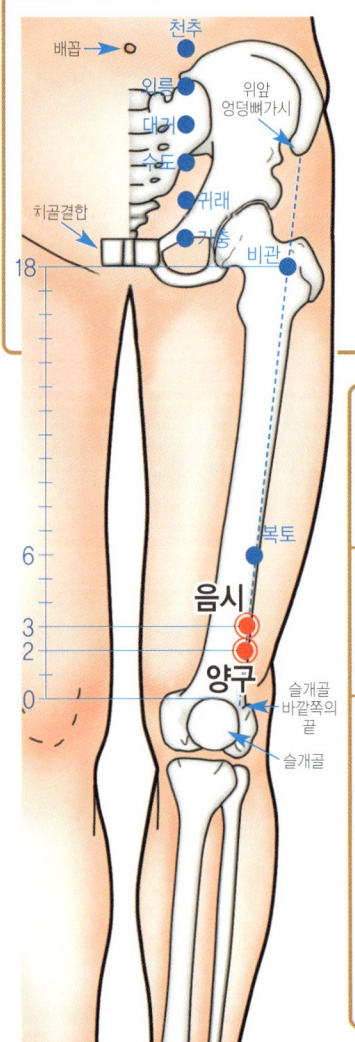

다리와 무릎이 시릴 때, 각기병, 무릎 관절염, 허리와 다리가 저릴 때, 다리에 힘이 빠져서 굽히거나 펼 수 없을 때 등에 특효가 있다.

그 밖에 부종(浮腫;신체 조직의 틈 사이에 액체가 괴어 있는 것), 수종(水腫;몸이 붓는 병), 산증(疝症;고환이나 음낭이 커지면서 아랫배가 켕기고 아픈 증상), 당뇨병, 소갈(消渴), 배가 더부룩할 때, 장의 질환 등에도 효과를 본다.

양구 (梁丘)

ST-34 (2개 혈)
무릎 병을 고치는 경혈

슬개골 위쪽 바깥 모서리와 위앞엉덩뼈가시를 연결하는 직선 위, 슬개골 위에서 위쪽으로 2촌 지점으로, 굵은 근육의 모서리 사이이다.

허벅지나 무릎 등 다리의 통증, 무릎 신경통 및 마비, 무릎 관절염, 다리와 허리·무릎 관절 주위에 염증이 생겼을 때, 반신불수, 좌골신경통, 허리가 아플 때 등에 효과가 좋다.

또한 위경련, 위염, 복통, 설사 등 위의 급성 위장 질환을 잠재우는 데도 특효가 있다.

그 밖에 딸꾹질, 유선염(乳腺炎;젖앓이), 비만 등에도 사용한다.

3. 족양명 위경(足陽明 胃經)

독비(犢鼻)

ST-35 (2개 혈)
무릎 병을 고치는 경혈

무릎을 구부렸을 때 슬개골 아래 바깥쪽의 오목한 곳이다.

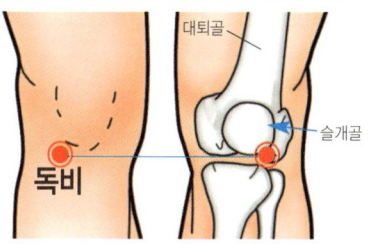

각기병, 무릎 신경통, 무릎 관절염이나 마비, 무릎을 쉽게 구부리거나 펴지 못할 때, 무릎이 부어오를 때, 관절통, 류머티즘 등의 각종 무릎 통증에 특효이다.

또한, 관절을 삐었을 경우에 부기를 빼는 데 특히 효과를 발휘한다.

족삼리(足三里)

ST-36 (2개 혈)
★무병 장수의 경혈★

무릎의 독비혈과 해계혈을 연결하는 선 아래로 3촌 내려가 정강이뼈 바깥쪽 모서리의 두 힘살 사이 우묵한 곳이다.

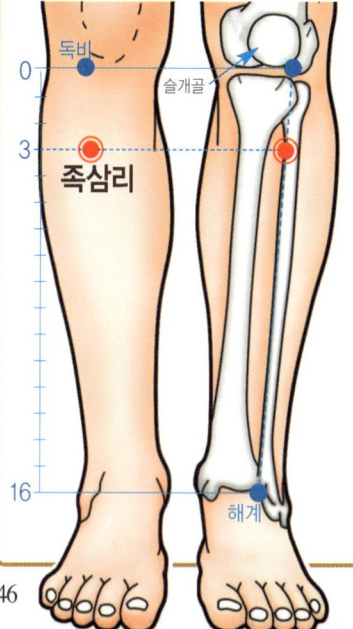

전반에 걸쳐 응용 범위가 대단히 넓은 강장(强壯)의 요혈(要穴)로서 소화기 · 간장 · 호흡기 · 눈 · 심장 · 신경의 질환 등, 몸 전체에 효과를 미친다.

따라서 소화불량, 위경련, 복명(腹鳴), 설사, 변비, 눈병, 구내염, 하지궐냉(下肢厥冷), 하지마비(下肢麻痺), 좌골신경통, 동맥경화증, 폐결핵, 후각장애, 혈뇨, 당뇨병, 급만성 장염, 황달, 부종(浮腫) 등에 효과를 본다.

그 밖에 반신불수, 간질병, 신경쇠약, 빈혈, 현기증, 딸꾹질, 비만, 여드름, 얼굴의 주름살, 안면(顔面)의 부종(浮腫), 알레르기, 탈모, 고혈압, 허약체질, 감기예방, 비만 등, 많은 곳에 영향을 미친다.

옛말에 "족삼리에 뜸을 뜨지 않은 사람과는 먼 길을 가지 말아야 한다"고 했다.

3. STOMACH MERIDIAN

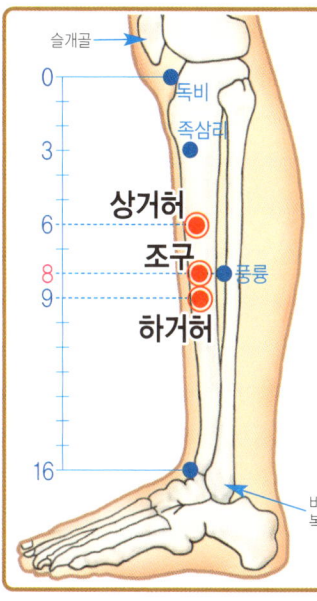

상거허(上巨虛)

ST-37 (2개 혈)
위와 장의 질환을 치료하는 곳

무릎의 독비혈에서 아래쪽으로 6촌 내려가 두 힘줄과 뼈 사이 우묵한 곳에 있다. 족삼리에서 3촌 아래이다.

하지(下肢)의 마비나 요통, 각기병, 무릎 관절염, 반신불수 등에 효과가 있다.
그 외에 소화불량, 배가 더부룩할 때, 복명(腹鳴:뱃속에서 소리가 나는 것), 변비, 설사, 이질, 복통, 위염, 장염, 충수염(蟲垂炎:맹장염) 등에도 잘 듣는다.

조구(條口)

ST-38 (2개 혈)
근육의 통증을 낫게 하는 곳

독비혈과 해계혈의 한가운데 지점이다.

다리의 신경 마비나 각기병, 무릎 관절염, 종아리가 아프면서 힘이 없을 때, 힘이 없어 다리를 오므리지 못할 때 등의 통증에 효과가 있다.
그 밖에 편도선염, 장염, 장 출혈, 장의 극심한 통증, 복통 등에 잘 듣는다.

하거허(下巨虛)

ST-39 (2개 혈)
소장 질환의 병을 치료하는 경혈

무릎의 독비혈에서 9촌 내려가 두 힘줄과 뼈 사이 우묵한 곳이다.

급만성 장염, 위장병, 설사, 장의 극심한 통증, 아랫배의 통증, 혈변, 농혈(膿血) 등 소장(小腸)의 질환과 관계된 질병에 많이 사용한다.
그 밖에 급만성 간염, 가슴 통증, 유방암, 간질, 식욕부진, 풍습병(風濕病), 무릎 관절염, 발뒤꿈치의 통증, 뒷다리가 뻣뻣할 때, 허리 척추뼈의 통증으로 인해 고환이 땅길 때 등에도 특효가 있다.

3. 족양명 위경(足陽明 胃經)

풍륭(豊隆)

ST-40 (2개 혈)
위와 정신을 편안하게 하는 족양명경의 낙혈

조구혈과 같은 높이로, 1촌 옆에 있다.

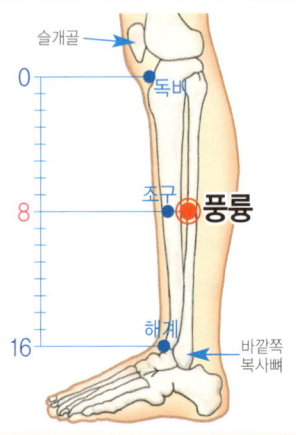

가슴이 아플 때, 복통, 각기병, 다리가 저릴 때, 하지(下肢)의 신경통, 현기증, 온몸의 부종(浮腫;신체 조직의 틈 사이에 액체가 괴어 있는 것), 비만, 소변불통(小便不通), 변비, 구토, 두통, 간염뿐만 아니라 정신이상, 신경쇠약 같은 정신 질환에도 효과가 있다.

그 밖에 기침, 천식, 목구멍에서 가래가 끓을 때, 인후병(咽喉病;목구멍의 병) 등에도 잘 듣는다.

해계(解谿)

ST-41 (2개 혈)
발의 질환에 잘 듣는 특효 경혈

둘째발가락에서 바로 올라가 발목 앞 주름살 중앙 우묵한 곳이다.

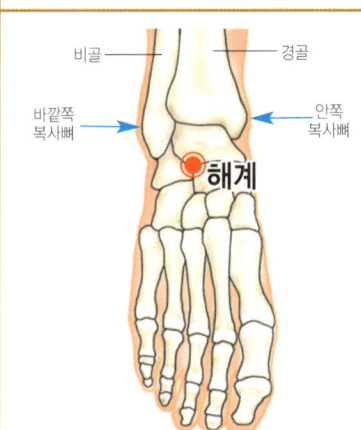

효과 범위가 넓은 경혈 중의 하나로서 국소적인 치료에는 발의 관절을 삐었을 때, 발이 부어서 아플 때, 발목이 시큰거릴 때, 발목 관절염, 족하수(足下垂;발목을 들지 못하는 병), 무릎부터 발까지 저릴 때, 류머티즘 등에 효과가 있다.

그 밖에 얼굴의 부종(浮腫) 얼굴색이 검어질 때, 두통, 구토, 현기증, 간질, 뇌신경 마비, 눈의 질환인 안구충혈(眼球充血), 변비, 배가 더부룩할 때, 장염, 신장염 등에도 잘 듣는다.

충양(衝陽)

ST-42 (2개 혈)
발등에 맥동이 있는 곳

발등의 가장 높은 지점에서 약간 앞쪽에 뼈 사이의 맥이 뛰는 곳이다.

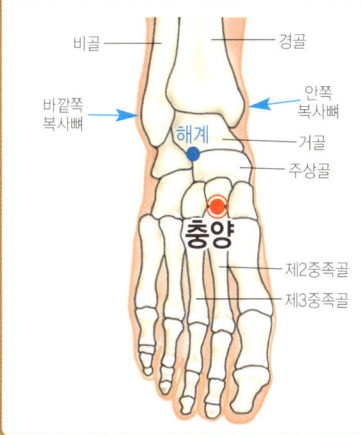

반신불수, 구안와사, 발이나 등의 부종(浮腫;신체 조직의 틈 사이에 액체가 괴어 있는 것), 발등이 붓고 충혈될 때, 복사뼈 부위가 붓고 아플 때, 다리의 신경통, 하지(下肢)의 마비, 발에 힘이 빠져 걷지 못할 때, 팔다리를 잘 움직이지 못할 때 등에 효과가 있다.

그 밖에 얼굴의 부종(浮腫), 안면(顔面) 신경마비, 정신 이상, 치통, 식욕부진 · 소화불량 · 배가 더부룩할 때 · 위통 · 복통 등 위에 고장이 났을 때, 설사 · 학질(虐疾) · 오한(惡寒) 등에도 잘 듣는다.

함곡(陷谷)

ST-43 (2개 혈)
족양명경의 수혈(輸穴)

둘째발가락의 중족골과 셋째발가락의 중족골 사이의 끝 쪽 우묵한 곳이다.

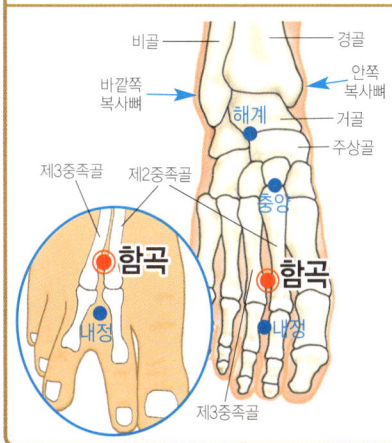

발등과 발의 통증, 발등이 붓고 아플 때, 사지궐냉(四肢厥冷)에 효과가 있다.

또한 얼굴과 온몸의 부종(浮腫; 신체 조직의 틈 사이에 액체가 괴어 있는 것), 수종(水腫;온몸이 붓는 질환), 결막염, 눈 주위가 부어오를 때, 눈에 핏발이 설 때, 소화 불량, 복명(腹鳴), 복통, 위궤양, 복수(腹水), 장명(腸鳴), 한불출(汗不出;땀이 나지 않음)의 열병(熱病), 히스테리 등에도 잘 듣는다.

이 경혈은 지압이나 마사지를 해도 효과가 매우 좋은 곳이다.

3. 족양명 위경(足陽明 胃經)

내정(内庭)

ST-44 (2개 혈)
다리 병을 다스리는 경혈

둘째발가락의 기절골과 셋째발가락의 기절골이 갈라진 사이 우묵한 곳이다.

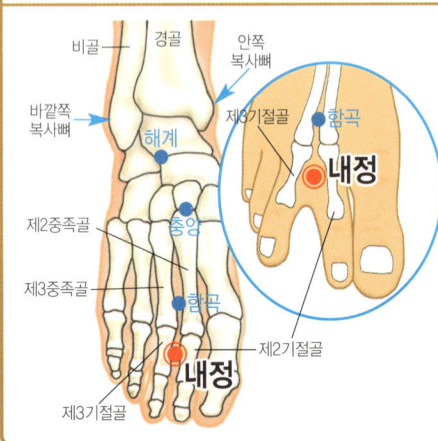

인후병(咽喉病), 목구멍이 땅기면서 아플 때, 편도선염, 급만성 장염, 두드러기, 복명(腹鳴), 식욕부진, 복통, 위장병, 변비, 설사, 이질, 장의 통증뿐만 아니라 각기병, 구안와사, 수족궐냉(手足厥冷), 발등이 붓고 아플 때, 다리나 무릎이 뻣뻣하고 아플 때 등에 효과가 있다.

또한 안면 신경마비, 치통, 치주염, 입 냄새, 코피, 노이로제 등에도 효과를 본다.

여태(厲兌)

ST-45 (2개 혈)
원기를 돋우는 경혈

둘째발가락 바깥쪽 발톱 모서리를 지나는 수직선과 발톱뿌리의 수평선이 만나는 지점.

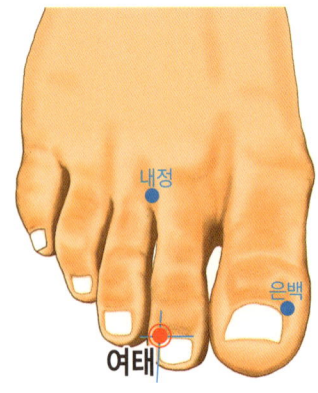

명치에서 배에 걸쳐 땅기거나 통증이 있을 때, 소화불량, 식욕부진, 구역질, 오한(惡寒) 등 여러 가지 증상에 효과가 있다.

또한 치통, 빈혈, 구안와사, 편도선염, 간염, 신경쇠약, 히스테리, 정신착란, 꿈을 많이 꿀 때, 가위에 눌리는 꿈을 자주 꿀 때, 마음이 답답하고 초조할 때, 얼굴 및 온몸의 부종(浮腫), 얼굴의 뾰루지, 당뇨병, 코피, 인후병(咽喉病), 황달, 복막염, 안면(顔面) 신경마비 등의 치료에도 효과를 본다.

제4장 SPLEEN MERIDIAN
족태음(足太陰) 비경(脾經)

이 경락은 엄지발가락 끝의 은백혈에서 시작하여 옆구리의 대포혈에서 끝나는데, 한 쪽에 21개혈, 양쪽 합하여 42개 혈이 있다.

이 비경(脾經)의 경락은 혈해혈과 기문혈 외에는 모두 주로 소화기 질환인 위 및 장의 질환을 치료한다. 따라서 구토, 배의 부종, 아랫배의 통증 등에 잘 듣는다.

다음으로, 은백혈에서 충문혈까지는 모두 생식기 질환을 다스린다. 즉, 월경불순, 자궁출혈, 요실금, 소변불통 등을 치료한다. 그 밖에 부종, 불면증에도 효과를 본다.

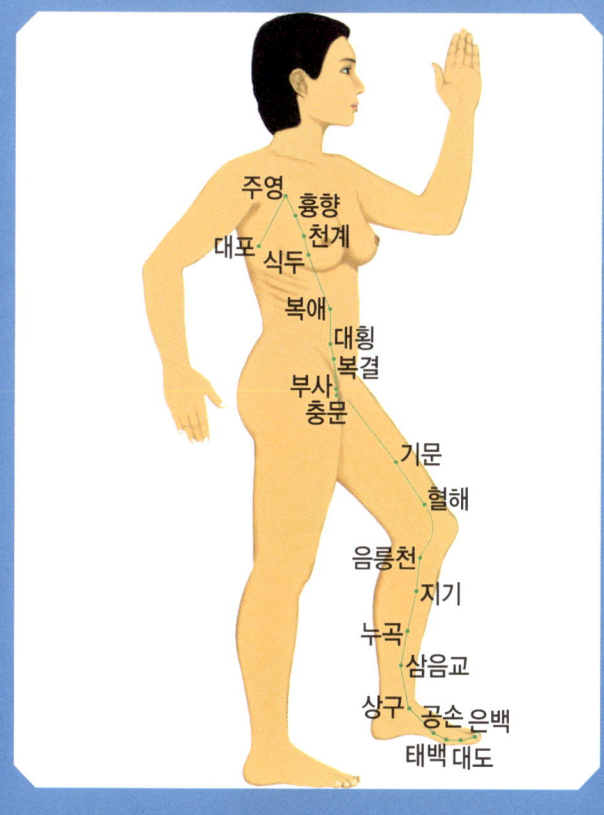

4. 족태음 비경(足太陰 脾經)

은백(隱白)

SP-1 (2개 혈)
피를 맑게 하고 각성 효과가 있는 혈

엄지발가락 끝마디 안쪽으로, 발톱의 안쪽 모서리 수직선과 발톱 뿌리가 만나는 곳.

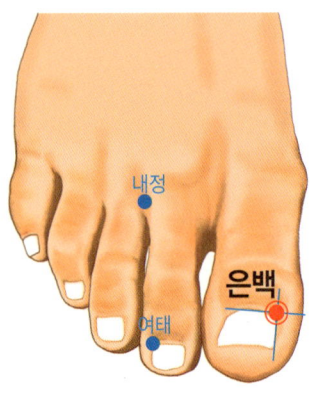

위경련이나 소화불량, 배가 더부룩할 때, 구토, 구역질, 복통, 급성 설사, 혈변(血便) 등에 특효가 있다.

그 밖에 안면통(顔面痛), 코피, 혈뇨(血尿), 복막염, 정신이상, 가위에 눌리는 꿈을 자주 꿀 때, 인사불성, 다리와 발의 냉증, 월경과다, 자궁경련 등에도 잘 듣는다.

이 경혈은 소아경풍(小兒驚風)이나 갑자기 정신을 잃고 쓰러진 사람의 구급혈로 사용하기도 한다.

대도(大都)

SP-2 (2개 혈)
발가락의 중요한 혈

엄지발가락 기절골의 몸 쪽 끝으로 우묵한 곳이다.

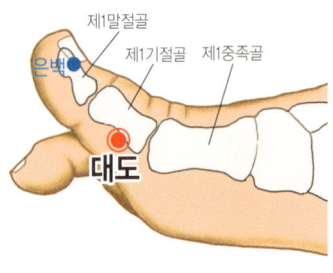

요통, 현기증, 중풍, 사지의 부종(浮腫), 온몸이 무력해질 때, 배 근육의 경련, 한불출(汗不出;땀이 나지 않음)의 열병(熱病), 아래쪽 다리의 신경통, 손발이 차가울 때, 몸이 무거우며 뼈가 쑤실 때, 허리 신경통, 가슴이 답답할 때, 중풍 등에 효과가 있다.

그 밖에 위경련, 소화불량, 헛구역질, 배가 더부룩할 때, 구토, 위통, 급성 설사, 변비 등의 소화기 계통의 질환에도 잘 듣는다.

4. SPLEEN MERIDIAN

태백(太白)

SP-3 (2개 혈)
족태음경의 유혈

엄지발가락 중족골의 발 쪽의 끝 우묵한 곳이다.

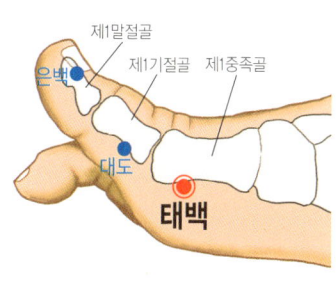

소화 불량, 위경련, 구토, 곽란(霍亂;토하고 설사하는 급성 위장병), 위통, 복통, 급성 위장염, 배가 더부룩할 때, 변비, 설사, 이질, 장염, 장출혈, 장명(腸鳴;장에서 소리가 나는 것) 등 소화기 계통의 질환에 효과가 있다.

그 밖에 각기병, 몸이 무겁고 관절이 아플 때, 하지궐냉(下肢厥冷), 요통, 신경쇠약, 히스테리, 불면증, 부종(浮腫;신체 조직의 틈 사이에 액체가 괴어 있는 것) 등에도 잘 듣는다.

공손(公孫)

SP-4 (2개 혈)
족태음경의 중요한 낙혈

엄지발가락 중족골의 뒤쪽 우묵한 곳이다.

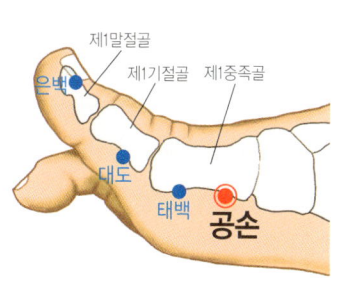

위통, 복통, 설사, 구토, 이질, 복부 경련, 장출혈, 소화불량, 식욕저하, 배가 더부룩할 때, 위염, 급·만성 장염 등, 소화기 계통의 질환에 효과가 있다.

그 밖에 발바닥에 열이 나면서 아플 때, 복사뼈 부위가 아플 때, 흉통(胸痛;가슴 통증), 늑막염, 정신 이상, 간질, 황달, 몸이 무거우면서 뼈가 아플 때, 불임, 자궁내막염, 월경불순, 비만, 얼굴의 부종(浮腫) 등에도 잘 듣는다.

4. 족태음 비경(足太陰 脾經)

상구(商丘)

SP-5 (2개 혈)
비장·폐를 고치는 경혈

발 안쪽 복사뼈 아래에서 약간 앞으로 우묵하게 들어간 부분이다.

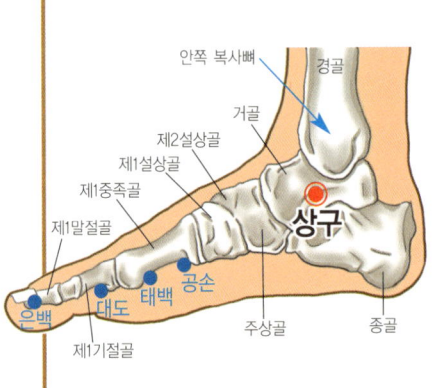

비장과 폐에 이상이 생겼을 때 효능을 발휘한다. 따라서 황달, 위하수(胃下垂), 구토, 소화불량, 변비, 치질, 폐결핵, 백일해, 늑막염, 장명(腸鳴;장에서 소리가 나는 것), 배가 더부룩할 때, 아랫배의 통증 등에 잘 듣는다. 또한 부인의 질환, 소아경풍(小兒驚風), 몸이 나른한 증상 등에도 효과가 있다.

그 밖에 다리 신경통, 발목 관절염, 다리에서 쥐가 날 때, 복사뼈 주위가 부어오르면서 아플 때 등, 족관절(足關節) 질환에도 특효가 있다.

삼음교(三陰交)

SP-6 (2개 혈)
발의 세 경맥이 교차하는 곳

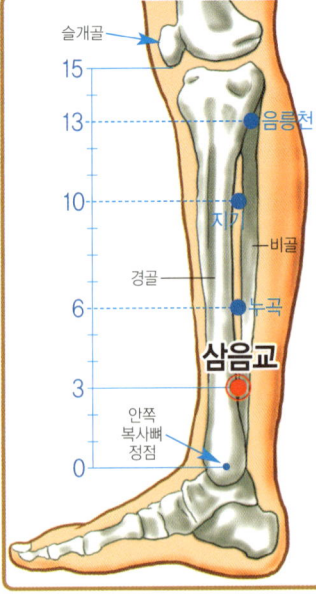

안쪽 복사뼈에서 위로 3촌 올라가 굵은 정강이뼈(경골) 뒤쪽 우묵한 곳이다.

비장·간장·신장의 기능에 효과가 있어서 각종 생식기 질환, 월경불순, 자궁내막염, 자궁출혈, 자궁탈수(子宮脫垂), 월경부족, 대하, 무월경, 소변불리, 유정(遺精), 발기불능, 요도염, 야뇨증, 부종(浮腫), 위염, 급성 장염, 장명(腸鳴), 설사, 식욕저하, 만성 간염, 당뇨병 등에 효과가 있다.

그 밖에 심계항진(心悸亢進), 이명(耳鳴), 불면증, 빈혈, 탈모, 습진, 기미, 신경성 피부염, 피부가 가려울 때, 다리가 차갑고 아플 때 등에도 잘 듣는다.

4. SPLEEN MERIDIAN

누곡(漏谷)

SP-7 (2개 혈)
태음경의 낙맥이 나오는 곳

안쪽 복사뼈에서 6촌 올라가 굵은 정강이뼈(경골) 뒤쪽 우묵한 곳이다.

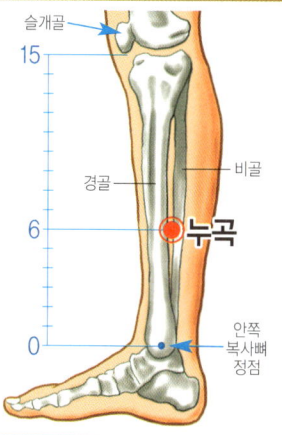

다리, 특히 무릎이 시리거나 저릴 때, 다리 신경통 및 뻣뻣할 때, 다리에 쥐가 날 때, 발목 관절의 통증, 복사뼈 부위가 붓고 아플 때, 각기병 등, 다리 쪽의 증상에 치료 효과가 있다.

그 밖에 수종(水腫), 협심증, 신경쇠약, 배가 더부룩할 때, 장명(腸鳴), 소갈(消渴), 각종 남녀의 생식기 질환, 고환염, 산증(疝症;고환이나 음낭이 커지면서 아랫배가 켕기고 아픈 병증), 소변불리, 요도염, 요로감염증(尿路感染症) 등에도 잘 듣는다.

지기(地機)

SP-8 (2개 혈)
소화 기능을 돕는 경혈

안쪽 복사뼈에서 10촌 올라가 굵은 정강이뼈(경골) 뒤쪽 우묵한 곳이다.

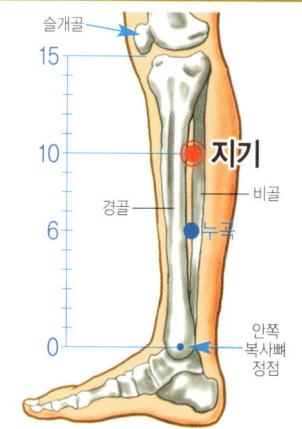

대퇴부 신경통, 하체 마비, 무릎 관절염, 다리의 신경통, 요통, 정력 감퇴, 무정액(無精液), 고환의 통증, 유정(遺精;무의식중에 정액이 나오는 것), 소변불리(小便不利), 자궁출혈, 대하, 생리통, 월경불순, 부종(浮腫) 등에 효과가 있다.

그 밖에 대장염이나 급성 위염, 위경련, 위산과다, 소화불량, 식욕저하 등에도 잘 듣는다.

4. 족태음 비경(足太陰 脾經)

음릉천(陰陵泉)

SP-8 (2개 혈)
설사를 멈추고 소변 잘 하게 하는 혈

무릎 안쪽 우묵한 곳에 있다.

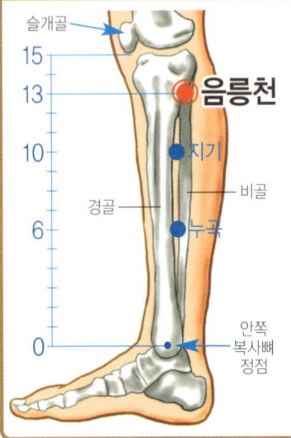

이 경혈도 족삼리혈처럼 응용 범위가 넓다. 주로 무릎·허리·다리의 질환, 여성의 생식기·비뇨기·갱년기 질환에 효과가 있어서 각기병, 소변불통(小便不通), 요도염, 요실금, 잔뇨(殘尿), 요로감염증(尿路感染症), 신장염, 자궁내막염, 월경불순, 유정(遺精), 기림(氣淋 원기 허약으로 인해 생긴 임질), 발기불능, 황달, 복수(腹水), 불면증, 무릎관절염, 무릎이 붓고 아플 때, 고혈압, 수종(水腫) 등에 잘 듣는다.

그 밖에 위장 질환, 소화불량, 배가 더부룩할 때, 급성 장염 등에도 효과가 좋다. 특히 차가운 것이 원인이 되는 증상인 춥게 자서 생긴 배탈·설사·이질 등의 위장병에도 효과가 탁월하다.

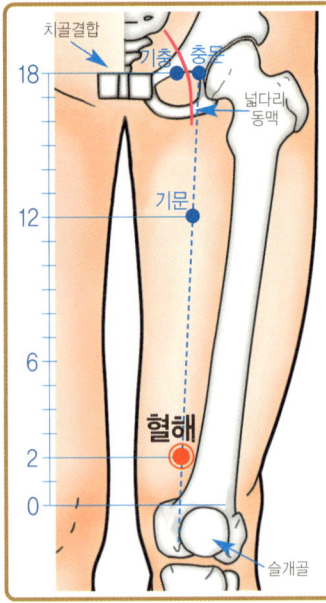

혈해(血海)

SP-10 (2개 혈)
혈맥을 다스리는 경혈

슬개골 안쪽 끝에서 2촌 올라가 근육이 튀어나온 곳이다.

이 경혈은 피의 정체를 풀어 주고 혈액순환을 도와 주므로 여성 특유의 생리에서 생기는 월경불순이나 생리통, 자궁출혈, 대하, 자궁내막염과 남성의 비뇨기 질환인 고환염, 혈뇨 등에 효과가 있다.

그 외에 빈혈, 복통, 요실금, 갱년기 장애, 얼굴의 습진·뾰루지·주근깨·탈모·두드러기·신경성 피부염·피부 가려움증·여드름·반점 등을 제거하는 등, 피부 미용에도 잘 듣는다.

4. SPLEEN MERIDIAN

기문(箕門)

SP-11 (2개 혈)
나쁜 기를 없애는 경혈

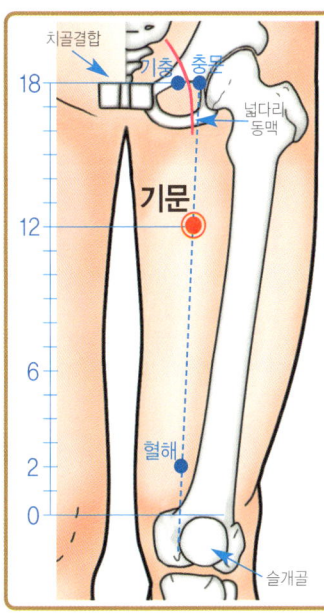

슬개골 안쪽 끝과 충문혈을 연결한 선 위로 충문혈에서 6촌 지점으로 넓적다리 동맥 위이다.
충문혈에서 아래쪽으로 3분의 1 지점.

소변불통(小便不通), 고환염, 요실금, 야뇨증, 요도염, 자궁내막염 등, 부인과 질환과 남성의 생식기 질환에 효과가 있다.
그 밖에 위경련, 사타구니가 붓고 아플 때, 사타구니의 임파선염, 허벅지가 붓고 아플 때, 허벅지 신경통, 배가 붓고 아플 때, 치질, 임질, 변비 등에도 잘 듣는다.

충문(衝門)

SP-12 (2개 혈)
동맥을 돕는 경혈의 문

사타구니 한가운데 맥이 뛰는 곳이다.

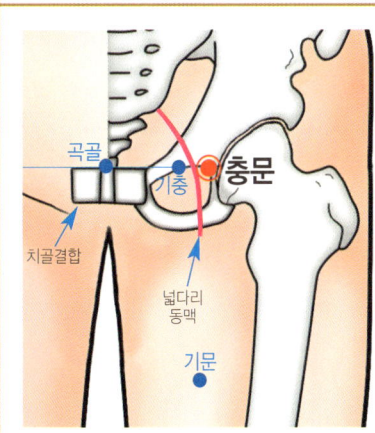

자궁내막염 · 자궁경련 · 자궁출혈 · 자간(子癎;주로 분만할 때 경련발작과 의식불명을 일으키는 질환) · 월경통 · 요도염 · 방광염 · 소변불리 · 고환염 · 산증(疝症;고환이나 음낭이 커지면서 아랫배가 켕기고 아픈 병증) 등, 부인과 질환이나 남성의 생식기 질환에 효과가 있다.
그 밖에 배꼽 아래에서 명치에 걸친 급작스런 통증이나 위경련, 복통, 소아경풍, 호흡곤란, 복수(腹水) 등에도 잘 듣는다.

4. 족태음 비경(足太陰 脾經)

부사(府舍)

SP-13 (2개 혈)
모든 장부의 기가 모이는 곳

배꼽 중심에서 아래쪽으로 4.3촌, 정중선에서 양 옆으로 각각 4촌 되는 곳이다.

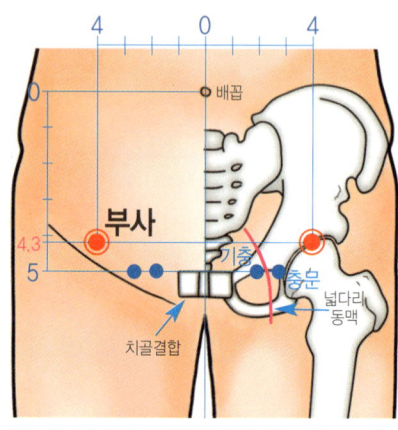

곽란(霍亂;토하고 설사하는 급성 위장병), 복통, 적취(積聚;뱃속에 덩어리가 생겨 항상 배가 더부룩하거나 아픈 병증), 변비나 설사, 장염 등에 특효가 있다.

그 밖에 학질, 충수염(蟲垂炎;맹장염), 산증(疝症;고환이나 음낭이 커지면서 아랫배가 켕기고 아픈 병증), 사타구니의 임파선염, 납중독 등에도 효과가 있다.

복결(腹結)

SP-14 (2개 혈)
복통 등을 경감시키는 곳

배꼽 중심에서 아래쪽으로 1.3촌, 정중선에서 양 옆으로 각각 4촌 되는 곳이다.

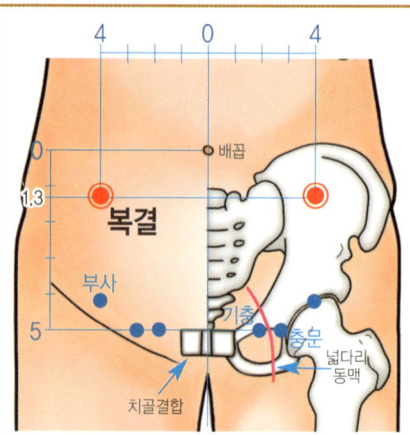

일반적으로 설사나 복통의 증상을 경감시킨다. 따라서 장이 몹시 아플 때, 배가 냉하면서 설사할 때, 배꼽 주변이 아플 때 등에 효과가 있다.

그 외에 해소, 감기, 심장질환, 변비나 옆구리 통증, 하복부 신경통, 산증(疝症;고환이나 음낭이 커지면서 아랫배가 켕기고 아픈 병증) 등에도 매우 잘 듣는다.

4. SPLEEN MERIDIAN

대횡(大橫)

SP-15 (2개 혈)
배꼽 옆에 있는 중요한 혈

배꼽 중심에서 양 옆으로 각각 4촌 되는 곳이다.

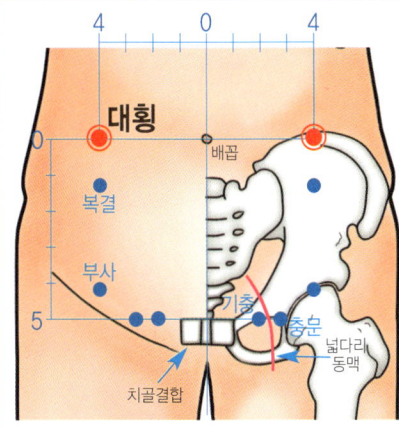

급만성 설사나 습관성 변비, 이질, 장의 마비(痲痺), 팔다리 경련, 당뇨, 다한증(多汗症;땀이 많이 나는 증상), 유행성 감기 등에 효과가 있다.

그 밖에 배가 더부룩할 때, 복부 비만, 월경장애 등에도 잘 듣는다.

이 경혈은 지압이나 마사지를 해도 상당한 효과를 볼 수 있다.

복애(腹哀)

SP-16 (2개 혈)
복통에 잘 듣는 혈

배꼽 중심에서 위쪽으로 3촌, 정중선에서 양 옆으로 각각 4촌 되는 곳이다.

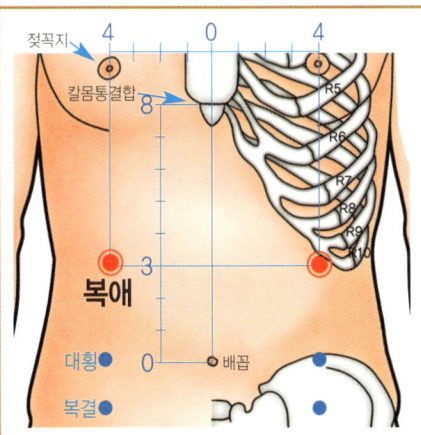

소화불량, 위궤양이나 위경련, 복통, 장명(腸鳴;장에서 소리가 나는 것), 이질, 소화되지 않은 음식물을 설사할 때, 혈변 등에 효과가 있다.

그 밖에 담석증, 간장의 질환 등에도 잘 듣는다.

이 경혈은 지압이나 마사지를 해도 상당한 효과를 볼 수 있다.

4. 족태음 비경(足太陰 脾經)

식두(食竇)

SP-17 (2개 혈)
흉격을 뚫어 폐의 기를 돕는 혈

제5늑골과 제6늑골 사이이며, 정중선에서 양 옆으로 각각 6촌 떨어진 지점이다.

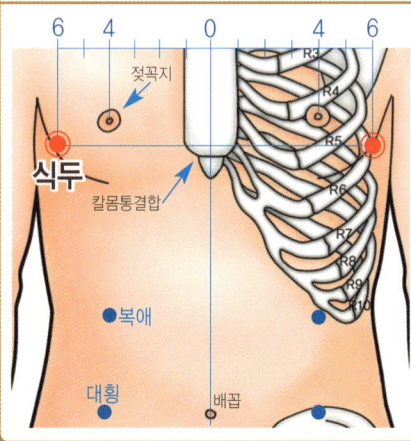

가슴이 답답할 때, 폐렴, 폐충혈(肺充血;폐 혈관에 혈액이 많아지는 것), 습성 늑막염, 간염, 기관지염, 늑간신경통, 장의 통증, 폐기종, 간염 등에 효과가 있다.

그 밖에 반위(反胃;음식물이 들어가면 토하는 병증), 트림, 복수(腹水), 위염, 유즙부족 등에도 잘 듣는다.

이 경혈은 지압이나 마사지를 해도 상당한 효과를 볼 수 있다.

천계(天谿)

SP-18 (2개 혈)
유방 질환을 다스리는 곳

제4늑골과 제5늑골 사이이며, 정중선에서 양 옆으로 각각 6촌 떨어진 지점이다.

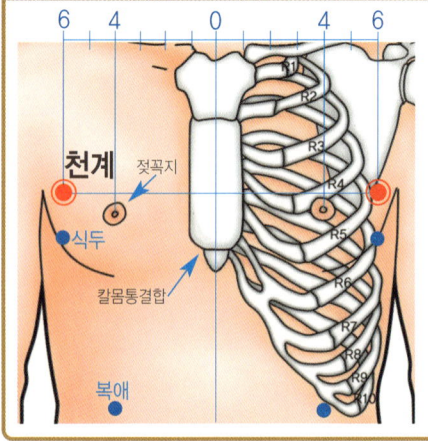

가슴 통증이나 가슴이 답답함을 풀어 준다. 또한 늑간신경통, 기관지염, 딸꾹질, 젖앓이, 폐렴, 젖이 부족할 때, 심계항진(心悸亢進;가슴이 두근거림)에 효과가 있다.

특히 출산 후 유방이 붓거나 고열이 날 때 천계혈을 지압하면 곧 유방의 부종(浮腫;신체 조직의 틈 사이에 액체가 괴어 있는 것)이 가라앉고 열도 내려간다.

이 경혈은 지압이나 마사지를 해도 상당한 효과를 볼 수 있다.

4. SPLEEN MERIDIAN

흉향(胸鄕)

SP-19 (2개 혈)
가슴 병에 잘 듣는 혈

제3늑간 부위이며, 정중선에서 양 옆으로 각각 6촌 떨어진 지점이다.

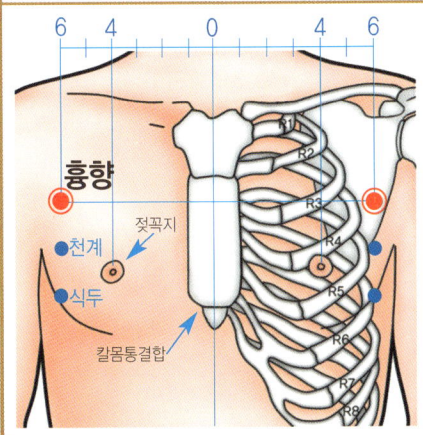

등이나 옆구리·가슴이 답답할 때, 기침, 딸꾹질, 늑막염, 늑간신경통, 유방암염, 젖앓이, 삼키기 곤란할 때 등에 효과가 있다.

만약 가슴과 등의 통증으로 눕지 못할 경우에는 이 혈로 치료한다.

이 경혈은 지압이나 마사지를 해도 상당한 효과를 볼 수 있다.

주영(周榮)

SP-20 (2개 혈)
경맥이 꺾어져서 되돌아가는 혈

제2늑간 부위이며, 정중선에서 양 옆으로 각각 6촌 떨어진 지점이다.

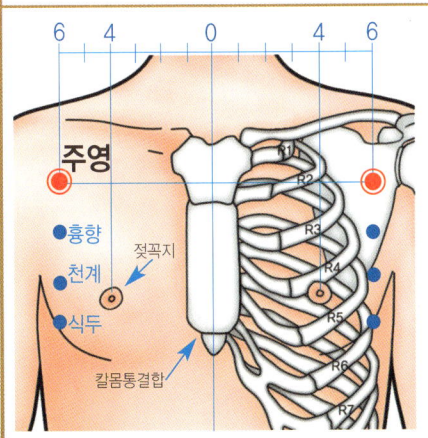

기관지염이나 늑막염, 늑간신경통, 호흡곤란, 기침, 딸꾹질, 가슴과 등의 통증, 가슴과 옆구리 부위가 그득할 때, 젖앓이, 폐렴 등에 효과가 있다.

그 밖에 식도협착, 소화장애, 흉막염(胸膜炎), 기관지확장증, 폐농양(肺膿炎), 피가 섞인 가래침이 나올 때 등에도 잘 듣는다.

이 경혈은 지압이나 마사지를 해도 상당한 효과를 볼 수 있다.

4. 족태음 비경(足太陰 脾經)

대포(大包)

SP-21 (2개 혈)
오장육부에 맥의 기를 공급하는 혈

겨드랑이 가운뎃선 위, 제6늑간에 있다.

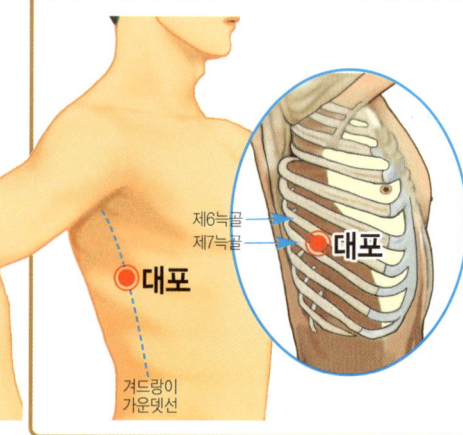

제6늑골
제7늑골
대포
대포
겨드랑이 가운뎃선

가슴과 옆구리뿐만 아니라 전신이 아프고 쑤실 때, 사지무력(四肢無力), 늑간신경통, 늑막염 등에 효과가 있다.

그 밖에 심장내막염, 소화불량, 폐렴, 폐기종, 천식 등에도 잘 듣는다.

이 경혈은 지압이나 마사지를 해도 상당한 효과를 볼 수 있다.

제5장 HEART MERIDIAN
수소음(手少陰) 심경(心經)

이 경락은 겨드랑이 쪽의 극천혈에서 시작해 새끼손가락 끝의 소충혈에 이르는데, 한 쪽에 9개의 혈로 좌우 총 18개의 혈을 지니고 있다.

이 심경(心經)은 심장의 기능을 강화하는 경락으로서 주로 심장이나 가슴, 신경계 질환을 다스리는데 심계항진, 흉통, 불면증, 건망증, 간질병, 정신이상, 정서불안 등에 효과가 있다. 다음으로 위장의 질환, 어깨 신경통에도 잘 듣는다. 특히 겨드랑이에서 나는 고약한 냄새, 즉 액취증(腋臭症)이라고도 하고 암내라고도 하는데, 이 때에는 극천혈을, 도한(盜汗)에는 음극혈을 사용한다.

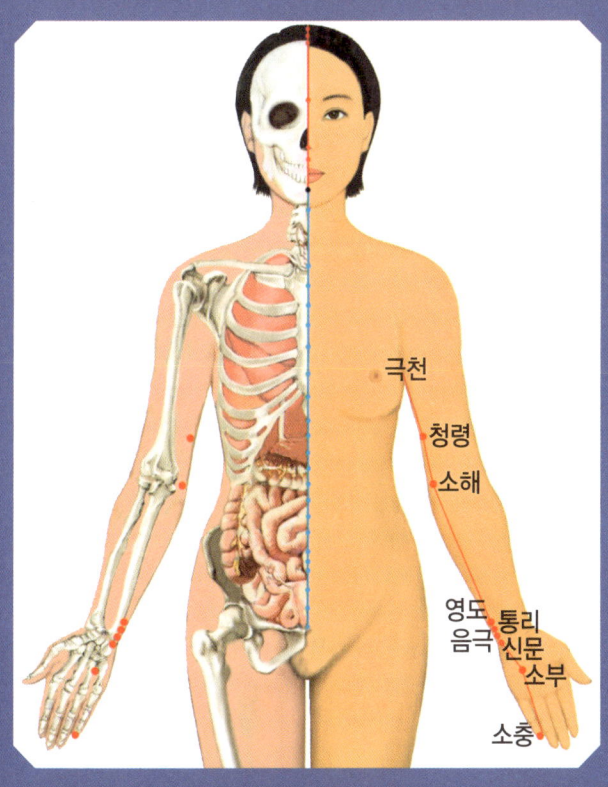

5. 수소음 심경(手少陰 心經)

극천(極泉)

HT-1 (2개 혈)
에너지가 순환하는 샘

겨드랑이 중심. 겨드랑이 안쪽 힘줄 사이에 있다.

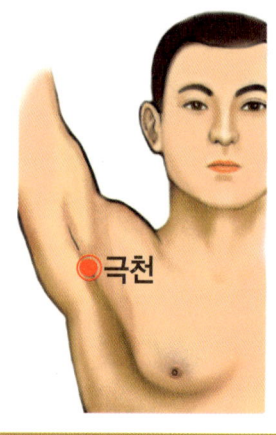

이 경혈은 겨드랑이 밑에 있는데 팔에서 옆구리에 걸쳐 통증을 느낄 때, 상지(上肢)의 마비, 액취증(腋臭症;암내. 겨드랑이에서 나는 고약한 냄새), 팔꿈치가 차가울 때, 목구멍이 건조할 때, 헛구역질, 헛기침, 우울증, 히스테리, 번갈(煩渴;가슴이 답답하고 열이나며 목이 마르는 증상) 등에 효과가 있다. 액취증에는 뜸을 뜨면 좋다.
그 외에 심장병, 심통(心痛), 협심통(狹心痛), 가슴이 두근거리고 아플 때, 늑간신경통 등에도 효과가 있다.
이 경혈은 지압이나 마사지를 해도 상당한 효과를 볼 수 있다.

청령(靑靈)

HT-2 (2개 혈)
머리 부분의 신경 질환을 다스리는 혈

극천혈과 소해혈의 3분의 2지점. 소해혈에서 위쪽으로 3촌 지점이다.

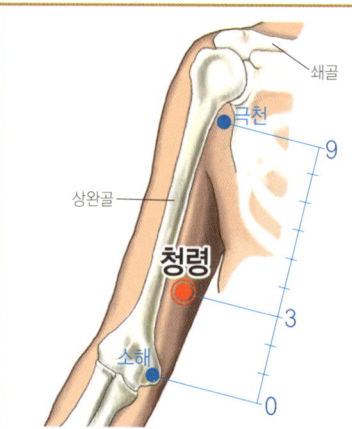

두통, 흉통(胸痛;가슴의 통증), 어깨의 통증, 팔이 아파서 들지 못하는 팔꿈치 관절염, 척골신경통, 늑간신경통 등에 효과가 있다.
그 밖에 오한(惡寒), 간헐열(間歇熱;간격을 두고 발열을 반복하는 열병), 황달, 눈이 누렇게 변할 때 등에도 특효가 있다.
이 경혈은 지압이나 마사지를 해도 상당한 효과를 볼 수 있다.

5. HEART MERIDIAN

소해(少海)

HT-3 (2개 혈)
만성 질환을 다스리는 곳

팔꿈치 안쪽 주름살(오금주름) 뒤 끝, 즉 안쪽 복사뼈 사이에 있는 우묵한 곳.

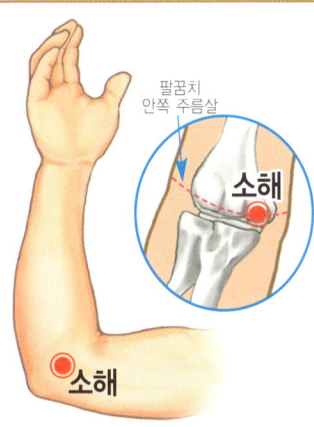

이 경혈은 처음에는 소량이었던 에너지가 그 양이 늘어나 바다를 이룬다는 의미이다.

팔꿈치에서 팔 안쪽에 걸친 통증이나 겨드랑이 밑의 통증에 잘 듣는다. 따라서 팔의 신경통, 척골 신경통, 늑간신경통, 어깨가 저릴 때, 손이 오그라들 때, 오십견 등에도 이용된다.

그 밖에 흉통(胸痛), 구토, 두통, 현기증, 건망증, 기억력감퇴, 수전증(手顫症), 심장 질환, 심통(心痛), 불면증, 신경쇠약, 정신착란, 신허증(腎虛症;간 기능 약화로 인한 만성 피로와 무력감)에도 효과가 있다.

영도(靈道)

HT-4 (2개 혈)
영(靈)이 머무는 염통으로 통하는 길

손바닥의 안쪽 손목 주름(신문혈)에서 몸 쪽으로 1.5촌 지점이다.

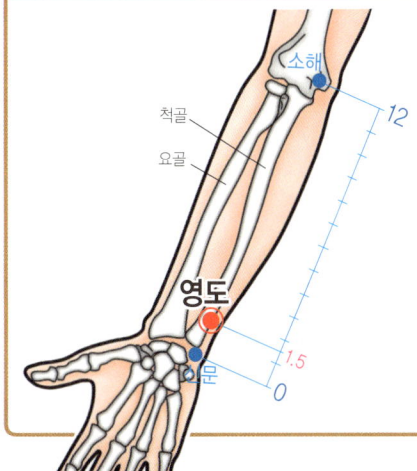

팔꿈치와 손목 관절염, 가슴 통증, 근육의 경직, 척골신경마비, 중풍, 헛구역질, 심장내막염, 협심통(狹心痛;심장에 갑자기 일어나는 심한 통증), 심계항진(心悸亢進;가슴이 두근거림), 늑간신경통, 근육의 경직 등에 효과가 있다.

그 밖에 중풍, 소아경풍(小兒驚風), 히스테리, 정신분열증, 갑자기 말을 못하는 언어장애 등에도 효과를 발휘한다.

이 경혈은 지압이나 마사지를 해도 상당한 효과를 볼 수 있다.

5. 수소음 심경(手少陰 心經)

통리(通里)

HT-5 (2개 혈)
염통으로 통하는 길

손바닥의 안쪽 손목 주름(신문혈)에서 몸 쪽으로 1촌 지점이다.

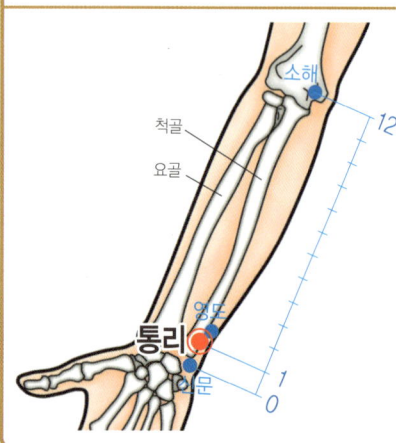

팔이 아플 때, 혀가 굳어 말을 못할 때, 인후병, 두통, 신경성 심계항진(心悸亢進;심장의 고동이 높아지는 것), 협심통(狹心痛;심장에 갑자기 일어나는 심한 통증), 소아경풍, 현기증, 인후병, 기침, 천식, 편도선염, 중풍 등에 효과가 있다.

그 밖에도 정신병, 신경쇠약, 정신분열증, 히스테리성 실어증(失語症), 요실금, 월경과다, 자궁출혈 등에도 특효가 있다.

이 경혈은 지압이나 마사지를 해도 상당한 효과를 볼 수 있다.

음극(陰郄)

HT-6 (2개 혈)
신경 줄기 사이의 경혈

손목 안쪽 주름(신문혈)에서 몸 쪽으로 0.5촌 지점이다.

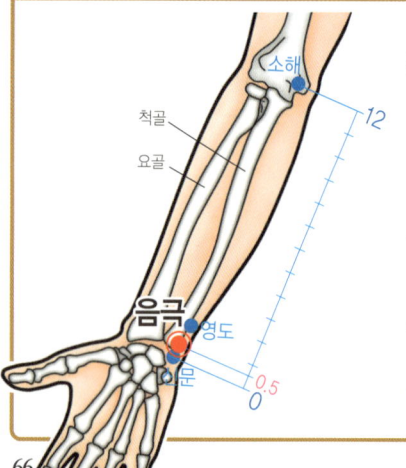

심계항진(心悸亢進), 협심통(狹心痛;심장에 갑자기 일어나는 심한 통증), 심통(心痛;심장·명치 부위의 통증), 도한(盜汗;잠잘 때 땀을 흘리는 증상), 폐결핵, 비색(鼻塞;코막힘), 신경쇠약, 피로한 눈, 소아경풍(小兒驚風), 혈액 순환 불량, 팔 신경통, 편도선염 등에 효과가 있다.

그 밖에 뼈마디가 후끈거릴 때, 현기증, 두통, 코피, 위출혈, 토혈(吐血)에도 효과가 있다.

이 경혈은 지압이나 마사지를 해도 상당한 효과를 볼 수 있다.

5. HEART MERIDIAN

신문(神門)

HT-7 (2개 혈)
심맥의 심기(心氣)가 출입하는 문

손목 안쪽 손바닥의 손목 주름이 있는 우묵한 곳에 있다.

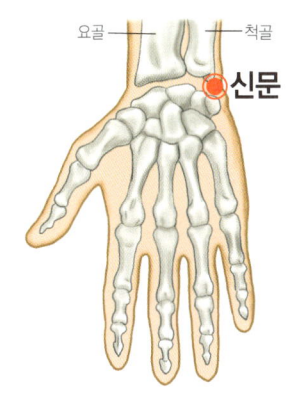

이 경혈은 심장의 이상유무를 아는 데 매우 중요한 곳이다. 따라서 심계항진(心悸亢進), 심장 쇠약, 협심통(狹心痛), 가슴이 답답하고 초조할 때 등에 효과가 있다.

그 밖에 쉬 피로하거나 나른하고 마디마디가 아플 때, 건망증, 치매, 현기증, 뇌빈혈, 발작성 정신이상, 간질, 소아경풍(小兒驚風), 불면증, 두통, 코피, 구토, 목이 쉴 때, 황달, 변비, 늑간신경통, 자궁내막염, 얼굴이 화끈거릴 때 등에도 매우 탁월한 효과가 있다.

소부(少府)

HT-8 (2개 혈)
수소음맥의 기가 모이는 곳

손바닥 부위이며, 제4중수골과 제5중수골 사이에 있다.

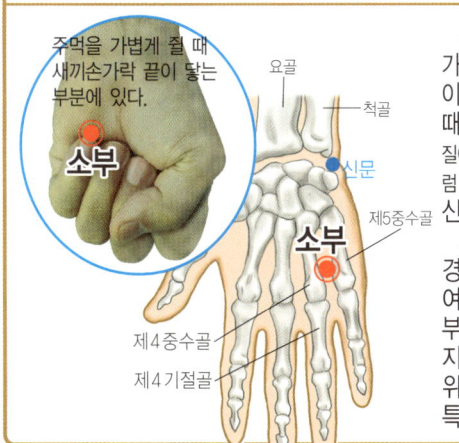

심장 질환인 심계항진, 심통, 가슴이 답답할 때, 새끼손가락이 떨릴 때, 손바닥에 열이 날 때, 아장풍(鵝掌風;손바닥의 흰 껍질이 벗어지고 쌓여서 거위 발바닥처럼 되는 병), 위팔 신경통, 늑간신경통 등에 효과가 있다.

그 밖에 중풍, 소변불리, 월경과다, 자궁탈수(子宮脫垂), 여성의 음부가 가려울 때, 음부가 헐었을 때, 음부에 뾰루지가 생겼을 때, 고환의 통증, 위경련, 오래된 학질 등에도 특효가 있다.

5. 수소음 심경(手少陰 心經)

소충(少衝)

HT-9 (2개 혈)
심장의 박동을 느끼는 곳

새끼손가락 안쪽 손톱 모서리의 수직선과 손톱뿌리의 수평선이 만나는 지점이다.

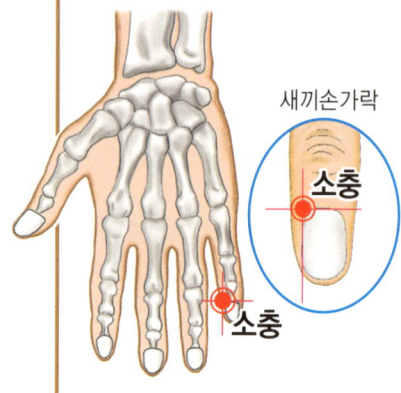

이 경혈은 심장 질환에 뛰어난 효과가 있다. 따라서 심장 질환, 협심통(狹心痛), 심통(心痛), 신경성 심계항진(心悸亢進), 흉통(胸痛) 등에 효과가 있다. 특히, 가슴 질환에 잘 듣는 전중혈과 함께 뜸을 뜨면 가슴이 벌렁거리는 증상에 뛰어난 효과를 기대할 수 있다.

그 밖에 결막염, 황달, 중풍, 손과 입이 화끈거리거나 가슴이 답답한 증상, 구토 후 갈증이 날 때, 열병(熱病), 야뇨증, 신경쇠약, 히스테리, 정신착란, 인사불성, 소변불리(小便不利), 눈이 충혈되며 부어오르고 아플 때 등에도 효과를 본다.

수태양(手太陽) 소장경(少腸經)

제6장 SMALL INTESTINE MERIDIAN

 이 경락은 새끼손가락의 소택혈에서 시작해 귀 앞의 청궁혈에서 끝나기까지 19개 혈자리로 좌우 38개 혈자리를 갖고 있다.
 이 소장경(少腸經)은 인후의 통증, 뒷목이 뻣뻣할 때, 어깨 및 등의 통증, 젖앓이, 이명(耳鳴) 등을 치료한다. 그 밖에 소화기 계통의 질병과 비만과 쇠약의 경우에도 치료 효과가 좋다.
 또한, 얼굴의 안면부(顔面部)를 지나가므로 얼굴의 주름 치료나 안색이 나쁠 때에도 효과를 발휘한다.

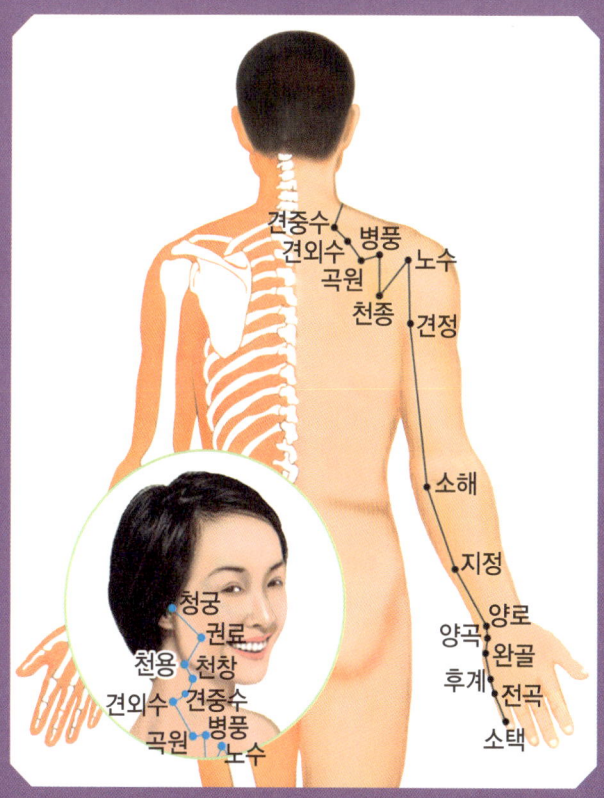

6. 수태양 소장경(手太陽 少腸經)

소택(少澤)

SI-1 (2개 혈)
급성 간질과 뇌일혈 때의 구급처치 혈

새끼손가락 바깥쪽 손톱 모서리의 수직선과 손톱뿌리의 수평선이 만나는 지점.

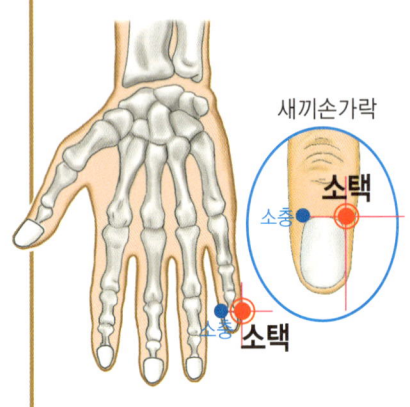

두통, 인후병(咽喉病), 즉 인후염과 편도선염, 목과 혀의 경직, 설염(舌炎), 심장마비, 유즙부족, 젖앓이, 코피, 기침, 중풍, 아래팔의 신경통, 손가락이 저리고 감각이 없을 때, 추웠다 더웠다 하면서 땀이 나지 않을 때, 열병(熱病), 인사불성 등에 효과가 있다.

그 밖에 눈의 질환, 특히 백내장, 녹내장, 각막백반증 등에도 특효가 있다.

어린이의 급성 간질과 뇌일혈 때의 구급처치 혈로, 소택혈의 피를 뺀다.

전곡(前谷)

SI-2 (2개 혈)
수태양경의 형혈

새끼손가락 기절골 뒤, 바깥쪽의 우묵한 곳에 있다.

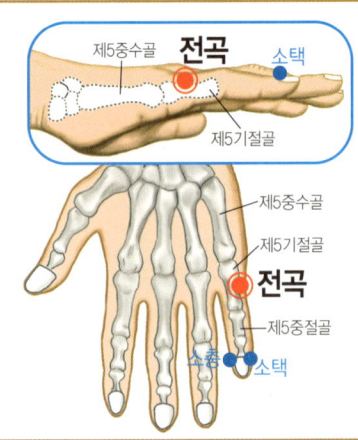

두통 및 뒷목의 통증, 목의 부종(浮腫), 면종(面腫;얼굴이 붓는 병증), 토혈(吐血), 비색(鼻塞;코막힘), 정신착란 등에 효과가 있다.

그 밖에 백내장 등의 눈병, 눈의 통증, 위팔 신경통, 손가락이 저리고 감각이 없을 때, 젖앓이, 젖이 안 나올 때, 딸꾹질, 학질, 한불출(汗不出;열병에 땀이 나지 않는 것)의 열병(熱病), 이명(耳鳴;귀울음)에도 특효가 있다.

이 경혈은 지압이나 마사지를 해도 상당한 효과를 볼 수 있다.

6. SMALL INTESTINE MERIDIAN

후계(後谿)

SI-3 (2개 혈)
수태양경의 유혈

새끼손가락 중수골 앞쪽의 우묵한 곳에 있다.

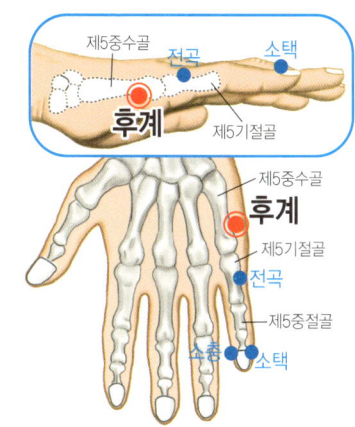

두통, 뒷목이 뻣뻣하거나 편도선염, 청각장애, 코피, 팔의 경련, 팔이나 손가락이 아파서 구부리지 못할 때, 위팔 근육의 염증, 루머티즘, 각막염, 간질, 학질, 감기, 각종 열병(熱病) 질환, 도한(盜汗;잠잘 때 땀을 흘리는 증상) 등에 효과가 있다.

그 밖에 청력상실, 늑간신경통, 요통, 히스테리, 정신이상, 목이 붓고 아플 때 등에도 특효가 있다. 이 경혈은 지압이나 마사지를 해도 상당한 효과를 볼 수 있다.

완골(腕骨)

SI-4 (2개 혈)
손목뼈 중의 하나 앞에 있는 혈

제5중수골 끝 부위인 손목 쪽의 우묵한 곳에 있다.

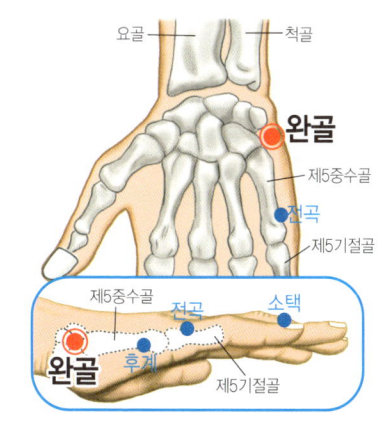

두통, 목이 뻣뻣할 때, 어깨와 팔이 아프고 저릴 때, 흉통(胸痛;가슴의 통증), 손가락이 떨릴 때, 손가락 관절에 염증이 생겼을 때 등에 효과가 있다.

그 밖에 이명(耳鳴), 황달, 당뇨병, 위염, 담낭염, 열병(熱病), 반신불수, 녹내장, 백내장, 눈물이 저절로 흐를 때, 소아경풍, 구토, 해소, 감기, 면종(面腫;얼굴이 붓는 병증) 등에도 특효가 있다.

6. 수태양 소장경(手太陽 少腸經)

양곡(陽谷)

SI-5 (2개 혈)
손등의 계곡 경혈

새끼손가락 쪽 손목에 튀어나온 뼈 앞, 즉 척골과 두상골 사이의 우묵한 곳이다.

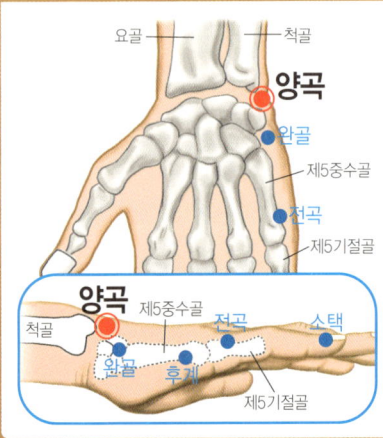

손목의 통증, 손목의 관절통, 척골신경통, 위팔신경통, 이명(耳鳴;귀울음), 청각장애, 치통, 구내염, 치주염, 한불출(汗不出;열병에 땀이 나지 않는 것) 등에 효과가 있다.

그 밖에 정신 이상, 간질, 소아경풍(小兒驚風), 소아가 혀가 뻣뻣해져서 젖을 빨지 못할 때, 현기증, 두통, 치질, 치루(痔漏;항문에서 고름이나 똥물이 흐르는 병), 발기불능 등에도 잘 듣는다.

이 경혈은, 반대편의 양계혈과 함께 서로 상부상조하며 병을 처단하는 등 큰 효과를 거두고 있다.

양로(養老)

SI-6 (2개 혈)
노인을 돕는 경혈

손바닥을 아래로 향한 다음, 튀어나온 척골을 손가락으로 누른 채 손바닥을 몸쪽으로 돌리면 우묵한 곳이 잡히는데, 이 곳이 바로 양로혈이다.

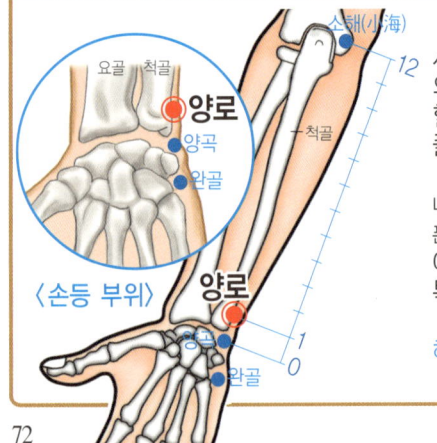

〈손등 부위〉

피로하여 눈이 침침해질 때·시력저하(視力低下)·결막염 등의 눈의 질환, 귀의 통증, 뇌충혈, 어깨나 팔꿈치가 저리고 아플 때 등에 효과가 있다.

그 밖에 요통, 산증(疝症;고환이나 음낭이 커지면서 아랫배가 켕기고 아픈 병증), 반신불수, 얼굴이나 등에 생기는 종기, 사마귀 등에도 특효가 있다.

이 경혈은 지압이나 마사지를 해도 상당한 효과를 볼 수 있다.

지정(支正)

SI-7 (2개 혈)
수태양경의 낙혈

손목 관절(양곡혈)에서 5촌 올라간 곳에 있다.

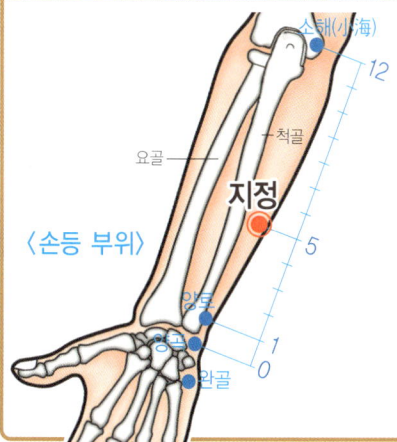

앞이 뿌옇게 보이는 등의 눈병, 목이 뻣뻣하고 부을 때, 어깨의 마비 및 신경통, 손가락이 저리고 아플 때, 다래끼, 피부에 난 사마귀, 수전증(手顫症;손이 떨리는 증상) 등에 효과가 있다.

그 밖에 간질, 정신이상, 두통, 현기증, 심장의 통증, 소갈(消渴), 한불출(汗不出;열병에 땀이 나지 않는 것) 등에도 특효가 있다.

이 경혈은 지압이나 마사지를 해도 상당한 효과를 볼 수 있다.

소해(小海)

SI-8 (2개 혈)
소장경맥(小腸經脈)의 기가 모이는 곳

팔꿈치를 구부렸을 때, 척골의 팔꿈치 머리와 상완골 안쪽 위에 있는 복사뼈 사이의 오목한 곳에 있다.

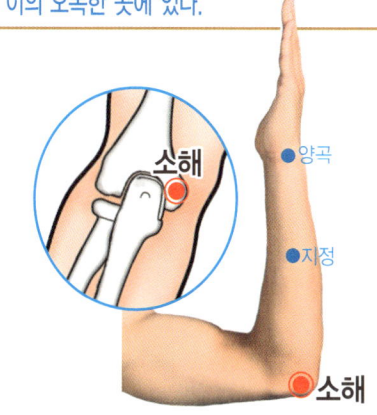

목이 아플 때, 뺨이 부을 때, 팔꿈치의 통증, 어깨 통증, 오십견, 하복부 통증, 척골신경통, 척골신경 마비, 무도병(舞蹈病;근육이 저절로 움직이거나 발작을 일으키는 병증) 등에 효과가 있다.

그 밖에 두통, 이명(耳鳴), 청각 감퇴, 심장 질환, 폐결핵, 간질, 정신이상 등에도 특효가 있다.

이 경혈은 지압이나 마사지를 해도 상당한 효과를 볼 수 있다.

6. 수태양 소장경 (手太陽 少腸經)

견정(肩貞)

SI-9 (2개 혈)

사악한 기를 몰아내고 정기를 돋우는 혈

어깨뼈 아래 두 뼈의 관절 사이 우묵한 곳에 있다.

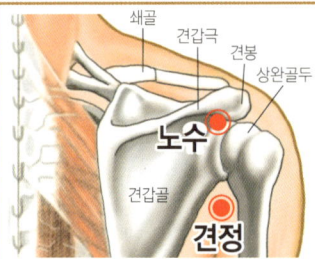

어깨의 통증, 목이 아플 때, 손이 저리고 아파서 물건을 들 수 없을 때, 결분혈 부근이 아프고 열이 날 때 등에 효과가 있다.

그 밖에 이명(耳鳴;귀울음), 청각상실, 두통, 겨드랑이에서 땀이 많이 날 때, 각종 열성(熱誠) 질환 등에도 특효가 있다.

이 경혈은 지압이나 마사지를 해도 상당한 효과를 볼 수 있다.

노수(臑兪)

SI-10 (2개 혈)

팔뚝의 병을 고치는 혈

견정혈 위쪽 견갑극 아래의 오목한 곳에 있다.

목의 임파선염, 목이 부어오를 때, 어깨나 팔의 신경통 및 마비, 중풍, 반신불수, 젖앓이, 각종 열병(熱病) 등에 효과가 있다.
이 경혈은 지압이나 마사지를 해도 상당한 효과를 볼 수 있다.

천종(天宗)

SI-11 (2개 혈)

상반신 질환이 모이는 곳

견갑극 중점과 견갑골 아래의 끝을 연결한 선에서 위쪽 3분의 1 지점의 움푹 패인 곳.

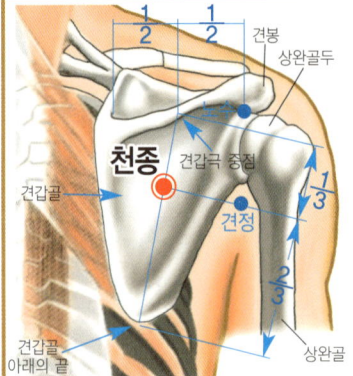

이 경혈은 특히 상반신 부분의 등 쪽에 중요한 에너지원이 있다는 것을 의미한다. 특히 여성의 유방과 깊은 관계가 있어, 모유의 양이 적거나 유선염(乳腺炎;젖앓이) 등의 치료에 효과가 있다. 흉통(胸痛;가슴 통증)에도 뛰어난 효과를 발휘한다.

그 밖에 어깨의 신경통, 팔을 위로 들지 못할 때, 반신불수, 간질, 정신이상, 열병(熱病)에도 효과가 좋다.

6. SMALL INTESTINE MERIDIAN

병풍(秉風)

SI-12 (2개 혈)
바람을 막아 주는 곳

견갑극 중점의 위쪽 우묵한 곳에 있다.

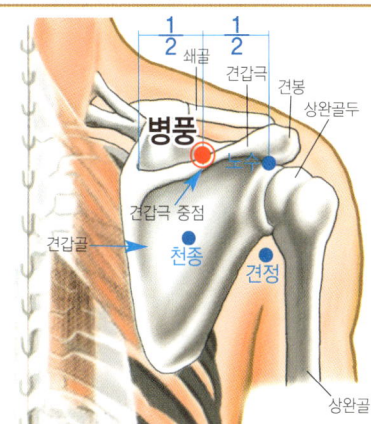

어깨가 저리고 아파서 팔을 들지 못할 때, 팔이나 어깨의 마비 및 통증, 어깨의 신경통, 척골신경통 등에 효과가 있다.

그 밖에 폐렴, 반신불수(半身不隨), 턱이 부을 때 등에도 잘 듣는다.

이 경혈은 지압이나 마사지를 해도 상당한 효과를 볼 수 있다.

곡원(曲垣)

SI-13 (2개 혈)
어깨 뼈를 보호하는 경혈

안쪽 견갑극과 견갑골 위쪽 끝의 우묵한 곳으로, 손으로 누르면 아픈 곳이다.

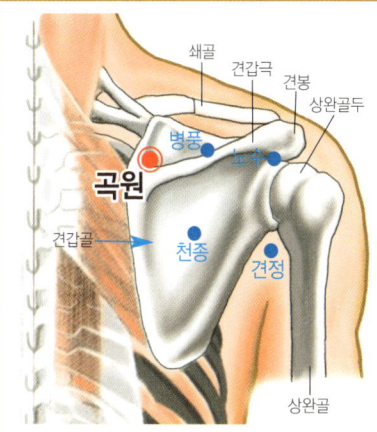

오십견이나 목과 어깨에서 등에 걸친 결림과 통증, 팔이 결리거나 통증 등이 있을 때 뛰어난 효능을 발휘한다. 때문에 이 곳을 압박하면 손까지 둔한 느낌의 통증이 느껴진다.

어깨가 저리고 아플 때, 척골신경통, 반신불수, 늑막염에 효과가 있다. 특히, 어깨의 견갑골 부위가 쑤시고 아플 때 특효가 있다.

6. 수태양 소장경(手太陽 少腸經)

견외수(肩外兪)

SI-14 (2개 혈)
어깨 바깥쪽에 있는 혈

정중선에서 양 옆으로 각각 3촌 지점으로, 제1흉추극돌기 아래의 오목한 곳의 수평선이 만나는 지점이다.

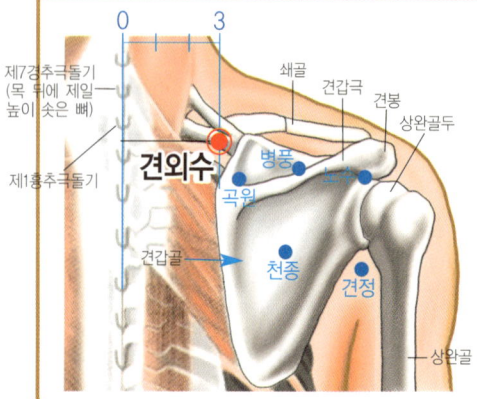

어깨에서 등에 걸친 결림이나 통증, 뒷목이 뻣뻣할 때, 등 근육의 경련, 팔이 아플 때 등에 효과가 좋다.

그 밖에 폐렴, 늑막염, 신경쇠약, 감기에 의한 몸의 피로, 반신불수, 경련을 일으키는 등의 급박한 증상이 생겼을 때에도 효과적으로 활용된다.

견중수(肩中兪)

SI-15 (2개 혈)
바람을 쫓고 허파 기능을 활발하게 하는 혈

정중선에서 양 옆으로 각각 2촌, 제7경추극돌기의 아래를 지나는 수평선과 만나는 곳.

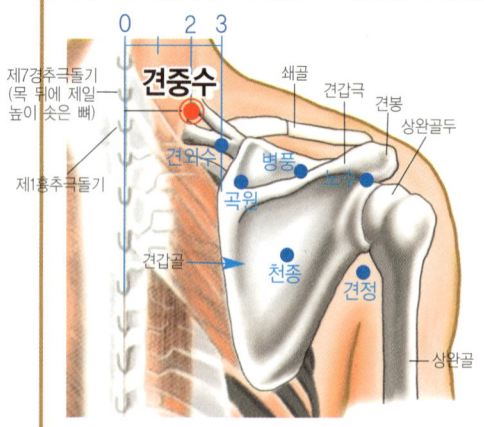

이 경혈은 견외수보다 안쪽에 있다는 명칭으로, 최근에 시력이 떨어졌다는 자각 증상이 있을 때, 눈이 침침해졌을 때, 눈이 피로할 때, 시력감퇴 등의 눈 질환에 효과를 본다.

그 밖에 숨쉬기가 어려울 때, 기관지염, 기관지확장증, 천식이나 담, 낙침(落枕:목이 안 돌아가는 담 결림), 어깨의 결림, 어깨와 등이 아플 때에도 특효가 있다.

6. SMALL INTESTINE MERIDIAN

천창(天窓)

SI-16 (2개 혈)
쇄골 위쪽을 다스리는 혈

후두융기(울대뼈)의 양 옆에 굵은 목 근육의 뒤쪽 날핏줄이 만져지는 곳에 있다.

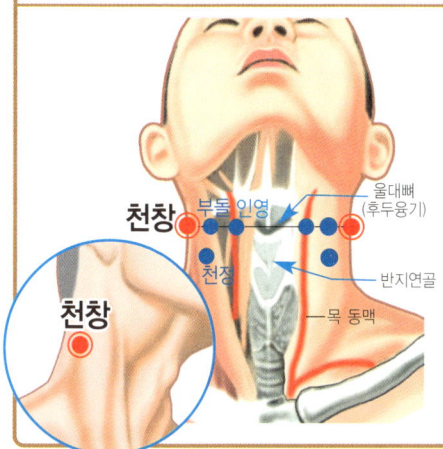

일반적으로 청각장애, 난청(難聽), 이명(耳鳴), 중이염 등의 귀 질환에 효과가 있다.

그 밖에 어깨 통증, 뺨이 결리거나 부어오를 때, 갑상선이 부어오를 때, 갑자기 목이 잠겨 말을 못할 때, 편도염, 목이 뻣뻣하고 아플 때, 숨쉬기가 곤란할 때, 치주염(齒周炎), 부종(浮腫;신체 조직의 틈 사이에 액체가 괴어 있는 것) 등에도 효과가 있다.

천용(天容)

SI-17 (2개 혈)
목의 중요한 혈

귓불 아래 하악각의 뒤쪽 맥이 뛰는 우묵한 곳에 있다.

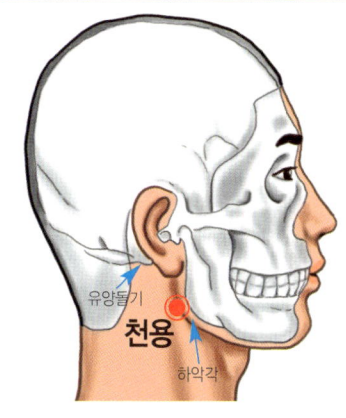

목의 통증 때문에 말하기 어려울 때 이 천용혈 주변을 가볍게 마사지하면 매우 편안해진다. 또한 가슴 통증으로 숨쉬기 곤란할 때, 늑간신경통, 목이 뻣뻣할 때, 인후병(咽喉病), 치통, 치주염, 아관긴급(牙關緊急;이가 꽉 물려 입을 벌리지 못하는 병), 청각감퇴, 청각장애, 이명(耳鳴) 등에 매우 효과가 있다.

그 밖에 해소, 천식, 구토, 중설(重舌;혀 밑에 혀 모양의 군살이 돋는 병) 등에도 잘 듣는다.

6. 수태양 소장경 (手太陽 少腸經)

권료(顴髎)

SI-18 (2개 혈)
얼굴을 다스리는 곳

바깥쪽 눈 끝에서 수직으로 내려가 광대뼈 아래쪽 우묵한 곳에 있다.

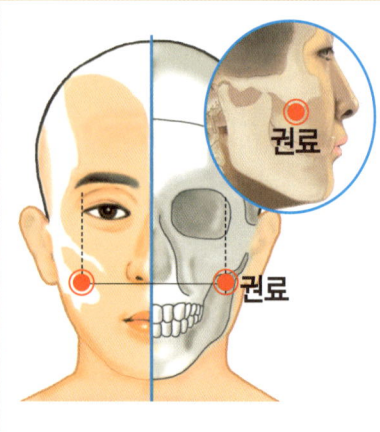

윗니의 통증, 뺨이나 입술이 부어오를 때, 눈꺼풀이 떨릴 때, 안면(顔面)신경통, 광대뼈 부위가 충혈될 때, 치통 등에 효과가 있다.

그 밖에 구안와사, 안구진탕증(눈알이 무의식적으로 움직이는 증상), 안구충혈(眼球充血), 얼굴의 주름살, 광대뼈 부위의 기미, 황달 등에도 효과가 있다.

이 곳은 미용에도 좋아 매일 이 경혈을 중심으로 가볍게 마사지하면, 이마에 생기는 주름살이나 눈 밑의 작은 주름이 사라지고 탱탱한 피부를 유지하게 된다.

청궁(聽宮)

SI-19 (2개 혈)
소리를 확실하게 듣는 집

입을 약간 벌렸을 때 이주(耳柱) 앞의 오목하게 들어간 곳에 있다.

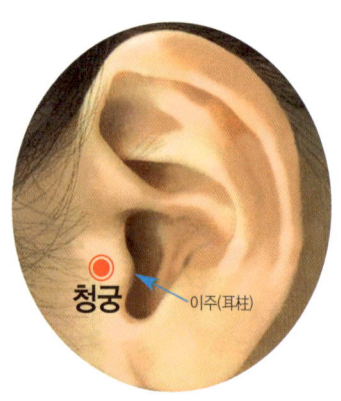

이 경혈은 특히 지압으로 효과를 볼 수 있는 경혈로, 이명(耳鳴; 귀울음)·난청·청력감퇴·청각장애·귀에서 진물이 날 때, 중이염(中耳炎) 등, 귓병 전반에 걸친 질병에 효과가 있다.

그 밖에 안면근육의 병과 머리가 무거운 증상, 두통, 현기증, 건망증, 반신불수, 발작성 정신이상, 치통, 말을 하려고 해도 목소리가 나오지 않을 때, 시력감퇴, 기억력감퇴, 얼굴에 주름이 생기거나 검어질 때에도 특효가 있다.

제7장 BLADDER MERIDIAN
족태양(足太陽) 방광경(膀胱經)

이 경락은 눈 옆의 정명혈을 시작으로 새끼발가락 끝의 지음혈에 이르는데 14경락 중에 제일 많은 67혈로서 양쪽 합하면 모두 134개 혈이 된다.

방광경(膀胱經)의 경락은 주로 방광·요도와 신장(腎臟)·생식기, 자궁·자율신경과 정신 계통의 모든 기능을 다스리므로 좌골신경통, 두통, 뒷목의 경직, 눈이 침침할 때, 고혈압, 요통 및 등의 통증, 고관절(股關節)의 통증, 발가락을 움직이지 못할 때, 치질 등을 치료한다.

신장 및 방광의 질환은 허리 부위와 엉덩이 부위의 경혈로 치료한다. 소화기 질환은 심수혈부터 소장수혈, 격관혈에서 황문혈까지가 많이 이용된다.

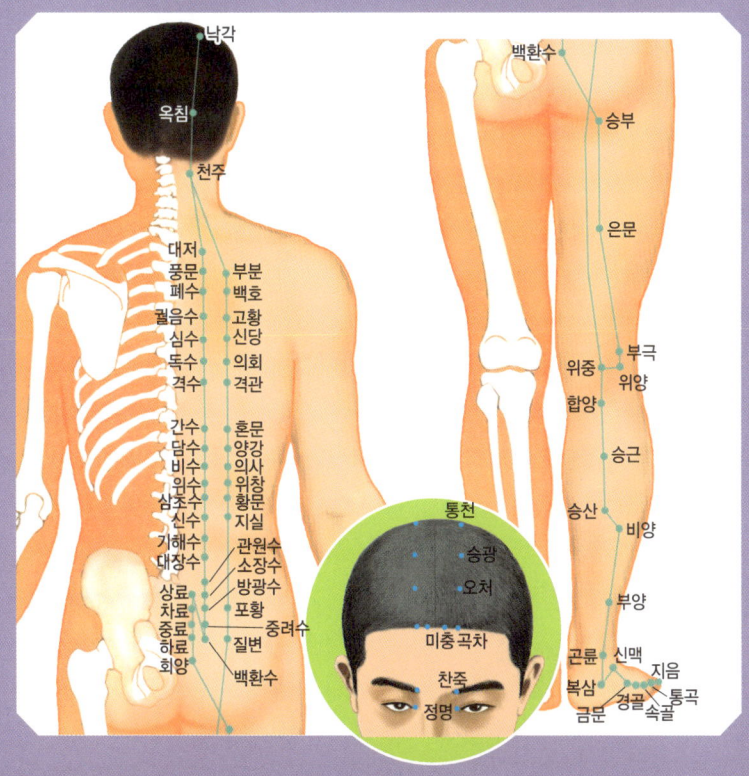

7. 족태양 방광경 (足太陽 膀胱經)

정명 (睛明)

BL-1 (2개 혈)
눈을 맑고 밝게 다스리는 경혈

안쪽 눈구석 바로 옆의 붉은 살이 있는 우묵한 가운데에 있다.

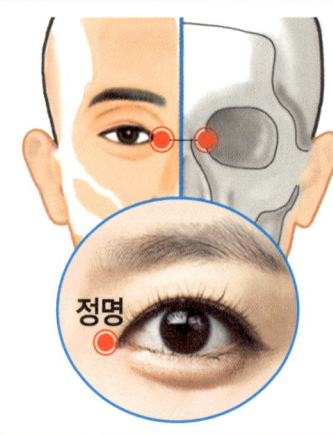

눈이 피로할 때, 눈이 충혈되어 붓고 아플 때, 바람을 쐬면 눈물이 날 때, 눈에 핏발이 설 때, 결막염, 백내장, 녹내장, 시신경염(視神經炎), 시신경 위축, 시력감퇴, 색맹, 각막백반, 야맹증, 눈자위가 가려울 때, 근시, 원시, 난시, 사시(斜視) 등에 효과가 있다.

그 밖에 눈꺼풀이 떨릴 때, 현기증, 구안와사, 안면경련에도 효과가 있고, 또 코 속에 이상이 생겼을 때도 콧날을 따라 몇 개의 다른 경혈과 함께 이용되기도 한다.

이 경혈은 지압이나 마사지를 해도 상당한 효과를 볼 수 있다.

찬죽 (攢竹)

BL-2 (2개 혈)
눈을 밝게 하는 혈

눈썹의 안쪽 끝 뼈가 패여 있는 우묵한 곳에 있다.

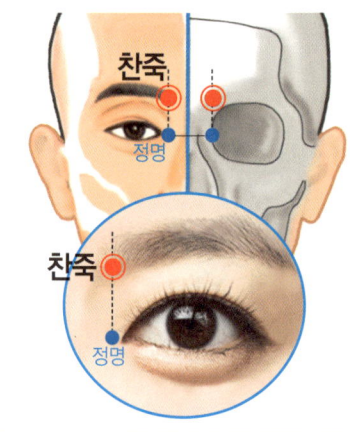

사물이 잘 보이지 않을 때, 눈이 충혈되고 부어오르면서, 아플 때, 바람을 쐬면 눈물이 날 때, 근시, 사시(斜視), 급성 결막염, 각막백반, 야맹증(夜盲症), 시력장애, 다래끼, 눈물이 많을 때, 눈의 피로, 결막염 등에 효과적이다.

그 밖에 두통, 전두통(前頭痛), 현기증, 뺨이 아프고 얼굴이 부을 때, 눈꺼풀이 떨릴 때, 눈꺼풀이 처질 때, 눈가에 주름살이 생길 때, 간질, 정신병 등에도 효과가 있다.

이 경혈은 지압이나 마사지를 해도 상당한 효과를 볼 수 있다.

미충(眉衝)

BL-3 (2개 혈)
이마에 박동이 있는 곳

머리카락 경계선에서 위쪽으로 0.5촌, 곡차혈과 신정혈의 한가운데에 있다.

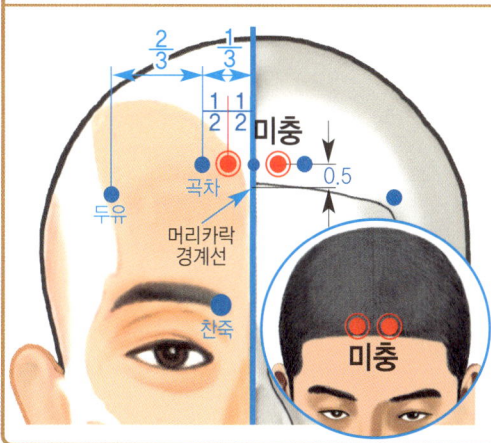

각종 눈병 질환, 사물이 잘 보이지 않을 때, 현기증, 두통, 후각의 감퇴, 비색(鼻塞; 코막힘), 발작성 정신이상, 간질 등에 효과가 있다.

이 경혈은 지압이나 마사지를 해도 상당한 효과를 볼 수 있다.

곡차(曲差)

BL-4 (2개 혈)
주름살 위의 경혈

머리카락 경계선에서 위쪽으로 0.5촌, 정중선에서 양 옆으로 각각 1.5촌 지점.

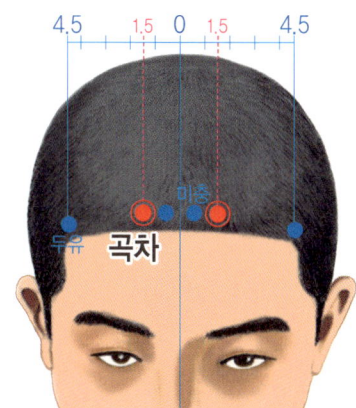

두통, 전두통(前頭痛), 정수리가 아플 때, 안면(顔面)신경통, 안면신경마비, 만성 비염이나 알레르기성 비염, 축농증, 코피, 비색(鼻塞; 코막힘) 등에 효과가 있다.

그 외에도 시력장애, 시력감퇴, 눈의 통증, 앞이 잘 보이지 않을 때, 고혈압, 구안와사, 심장비대증(心臟肥大症) 등에도 잘 듣는다.

이 경혈은 지압이나 마사지를 해도 상당한 효과를 볼 수 있다.

7. 족태양 방광경(足太陽 膀胱經)

오처(五處)

BL-5 (2개 혈)
방광경에서 다섯 번째 혈

앞이마 머리카락 경계선에서 위쪽으로 1촌, 정중선에서 양 옆으로 각각 1.5촌 지점.

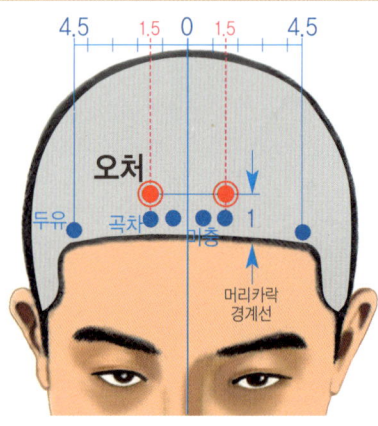

두통, 전두통(前頭痛), 현기증, 눈의 질환인 시력 감퇴, 눈이 잘 보이지 않을 때, 중풍, 간질, 소아경풍, 발작성 정신이상, 눈을 위로 치뜬 채 의식을 잃어버렸을 때 등에 효과가 있다.

그 밖에 비염(鼻炎), 뇌막염, 척추의 경련, 각궁반장(角弓反張;몸이 활처럼 뒤로 젖혀지는 증상)에도 특효가 있다.

이 경혈은 지압이나 마사지를 해도 상당한 효과를 볼 수 있다.

승광(承光)

BL-6 (2개 혈)
눈 병에 잘 듣는 혈

머리카락 경계선에서 위쪽으로 2.5촌, 정중선에서 양 옆으로 각각 1.5촌 지점.

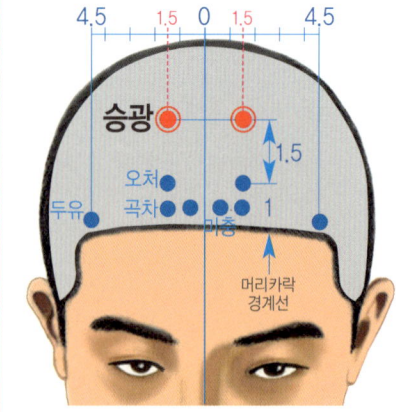

두통, 현기증, 구토, 감기, 눈이 잘 보이지 않을 때, 백내장, 비염(鼻炎), 냄새를 맡지 못할 때, 콧물을 흘릴 때, 코피, 비색(鼻塞;코막힘), 한불출(汗不出;열병에 땀이 나지 않는 것)의 열병 등에 효과가 있다.

그 밖에 심장 질환, 뇌 질환으로 인한 발열 등에도 특효가 있다.

이 경혈은 지압이나 마사지를 해도 상당한 효과를 볼 수 있다.

7. BLADDER MERIDIAN

통천(通天)

BL-7 (2개 혈)
정점을 통하는 경혈

머리카락 경계선에서 위쪽으로 4촌, 정중선에서 양 옆으로 각각 1.5촌 지점이다.

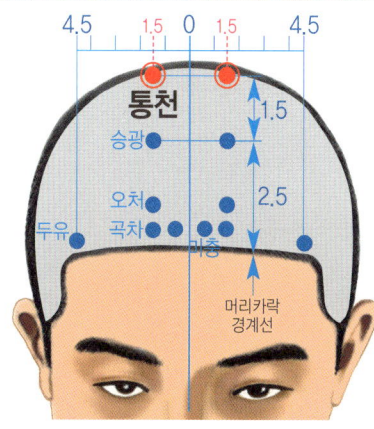

이 경혈은 매우 응용 범위가 넓어 뇌출혈의 예방, 두통, 편두통(偏頭痛), 머리가 무거울 때, 현기증, 목이 뻣뻣할 때, 목을 돌리지 못할 때, 안면(顔面) 신경마비, 구안와사, 눈을 위로 치뜬 채 의식을 잃었을 때 등에 효과가 있다.

그리고 축농증, 비염(鼻炎), 코피가 날 때, 코 속에 혹이 생겼을 때, 또한 맑은 콧물이 흐르면서 코가 막혔을 때, 갑상선이 부어올랐을 때, 탈모, 만성 기관지염 등에도 이 경혈을 지압하면 상당한 효과를 볼 수 있다.

낙각(絡却)

BL-8 (2개 혈)
대맥(大脈)에 맺힌 것을 물리치는 혈

머리카락 경계선에서 위쪽으로 5.5촌, 정중선에서 양 옆으로 각각 1.5촌 지점.

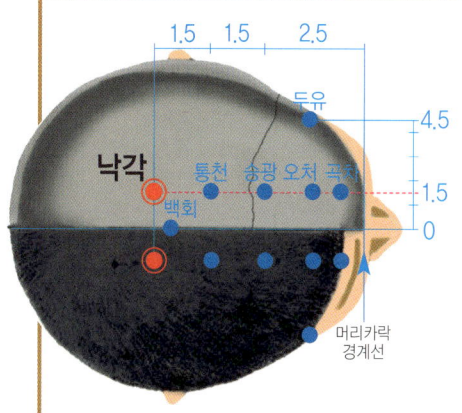

현기증, 뒷목 통증, 목이 부었을 때, 갑상선종대(甲狀腺腫大;갑상선이 붓거나 커지는 것), 계종(瘈瘲;힘줄이 땅기거나 늘어져서 팔다리가 움츠러졌다가 늘어졌다를 반복하는 증상) 등에 효과가 있다.

또한 눈의 충혈, 시력감퇴, 백내장, 코피가 저절로 나올 때, 이명(耳鳴;귀울음), 구안와사, 정신착란, 우울증 등에도 특효가 있다.

이 경혈은 지압이나 마사지를 해도 상당한 효과를 볼 수 있다.

7. 족태양 방광경(足太陽 膀胱經)

옥침(玉枕)

BL-9 (2개 혈)
뒷머리 뼈 위에 있는 혈

뒤통수 외후두융기 위쪽의 바로 아래 오목한 곳의 양 옆으로 각각 1.3촌 지점.

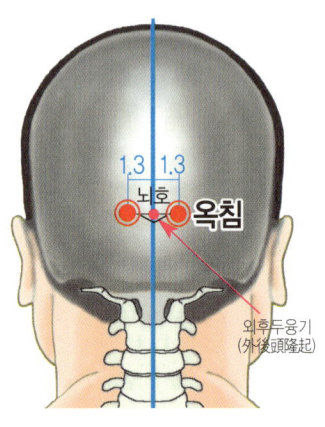

뇌 질환으로 오는 극심한 두통, 뇌충혈, 안면(顔面)신경통, 현기증 등에 효과가 있다.
그 밖에 눈알의 통증, 갑작스런 원시(遠視)나 근시, 비색(鼻塞:코막힘), 구토, 불면증, 후각감퇴(嗅覺減退), 땀을 많이 흘릴 때, 생리불순, 다리 부분이 가려울 때 등에도 특효가 있다.
이 경혈은 지압이나 마사지를 해도 상당한 효과를 볼 수 있다.

천주(天柱)

BL-10 (2개 혈)
목병을 다스리는 곳

제2경추극돌기의 위쪽 모서리와 같은 높이로, 뒷목의 볼록 튀어나온 굵은 근육의 바깥쪽으로 오목한 지점이다.

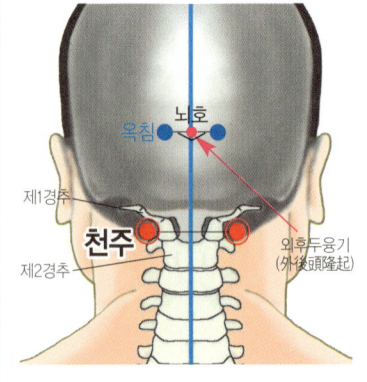

이 경혈은 뇌신경 질환의 요혈뿐만 아니라 열병(熱病)의 특효혈이다. 따라서 치매, 머리가 무거워 들 수가 없을 때, 간질, 반신불수, 현기증, 두통, 눈의 피로, 목이나 어깨결림, 만성 피로, 저혈압, 고혈압, 숙취, 멀미, 녹내장, 히스테리, 신경쇠약 등에 효과가 있다.
그 밖에 만성 비염, 축농증, 비색(鼻塞), 코피, 이명(耳鳴), 목이 뻣뻣하고 아플 때, 인후병(咽喉病), 신장병 등에도 특효가 있다.

7. BLADDER MERIDIAN

대저(大杼)

BL-11 (2개 혈)
골수 등을 다스리는 경혈

제1흉추극돌기 아래쪽의 정중선에서 양 옆으로 각각 1.5촌 나간 곳에 있다.

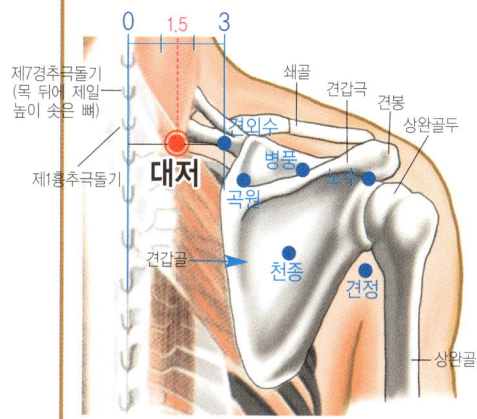

목에서부터 어깨와 등의 근육이 경련이 생겨 뻣뻣할 때, 늑막염, 흉막염(胸膜炎), 무릎관절염, 사지(四肢)가 무감각할 때, 간질, 소아경풍(小兒驚風) 등의 증상에 매우 효과가 있다.

그 밖에 감기로 인한 열과 기침, 기관지염, 폐렴, 두통, 비색(鼻塞;코막힘), 발열(發熱), 오한(惡寒), 한불출(汗不出;열병에 땀이 나지 않는 것), 피로, 담, 현기증, 복통, 딸꾹질, 가슴이 답답한 증상 등에도 특효가 있다.

풍문(風門)

BL-12 (2개 혈)
바람으로 생긴 병을 치료하는 혈

제2흉추극돌기 아래쪽의 정중선에서 양 옆으로 각각 1.5촌 나간 곳에 있다.

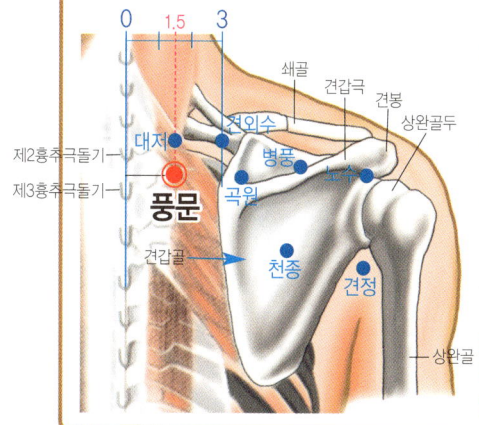

감기로 인한 열과 기침, 천식, 폐렴, 기관지염, 백일기침, 오한(惡寒), 두드러기, 호흡 곤란이나 가슴과 등의 극심한 통증, 목소리가 나오지 않을 때, 머리 뒤쪽·목의 뻐근함, 구토, 현기증, 두통 등에 효과가 있다.

그 밖에 딸꾹질, 피부병, 뾰루지, 고혈압, 심계항진(心悸亢進) 등에도 잘 듣는다.

이 곳은 감기 초기 치료에 빠져서는 안 되는 경혈로, 평소에 이 곳을 자주 지압하면 감기 예방에 도움이 된다.

7. 족태양 방광경(足太陽 膀胱經)

폐수(肺兪)

BL-13 (2개 혈)
폐를 다스리는 경혈

제3흉추극돌기 아래쪽의 정중선에서 양 옆으로 각각 1.5촌 나간 곳에 있다.

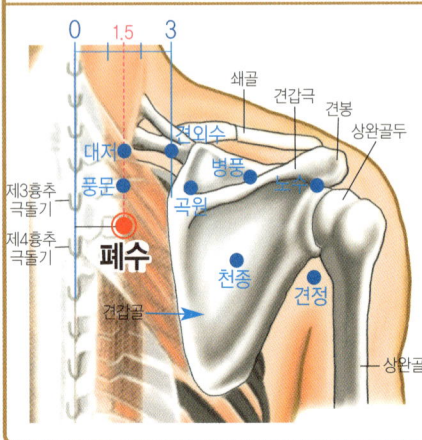

호흡기 질환을 치료하는 대표적인 혈로 특히 기침, 기관지 천식, 폐결핵, 폐렴, 기관지염, 코막힘, 각종 감기 증상, 즉 감기 예방에 좋다.

그 밖에 도한(盜汗;잠잘 때 땀을 흘리는 병), 조열(潮熱;일정한 간격을 두고 일어나는 몸의 열), 구토, 딸꾹질, 심장마비, 황달, 여드름, 피부병, 딸기코, 피부가 갈라질 때 등에도 효과가 있다.

폐수혈은 뜸을 뜨는 것도 좋지만 세게 자극을 하면 할수록 효과가 증대된다.

궐음수(厥陰兪)

BL-14 (2개 혈)
냉증을 퇴치하는 경혈

제4흉추극돌기 아래쪽의 정중선에서 양 옆으로 각각 1.5촌 나간 곳에 있다.

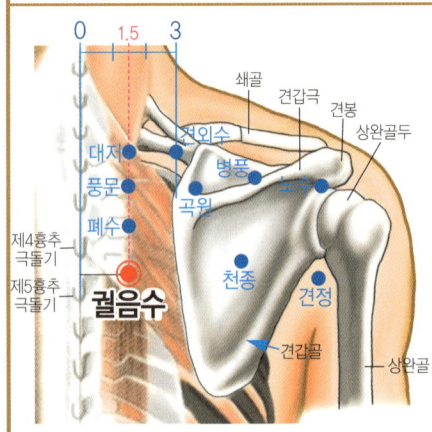

늑간신경통이나 심장내막염, 심장염(心臟炎;심장에 생긴 염증), 류머티즘성 심장병, 가슴이 두근거리거나 답답할 때, 심장비대(心臟肥大), 가슴 통증 등의 심장 질환에 특히 효과가 있다.

그 밖에 호흡기 질환, 기침, 구토, 신경쇠약, 치통 등에도 잘 듣는다.

혈액 순환이 나빠 냉한 체질인 사람은 이 궐음수혈을 정성껏 마사지하면 증상이 진정되고 편안해진다.

심수 (心兪)

BL-15 (2개 혈)
심장 등을 다스리는 곳

제5흉추극돌기 아래쪽의 정중선에서 양 옆으로 각각 1.5촌 나간 곳에 있다.

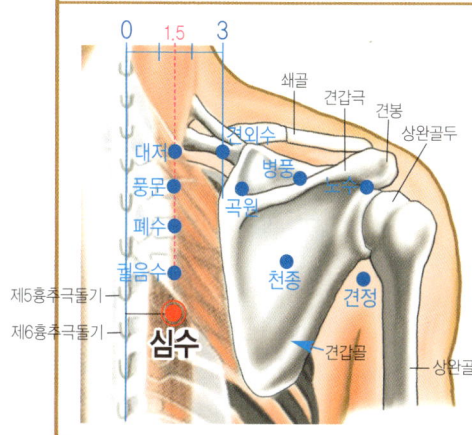

상반신이 상기되고 하반신이 차가운 증상, 초조할 때, 등에서 가슴에 걸친 통증, 동맥경화, 위장병, 만성기관지염, 심계항진(心悸亢進), 심통(心痛;심장·명치 부위의 통증), 류머티즘성 심장병, 늑간신경통, 가슴이 답답할 때 등에 효과가 있다.

그 밖에 기침, 토혈(吐血), 건망증, 구토, 소화불량, 도한(盜汗;잠잘 때 땀을 흘리는 병), 불면증, 히스테리, 신경쇠약, 정신착란, 간질, 야뇨증, 여드름 등에도 잘 듣는다.

독수 (督兪)

BL-16 (2개 혈)
독맥의 기가 운반되어 이른 유혈(兪穴)

제6흉추극돌기 아래쪽의 정중선에서 양 옆으로 각각 1.5촌 나간 곳에 있다.

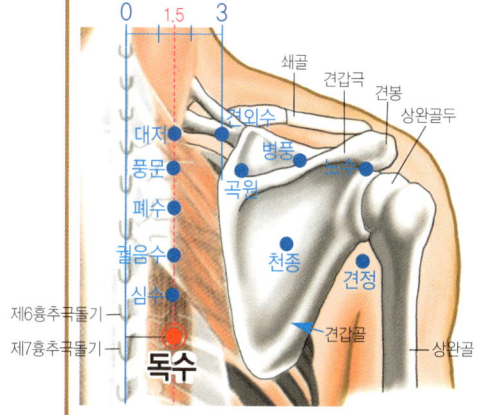

가슴 통증, 심통(心痛), 가슴이 그득할 때, 심장염(心臟炎), 심장내막염 등의 심장 질환 등에 특효가 있다.

그 밖에 장명(腸鳴;장에서 소리가 나는 것), 복통, 배가 더부룩할 때, 감기, 두통, 치통, 편도선염, 도한(盜汗), 한불출(汗不出;열병에 땀이 나지 않는 것)의 열병(熱病), 딸꾹질, 유선염(乳腺炎), 탈모, 피부가 가려울 때, 마른버짐 등에도 잘 듣는다.

이 경혈은 지압이나 마사지를 해도 상당한 효과를 볼 수 있다.

7. 족태양 방광경(足太陽 膀胱經)

격수(膈兪)

BL-17 (2개 혈)
횡격막을 다스리는 경혈

제7흉추극돌기 아래쪽의 정중선에서 양 옆으로 각각 1.5촌 나간 곳에 있다.

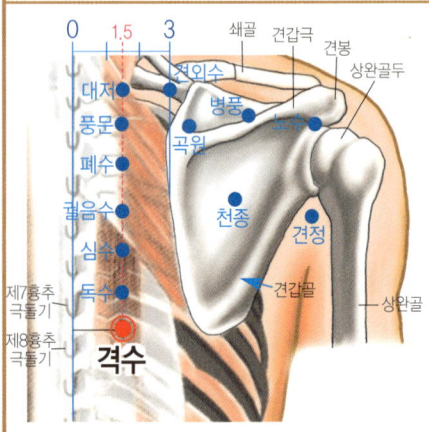

혈액 질환의 특효 경혈이므로 심장비대증·심장염(心臟炎)·심장내막염 등의 심장질환, 늑골에서 옆구리에 걸친 통증, 늑간신경통, 늑막염 등에 효과가 있다.

그 밖에 복통, 소화불량, 토혈(吐血), 조열(潮熱), 도한(盜汗), 기관지염, 위염, 설사, 변비, 딸꾹질, 두드러기, 여드름, 기미, 주근깨, 피부가 가려울 때, 신경성 피부염, 문둥병, 임파선결핵, 당뇨병 등에도 효과를 보고 있다.

간수(肝兪)

BL-18 (2개 혈)
간과 위를 편안하게, 눈을 밝게 하는 경혈

제9흉추극돌기 아래쪽의 정중선에서 양 옆으로 각각 1.5촌 나간 곳에 있다.

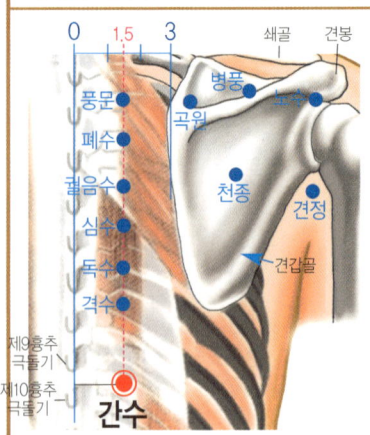

간 기능장애 등을 치료하며, 응용 범위가 매우 넓은 혈이다.

따라서 황달, 토혈(吐血), 코피, 위경련, 만성 위염, 중풍, 현기증, 급만성 간염, 담낭염(膽囊炎), 늑간신경통, 흉막염, 요통, 협통(脇痛:옆구리 통증), 신경쇠약, 정신착란, 불면증, 위하수, 중풍, 당뇨병, 구내염(口內炎), 소아경풍, 월경불순, 탈모, 여드름, 기미, 주근깨, 얼굴의 색소침착, 눈꺼풀이 처질 때 등에 효과를 발휘한다.

그 밖에 눈 질환인 각막실질염(角膜實質炎), 야맹증, 근시, 사시(斜視), 시력감퇴, 눈 충혈 등에도 특효가 있다.

7. BLADDER MERIDIAN

담수(膽兪)

BL-19 (2개 혈)
담을 다스리는 경혈

제10흉추극돌기 아래쪽의 정중선에서 양 옆으로 각각 1.5촌 나간 곳에 있다.

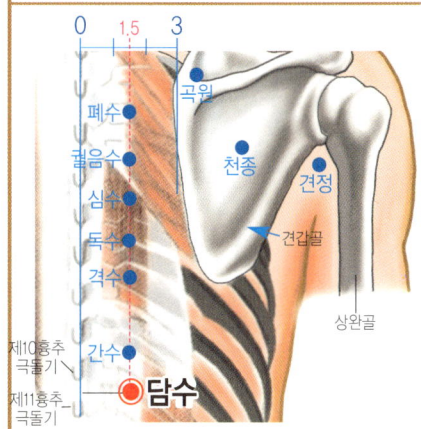

이 경혈은 담(膽·쓸개)을 다스리는 임무를 맡고 있다. 따라서 만성 담낭염·담석증·황달 등에 특효가 있으므로, 이 곳에 침이나 뜸을 뜨면 매우 잘 듣는다.

그 밖에 가슴과 옆구리의 통증, 좌골신경통, 두통, 오한(惡寒), 목의 통증, 명치 끝의 통증, 배가 더부룩할 때, 소화불량, 구토, 겨드랑이의 임파선결핵, 고혈압, 간염, 위염, 인후염(咽喉炎) 등에도 효과를 발휘한다.

비수(脾兪)

BL-20 (2개 혈)
비장 등을 다스리는 경혈

제11흉추극돌기 아래쪽의 정중선에서 양 옆으로 각각 1.5촌 나간 곳에 있다.

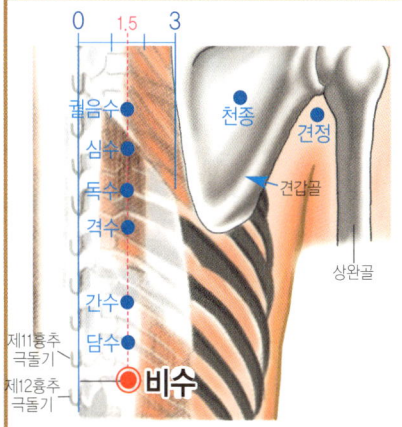

이 경혈은 비장(脾臟)에 들어오는 나쁜 기운을 막는 것이 주된 임무로 당뇨병, 황달, 간염 등의 비장·췌장 치료 외에 위경련, 위염, 위하수, 장염, 구토, 이질, 설사, 배가 더부룩할 때, 식욕부진 등, 소화기 질환에도 잘 듣는다.

그 밖에 소갈, 딸꾹질, 빈혈, 탈모증, 비만, 여드름, 두드러기, 주름살, 얼굴의 부기, 어깨에서 등에 걸친 결림이나 통증, 팔 앞쪽에서 팔꿈치에 걸친 마비에도 효과가 있다. 특히 척추가 굳어지는 척추염에도 특효가 있다.

7. 족태양 방광경(足太陽 膀胱經)

위수(胃兪)

BL-21 (2개 혈)
비장을 튼튼하게 하고 위를 다스리는 경혈

제12흉추극돌기 아래쪽의 정중선에서 양 옆으로 각각 1.5촌 나간 곳에 있다.

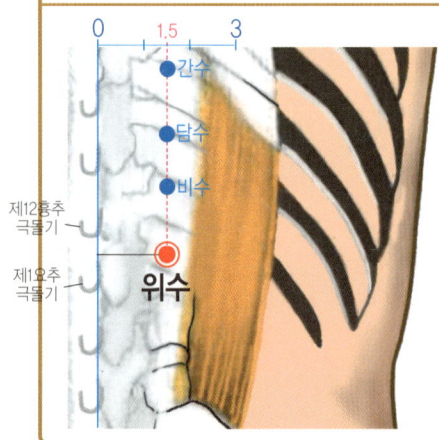

소화기계 질환에 효과가 있어 급만성 위염, 위하수, 위통, 위비대증, 위·십이지장궤양구역질, 구토, 반위(反胃:음식물이 들어가면 토하는 병증), 유아가 우유를 토할 때, 배가 더부룩할 때, 소화불량, 소화되지 않은 음식을 설사할 때, 식욕부진, 복명(腹鳴), 위장이 냉할 때, 장명(腸鳴), 장염, 췌장염 등에 효과가 있다.

그 밖에 불면증, 야맹증, 시력감퇴, 십이지장충, 당뇨병, 히스테리, 비만, 몸이 너무 마를 때에도 효과를 본다.

삼초수(三焦兪)

BL-22 (2개 혈)
혈액 순환을 조절하는 곳

제1요추극돌기 아래쪽의 정중선에서 양 옆으로 각각 1.5촌 나간 곳에 있다.

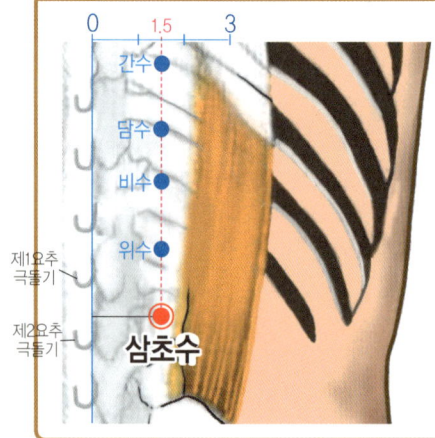

배가 더부룩할 때, 구토, 위염, 복수(腹水), 장염, 장명(腸鳴), 입맛이 없을 때, 소화불량, 복통을 동반한 설사, 이질 등에 효과가 있다.

그 밖에 소변불리, 잔뇨(殘尿), 야뇨증, 수종(水腫:온몸이 붓는 질환), 신장염, 발기부전(勃起不全), 요통, 척추 경직, 여성의 하복부 경직, 신경쇠약, 몸이 너무 마를 때, 적취(積聚:몸 안에 쌓인 기로 인하여 덩어리가 생겨서 아픈 병), 현기증, 구내염(口內炎), 습진, 종기 등에도 효과를 본다.

7. BLADDER MERIDIAN

신수(腎兪)

BL-23 (2개 혈)
신장을 다스리는 경혈

제2요추극돌기 아래쪽의 정중선에서 양 옆으로 각각 1.5촌 나간 곳에 있다.

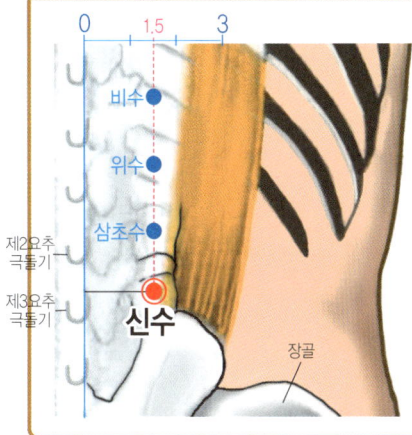

이 경혈의 주된 임무는 신장의 치료이므로 신장과 연관된 질병인, 혈뇨, 신장의 허약, 신장염, 신장결석 등에 잘 듣는다.

그 밖에 응용 범위가 매우 넓어 요통, 이명(耳鳴), 탈모, 빈혈, 고혈압, 수종(水腫;온몸이 붓는 질환), 월경통, 월경불순, 불임증, 대하, 소변불리, 야뇨증, 발기부전, 유정(遺精;무의식중에 정액이 나오는 것), 불면증, 청각장애, 소갈(消渴), 기관지천식, 소아마비 후유증 등에도 탁월한 효과를 보여 준다.

기해수(氣海兪)

BL-24 (2개 혈)
기를 바다처럼 모으는 곳

제3요추극돌기 아래쪽의 정중선에서 양 옆으로 각각 1.5촌 나간 곳에 있다.

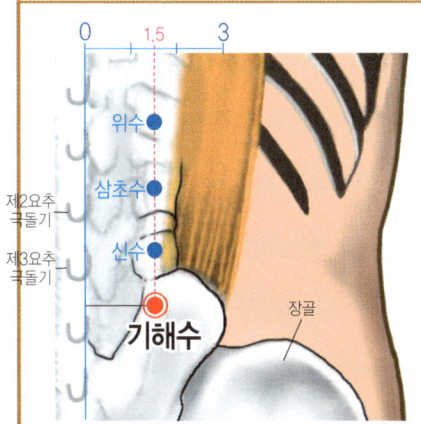

이 경혈은 기(氣)를 모으는 곳으로서 기에 관한 모든 질환에 효과가 있다. 기해혈과 서로 응한다.

신경성 위염이나 위 질환 등 소화기 질환 등에 효과를 본다.

그 밖에 요통, 치질, 치루(痔漏;항문에서 분비물이 나오는 병), 생리통, 월경불순, 다리에 감각이 없을 때, 고관절(股關節)과 무릎관절을 쓰지 못할 때에도 잘 듣는다.

7. 족태양 방광경(足太陽 膀胱經)

대장수(大腸兪)

BL-25 (2개 혈)
대장의 경혈

제4요추극돌기 아래쪽의 정중선에서 양 옆으로 각각 1.5촌 나간 곳에 있다.

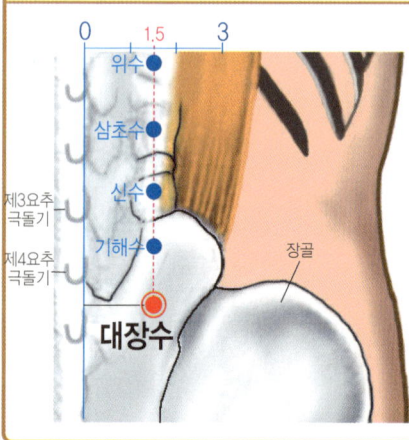

어깨에서 등에 걸친 결림이나 허리와 다리에 걸친 통증, 만성적인 설사나 변비, 이질, 만성적인 위염, 급·만성 대장염, 장염(腸炎), 장명(腸鳴;장에서 소리가 나는 것), 장출혈, 충수염(蟲垂炎;맹장염), 배가 더부룩할 때, 하복부가 쥐어짜듯이 아플 때 등에 효과가 좋다.

그 밖에 요통, 각기병, 당뇨병, 자궁내막염, 대하(帶下), 치질, 신장염 등에도 효과가 있다.

관원수(關元兪)

BL-26 (2개 혈)
몸통의 위와 아래를 조절하는 혈

제5요추극돌기 아래쪽의 정중선에서 양 옆으로 각각 1.5촌 나간 곳에 있다.

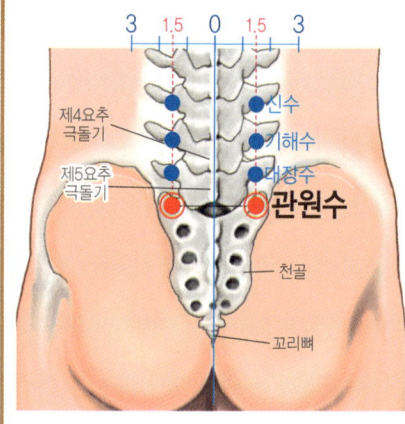

허리의 통증이나 나른함 등을 완화시킬 수 있으며, 갑자기 허리가 삐끗해서 생기는 요통 등에 효과가 좋다.

그 밖에 급·만성 설사, 빈혈, 만성 장염, 방광염, 당뇨병, 소갈(消渴), 소변불리, 배가 더부룩할 때, 냉증, 여성 생식기의 염증뿐만 아니라 산부인과 질환인 징가(뱃속에 덩어리가 생기는 병, 주로 여자에게 생김), 월경통, 난소염 등에도 효과가 있다.

7. BLADDER MERIDIAN

소장수(小腸兪)

BL-27 (2개 혈)
장의 기능을 좋게 하는 혈

첫번째 천골 구멍 옆. 정중선에서 양 옆으로 각각 1.5촌 나간 곳에 있다.

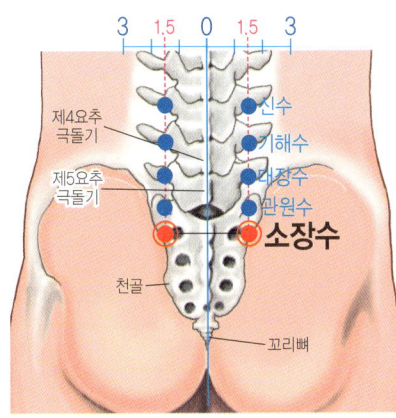

대장수혈과 함께 장의 기능을 좋게 하는 매우 중요한 경혈로 식욕부진, 장의 극심한 통증, 아랫배가 더부룩할 때, 복통, 이질, 장염, 치질 등에 효과가 좋다. 또한 자궁내막염, 대하(帶下) 등, 여성의 질병에도 매우 잘 듣는다.

그 밖에 요실금·야뇨증 등의 방광 질환과 당뇨병, 유정(遺精; 무의식중에 정액이 나오는 것), 여성 생식기의 염증, 요통, 허벅지의 통증 등에도 효과가 좋다.

방광수(膀胱兪)

BL-28 (2개 혈)
방광과 척추를 다스리는 경혈

두번째 천골 구멍과 같은 높이이며, 정중선에서 양 옆으로 각각 1.5촌 나간 곳.

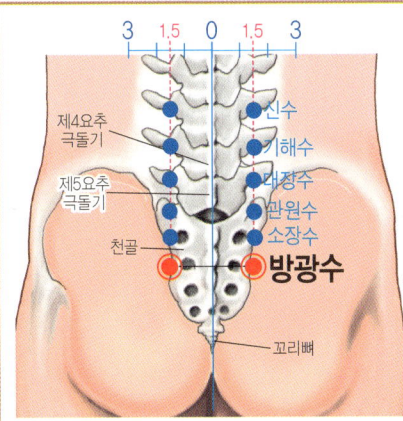

특히 방광의 질환인 방광염, 요도염, 음부가 가려울 때, 요실금에 효과가 있다. 그 중에서도 어린이의 야뇨증에 탁월한 효과가 있다.

그 밖에 하지궐냉(下肢厥冷), 설사, 복통, 변비, 각기병, 당뇨병, 생식기 질환인 자궁내막염, 허리 및 척추의 통증인 척추신경통, 척추의 통증, 척추가 뻣뻣할 때 등에도 특효가 있다.

7. 족태양 방광경(足太陽 膀胱經)

중려수(中膂兪)

BL-29 (2개 혈)
생식기 경혈

세번째 천골 구멍과 같은 높이이며, 정중선에서 양 옆으로 각각 1.5촌 나간 곳.

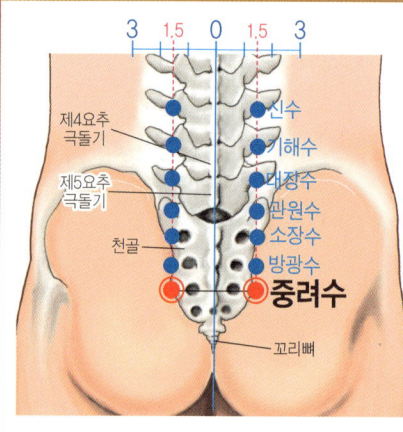

이 경혈의 '중려'란 몸의 중심에 돌출된, 즉 남성의 성기를 의미하므로 이 경혈은 전립선염이나 요도염, 방광염, 산증(疝症;고환이나 음낭이 커지면서 아랫배가 켕기고 아픈 병증) 등에 효과가 있다.

그 밖에 장염, 산통(疝痛;갑자기 격렬하게 일어나는 통증), 변비, 설사, 이질, 각기병, 당뇨병, 허리 및 척추신경통, 좌골신경통, 자궁내막염, 붉고 흰 대하(帶下) 등에도 응용되고 있다.

백환수(白環兪)

BL-30 (2개 혈)
경맥이 고리처럼 구부러진 곳에 있는 혈

네번째 천골 구멍과 같은 높이이며, 정중선에서 양 옆으로 각각 1.5촌 나간 곳.

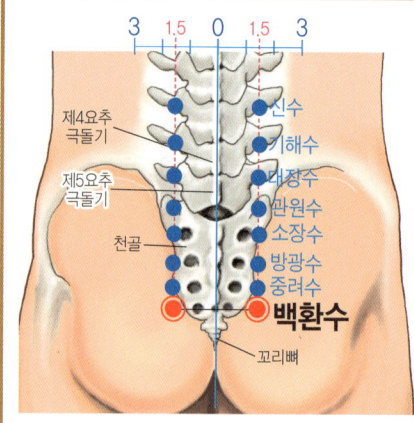

자궁내막염, 월경불순, 대하, 하복부 통증 등의 부인병 등에 특별히 효과가 있다. 또한 방광의 마비, 대소변불리(大小便不利) 등에 잘 듣는다.

그 밖에 요통, 척추신경통, 좌골신경통, 사지마비, 소아마비 후유증, 야뇨증, 치질 등의 항문 질환, 급·만성 대장염, 중풍, 산증(疝症;고환이나 음낭이 커지면서 아랫배가 켕기고 아픈 병증) 등에도 효과가 있다.

7. BLADDER MERIDIAN

상료(上髎)

BL-31 (2개 혈)
엉덩이를 지키는 경혈

제5요추극돌기 아래, 천골 첫번째 구멍에 해당하는 우묵한 곳에 있다.

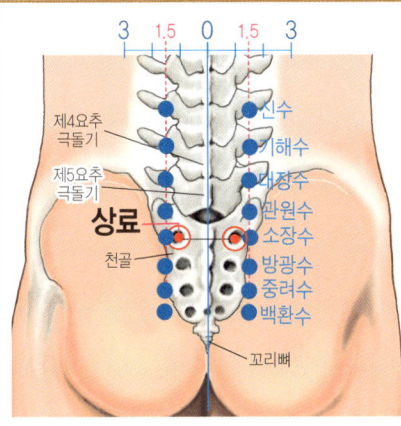

요통, 좌골신경통, 부인과 질환인 자궁내막염·자궁탈출(子宮脫出)·생리통·월경불순·월경곤란·백대하·적대하·불임 등, 또 남성의 질환인 고환염 등에도 효과가 있다.

그 밖에 구토, 대소변불리(大小便不利), 임질, 어린이의 야뇨증, 또 무릎이 시리고 아플 때, 코피가 날 때, 체력 향상 등에도 효과를 본다.

차료(次髎)

BL-32 (2개 혈)
요통 등을 지키는 경혈

천골 두번째 구멍에 해당하는 우묵한 곳에 있다.

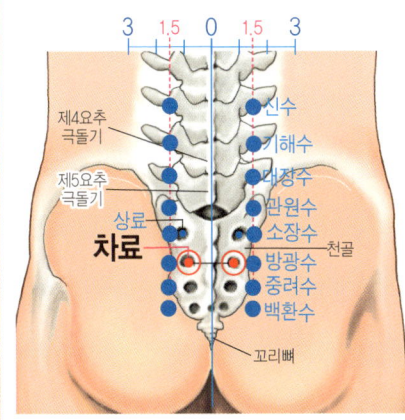

허리에 〈료〉가 붙여진 경혈 중에 가장 중요한 기능을 지녔으며, 일반적으로 상료혈과 함께 비뇨기계·부인과 질환 등에 유효하다.

따라서 자궁내막염, 난소염, 월경불순, 생리통, 대하, 불임, 대소변불리, 방광염, 산증(疝症) 등에 효과가 있다.

그 밖에 다리가 아프거나 저릴 때, 요통, 좌골신경통, 구토, 변비, 설사, 복명(腹鳴), 급만성 대장염 등에도 잘 듣는다.

7. 족태양 방광경(足太陽 膀胱經)

중료(中髎)

BL-33 (2개 혈)
성병 등을 고치는 경혈

천골 세번째 구멍에 해당하는 우묵한 곳에 있다.

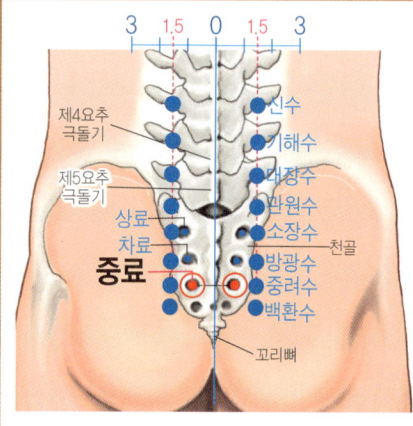

불임·고환염 등의 성기 질환, 부인의 질환인 월경부족·월경불순·대하(帶下)·자궁내막염·난소염(卵巢炎) 등에 효과가 있지만 특별히 치질이나 방광염 등에도 매우 잘 듣는다.

그 밖에 간장병, 대소변불리(大小便不利), 요통, 좌골신경통, 구토, 급만성 대장염 등에도 효과가 좋다.

하료(下髎)

BL-34 (2개 혈)
변비 등을 다스리는 경혈

천골 네번째 구멍에 해당하는 우묵한 곳에 있다.

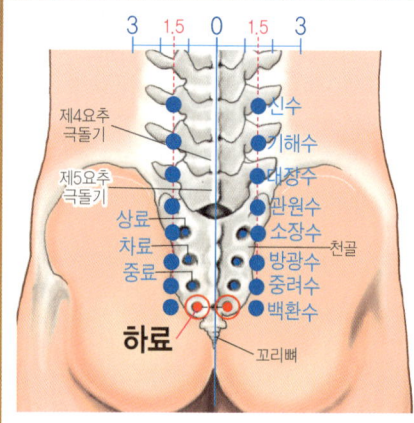

부인의 질환인 월경부족·월경불순·대하(帶下)·자궁내막염·난소염 등에 효과가 있지만 특별히 치질이나 방광염 등에도 매우 잘 듣는다.

그 밖에 혈뇨, 대소변불리, 변비, 요통, 아랫배나 회음부(會陰部)가 아플 때, 고환염, 불임증, 설사, 치질, 장명(腸鳴;장에서 소리가 나는 것) 등에도 효과가 있다.

회양(會陽)

BL-35 (2개 혈)
양기를 다스리는 혈

꼬리뼈 끝에서 양 옆으로 각각 0.5촌 지점에 있다.

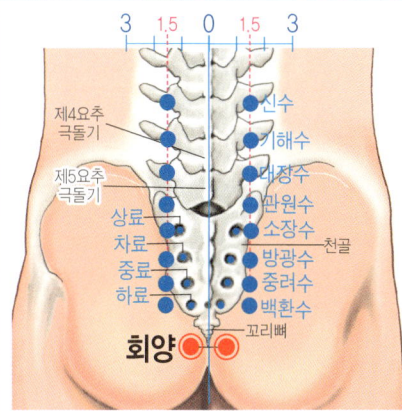

몸 기능에 관계된 연결 통로인 음양(陰陽) 중에 양으로 분류되므로 만성적인 치질이나 설사, 이질, 혈변(血便), 음부의 병, 여성의 대하(帶下), 생리통, 발기불능, 유정(遺精), 요실금, 치질, 치핵, 탈항(脫肛; 항문의 점막, 치핵, 직장 등이 탈출된 것) 등에 효과가 있다.

그 밖에 허약체질, 다리의 신경통, 뱃속이 냉할 때, 좌골 신경통 등에도 잘 듣는다.

승부(承扶)

BL-36 (2개 혈)
하지의 기능을 돕는 경혈

엉덩이 주름의 한가운데에 있다.

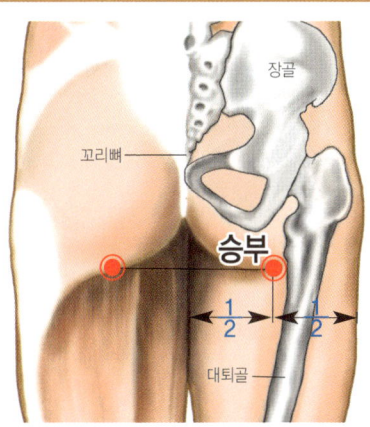

이 경혈은 좌골 신경이 골반 속에서 밖으로 빠져 나가는 위치에 있으므로 허벅지 뒤쪽에서 다리 전체에 걸쳐 아픈 좌골신경통, 허리 및 등의 신경통, 사지마비(四肢麻痺) 등에 효과가 있다.

그 밖에 치질, 설사, 변비, 대소변불리(大小便不利), 유정(遺精; 무의식중에 정액이 나오는 것), 자궁내막염, 월경통 등에도 효과가 있다.

7. 족태양 방광경(足太陽 膀胱經)

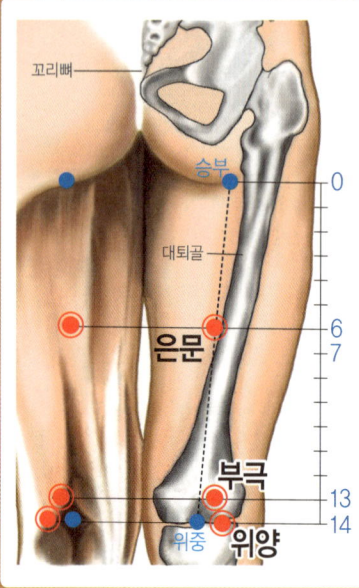

은문(殷門)

BL-37 (2개 혈)
나쁜 기운을 죽이는 경혈

엉덩이 주름(승부혈)에서 6촌 아래, 또는 위양혈에서 8촌 위쪽에 있다.

좌골신경통의 특효 혈로 잘 알려져 있다. 그러므로 허리 및 등의 신경통, 허벅지와 대퇴부의 통증이나 나른함, 대퇴부근육염, 하지(下肢)의 마비, 그리고 수영할 때 흔히 발생하는 경련, 즉 쥐가 났을 때 효과가 있다.
그 밖에 후두통(後頭痛) 등에도 효과가 있다.

부극(浮郄)

BL-38 (2개 혈)
다리 저림에 특효인 응급처치 혈

위양혈에서 위쪽으로 1촌, 두 갈래로 갈라지는 힘줄 중 바깥쪽 힘줄의 안쪽 우묵한 곳에 있다.

대퇴부 관절염, 오금 부위에 경련이 생길 때, 장딴지 경련, 다리의 마비, 발과 다리 바깥쪽이 저릴 때 등에 특효가 있다.
그 밖에 곽란(藿亂;토하고 설사하는 급성 위장병), 변비, 설사, 급성 위장염, 방광염, 소변불리(小便不利), 빈뇨(頻尿;소변이 자주 마려움) 등에도 효과를 본다.

위양(委陽)

BL-39 (2개 혈)
무릎 병에 잘 듣는 경혈

무릎 뒤의 오금주름 바깥쪽, 두 갈래로 갈라지는 힘줄 중 바깥쪽 힘줄의 안쪽 우묵한 곳에 있다.

등·허리의 통증, 무릎 뒤쪽의 통증, 좌골신경통, 다리의 신경통, 하복부가 뻣뻣할 때, 허리가 뻣뻣하고 아플 때, 종아리 부위 근육의 경련성 통증, 반신불수 등의 증상에 효과가 좋다.
또한 아랫배가 더부룩할 때, 간질, 소변불리(小便不利), 신장염(腎臟炎), 방광염 등에도 효과를 본다.

7. BLADDER MERIDIAN

위중(委中)

BL-40 (2개 혈)
무릎 오금의 한가운데에 있는 혈

무릎 뒤쪽 오금주름 한가운데 맥이 뛰는 우묵한 곳에 있다.

이 경혈은 다리의 통증을 치료하는 데 빠져서는 안 되는 곳으로서, 변형성 무릎 관절염이나 좌골신경통·요통·종아리 경련, 오금 부위의 경련, 반신불수(半身不隨), 류머티즘 등에 탁월한 효능이 있다.

그 밖에 고혈압, 뇌졸증, 중풍, 배의 부기, 복통, 곽란(霍亂:토하고 설사하는 급성 위장병), 구토, 설사, 야뇨증, 요실금, 소변불리(小便不利), 치질, 코피 등에도 효과를 본다.

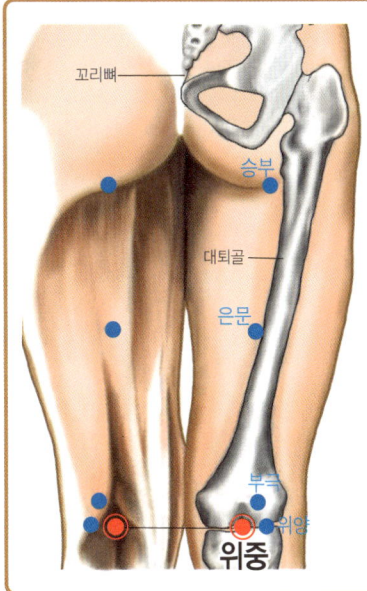

부분(附分)

BL-41 (2개 혈)
노인의 굽은 허리를 펴 주는 경혈

제2흉추극돌기 아래쪽의 정중선에서 양 옆으로 각각 3촌 나간 곳에 있다.

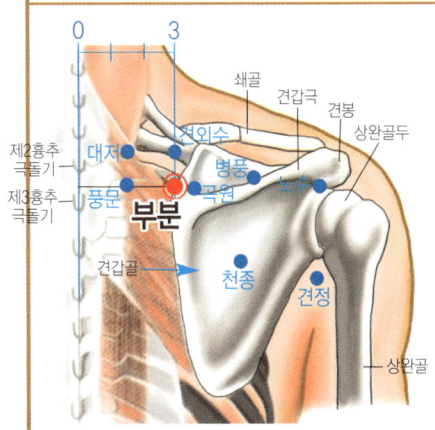

어깨에서 등에 걸친 결림이나 통증, 뒷목이 뻣뻣할 때, 주걱뼈 신경통, 늑간신경통, 목 부위의 근육통, 감기에 의한 몸의 피로, 팔 앞쪽에서 팔꿈치에 걸친 마비로 인해 팔에 감각이 없을 때 효과가 있다.

특히 척추가 굳어지는 강직성(强直性) 척추염에 효과가 좋다.

7. 족태양 방광경(足太陽 膀胱經)

백호(魄戶)

BL-42 (2개 혈)
폐 질환이 출입하는 경혈

제3흉추극돌기 아래쪽의 정중선에서 양 옆으로 각각 3촌 나간 곳에 있다.

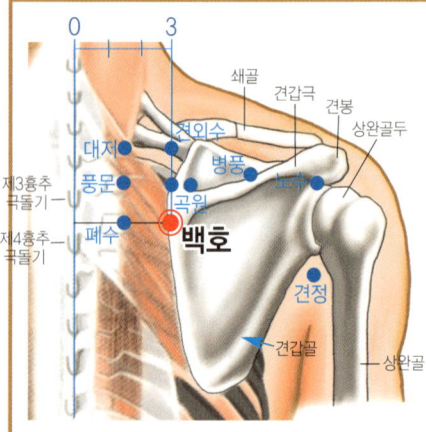

기침, 천식, 구토, 폐기종, 폐결핵, 기관지염 등의 증상에 효과가 좋다.

그 밖에 뒷목이 뻣뻣할 때, 어깨 신경통, 근육수축, 팔꿈치의 통증, 과로(過勞)에서 오는 심신쇠약, 허로(虛勞;몸이 점점 수척해지고 쇠약해지는 증상), 발이 차가울 때, 결막염(結膜炎) 등에도 잘 듣는다.

고황(膏肓)

BL-43 (2개 혈)
난치병을 다스리는 경혈

제4흉추극돌기 아래쪽의 정중선에서 양 옆으로 각각 3촌 나간 곳에 있다.

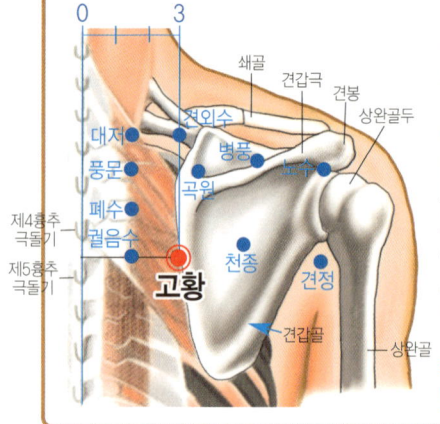

팔·어깨·등으로 이어지는 통증, 가슴 통증, 특히 어깨 결림이나 오십견에 효과가 좋다.

그 밖에 두근거리거나 숨이 찰 때, 기침, 천식, 폐결핵, 기관지염, 빈혈, 토혈(吐血), 건망증, 몽정(夢精), 늑막염, 담, 말기 결핵(結核), 조열(潮熱;일정한 간격을 두고 일어나는 몸의 열), 도한(盜汗;잠잘 때의 식은땀), 오랜 병으로 인해 몸이 허약해졌을 때, 신경쇠약 등에도 특효가 있다.

기사회생의 모혈로서, 침혈을 정확하게 잡고 고황혈에 뜸을 뜨면 낫지 않는 병이 없다고 한다.

7. BLADDER MERIDIAN

신당(神堂)

BL-44 (2개 혈)
심장에 잘 듣는 혈

제5흉추극돌기 아래쪽의 정중선에서 양 옆으로 각각 3촌 나간 곳에 있다.

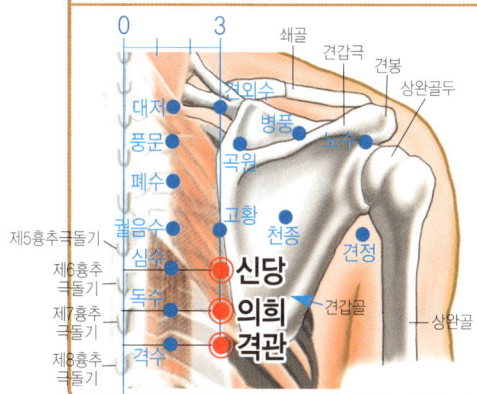

가슴 옆이나 등이 몹시 아플 때, 가슴에서 배에 걸친 통증, 가슴이 그득할 때, 늑간신경통, 어깨가 아플 때, 오십견(五十肩) 등에 효과가 있다.

또한 오한(惡寒), 호흡곤란, 천식, 폐결핵, 식도협착, 기관지염, 천식, 심통(心痛;심장·명치 부위의 통증), 심장염, 심계항진(心悸亢進), 불면증, 건망증, 정신착란 등에도 잘 듣는다.

의희(譩譆)

BL-45 (2개 혈)
열이 나고 땀이 날 때 쓰는 혈

제6흉추극돌기 아래쪽의 정중선에서 양 옆으로 각각 3촌 나간 곳에 있다.

흉막염(胸膜炎), 심막염(心膜炎), 늑간신경통, 흉통(胸痛), 가슴 속이 아플 때, 숨이 차면서 기침이 날 때, 류마티스 등에 효과가 있다.
그 밖에 코피, 구토, 현기증, 번열(煩熱;몸에 열이 몹시 나고 가슴 속이 답답하여 괴로운 증상), 한불출(汗不出;병일에 땀이 나지 않는 것), 열병(熱病), 학질, 딸꾹질, 속이 메슥거릴 때, 도한(盜汗;잠잘 때의 식은땀) 등에도 특효가 있다.

격관(膈關)

BL-46 (2개 혈)
횡경막을 보호하는 경혈

제7흉추극돌기 아래쪽의 정중선에서 양 옆으로 각각 3촌 나간 곳에 있다.

등의 신경통, 늑간신경통, 가슴이 답답할 때 등에 효과가 있다.
그 밖에 오한(惡寒), 불면증, 소화불량, 구토, 복통, 장염, 구역질, 딸꾹질, 식도(食道)의 경련, 식도협착, 위출혈(胃出血)·토혈(吐血)·코피 등의 혈액과 관계되는 질환에도 특효가 있다.

7. 족태양 방광경 (足太陽 膀胱經)

혼문 (魂門)

BL-47 (2개 혈)
간 질환에 듣는 혈

제9흉추극돌기 아래쪽의 정중선에서 양 옆으로 각각 3촌 나간 곳에 있다.

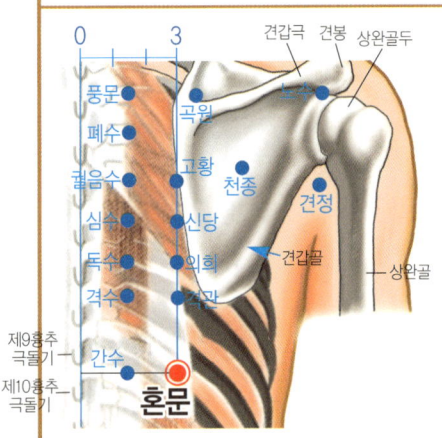

변비, 장의 극심한 통증, 장염, 복명(腹鳴;배에서 소리가 나는 것), 위경련, 위통, 입맛이 없을 때, 음식물을 먹지 못할 때, 구토, 설사, 소화불량, 식도협착 등의 소화기 질환에 효과가 있다.

그 밖에 소변적황(小便赤黃;소변 색깔이 정상보다 누렇고 붉은색을 띠는 것), 간 질환, 담낭 질환, 심장내막염, 가슴과 등의 통증, 흉막염(胸膜炎), 신경쇠약, 풍습병 등에도 특효가 있다.

양강 (陽綱)

BL-48 (2개 혈)
담 질환을 주로 다스리는 혈

제10흉추극돌기 아래쪽의 정중선에서 양 옆으로 각각 3촌 나간 곳에 있다.

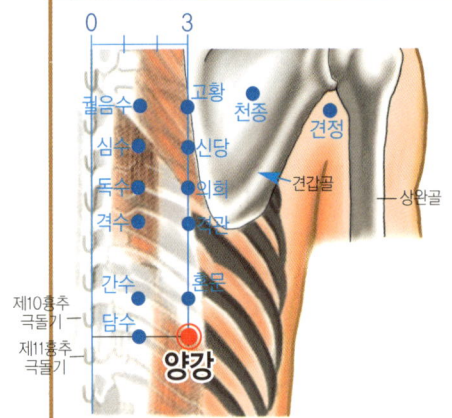

충복통(蟲腹痛;장내 기생충에 의해서 생기는 복통), 설사, 식욕부진, 식도협착, 복명(腹鳴;배에서 소리가 나는 것), 위경련, 배가 더부룩할 때, 장명(腸鳴), 변비 등, 소화기 질환에 효과가 있다.

그 밖에 소변적황(小便赤黃;소변 색깔이 정상보다 누렇고 붉은색을 띠는 것), 간염, 간담병(肝膽病;간과 쓸개의 병) 등의 간 질환, 담낭염, 담석증, 심장내막염, 늑막염, 황달, 소갈(消渴), 온몸에서 열이 날 때 등에도 특효가 있다.

의사(意舍)

BL-49 (2개 혈)
비(脾) 질환을 낫게 하는 혈

제11흉추극돌기 아래쪽의 정중선에서 양 옆으로 각각 3촌 나간 곳에 있다.

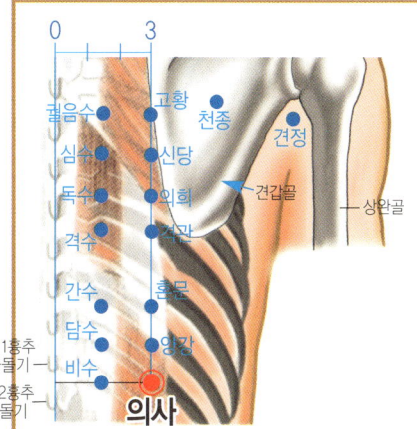

심한 설사나 구토, 변비, 배가 더부룩할 때, 소화불량, 위경련, 위 부위가 부어오를 때, 신경성 복통, 장명(腸鳴;장에서 소리가 나는 것), 입맛이 없을 때 등에 효과가 있다.

그 밖에 소갈(消渴), 황달, 늑막염, 간염, 소변적황(小便赤黃; 소변 색깔이 정상보다 누렇고 붉은색을 띠는 것), 담낭의 담석통 등에도 특효가 있다.

위창(胃倉)

BL-50 (2개 혈)
기가 있는 창고(倉庫)

제12흉추극돌기 아래쪽의 정중선에서 양 옆으로 각각 3촌 나간 곳에 있다.

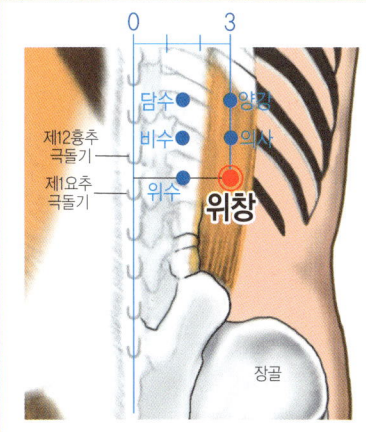

윗배의 통증, 복통, 위염, 배가 더부룩할 때, 소화불량, 변비, 감적(疳積;영양 불량이나 기생충으로 인해 생기는데, 주로 소화가 잘 안 되고 얼굴이 파래지며, 복통과 열이 남) 등에 효과가 있다.

그 밖에 등의 신경통, 등 부위가 아플 때, 수종(水腫;신체에 물이 괴어 있어 몸이 붓는 병), 신장염, 당뇨병 등에도 특효가 있다.

7. 족태양 방광경(足太陽 膀胱經)

황문(肓門)

BL-51 (2개 혈)
삼초의 기가 왕래하는 출입문

제1요추극돌기 아래쪽의 정중선에서 양 옆으로 각각 3촌 나간 곳에 있다.

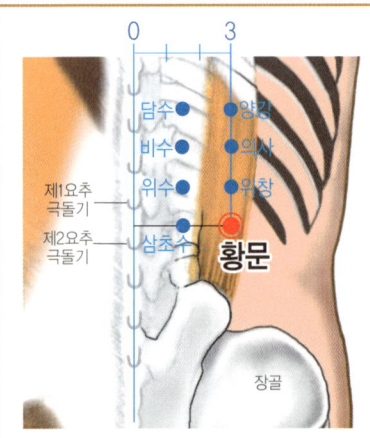

습관성 변비, 위염, 위경련, 윗배가 아플 때, 뱃속에 단단한 덩어리가 뭉쳐져서 만져질 때 등, 소화기 질환에 효과가 있다.

그 밖에 하지(下肢)의 마비, 흉통(胸痛;가슴 통증), 유선염(乳腺炎;젖앓이) 등, 부인의 유방 질환에도 특효가 있다.

지실(志室)

BL-52 (2개 혈)
체력의 강약을 아는 경혈

제2요추극돌기 아래쪽의 정중선에서 양 옆으로 각각 3촌 나간 곳에 있다.

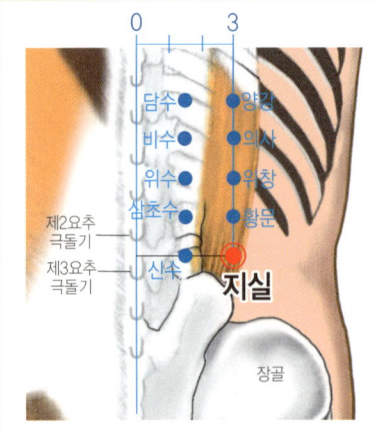

이 경혈은 전신의 피로감에 자주 이용되며 어깨에서 등에 걸친 심한 통증, 허리 신경통, 음부의 종기, 임질, 구토, 소화불량, 설사, 장이 몹시 아플 때, 좌골신경통, 건망증, 신장병, 수종(水腫), 하지(下肢)의 마비, 몽유병, 기억력감퇴 등에 효과가 있다.

그 외에 월경불순, 유정(遺精;무의식중에 정액이 나오는 것), 발기불능, 전립선염, 소변불리(小便不利), 음낭(陰囊) 부위의 습진 등, 생식기 질환에도 특효가 있다.

7. BLADDER MERIDIAN

포황(胞肓)

BL-53 (2개 혈)
자궁 질환을 다스리는 곳

천골 두번째 구멍의 양 옆, 정중선에서 각각 3촌 나간 우묵한 곳에 있다.

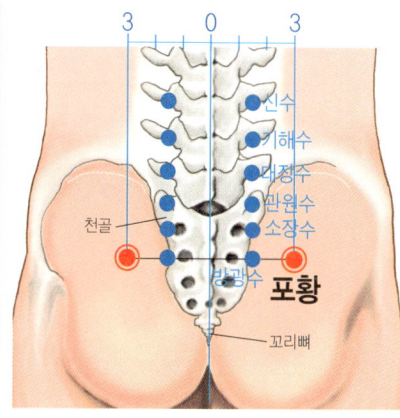

이 경혈의 〈胞(포)〉는 자궁을 의미하므로 이 포황은 자궁 질환에 특효임을 암시하고 있다. 따라서 부인의 병인 자궁의 질환에 효과가 탁월하다.

그 밖에 아랫배가 아플 때, 장명(腸鳴), 배가 더부룩할 때, 변비, 임질, 허리 신경통, 좌골 신경통, 다리가 차가울 때, 방광의 마비, 소변불리(小便不利), 급성 맹장, 고환염 등에도 잘 듣는다.

질변(秩邊)

BL-54 (2개 혈)
허리와 무릎을 튼튼하게 하는 혈

천골 네번째 구멍의 양 옆, 정중선에서 각각 3촌 나간 우묵한 곳에 있다.

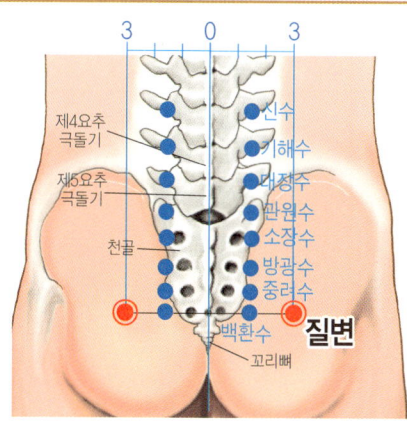

자궁의 질환에 효과가 탁월하다. 따라서, 부인과 질환에 특효가 있다.

그 밖에 신허요통(腎虛腰痛; 신장이 좋지 않아 생긴 허리의 통증), 엉덩이 근육의 손상, 생식기 질환, 방광이나 요도·직장·항문의 질환인 방광염·대소변불리(大小便不利)·치질 외에 좌골신경통, 하지(下肢)의 마비 등에도 잘 듣는다.

7. 족태양 방광경(足太陽 膀胱經)

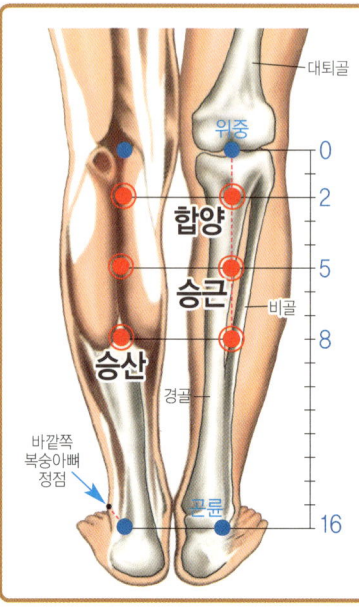

합양(合陽)

BL-55 (2개 혈)
방광과 합쳐진 혈

오금주름(위중혈)에서 2촌 아래쪽에 있다.

대하, 자궁내막염, 자궁출혈 등, 부인과 질환에 효과가 있다.
그 밖에 요통, 고환염, 산증(疝症; 고환이나 음낭이 커지면서 아랫배가 켕기고 아픈 병증), 음부가 붓고 아플 때, 무릎관절염, 장출혈, 다리의 신경통, 하지(下肢)의 마비, 요배통(腰背痛; 허리와 등이 땅기면서 아픈 증세)이나 하퇴부의 통증에도 특효가 있다.

승근(承筋)

BL-56 (2개 혈)
종아리를 다스리는 경혈

장딴지의 한가운데, 오금주름(위중혈)에서 5촌 아래쪽에 있다.

운동이나 수영을 할 때 갑자기 종아리나 발에 쥐가 났을 때와 손과 발이 마비되었을 때에 매우 효과가 있다.
그 밖에 요통, 변비, 치질, 코피, 구토, 곽란(霍亂; 토하고 설사하는 급성 위장병), 설사, 발뒤꿈치가 아플 때 등의 증상에도 특효가 있다.

승산(承山)

BL-57 (2개 혈)
근육을 다스리는 경혈

장딴지 아래쪽 근육이 갈라지는 곳에 있다.

요통, 등과 허리가 뻣뻣하고 아플 때, 하반신불수, 좌골신경통, 너무 살이 쪄 다리가 무거울 때, 종아리와 발에 쥐가 났을 때, 무릎 관절이 부었을 때, 사지마비(四肢麻痺), 각기병 등에 효과가 좋다.
그 밖에 얼굴 신경통, 입 냄새, 비만, 소아경풍(小兒驚風), 요통, 치질, 탈항, 변비, 구토, 설사 등에도 특효가 있다.

7. BLADDER MERIDIAN

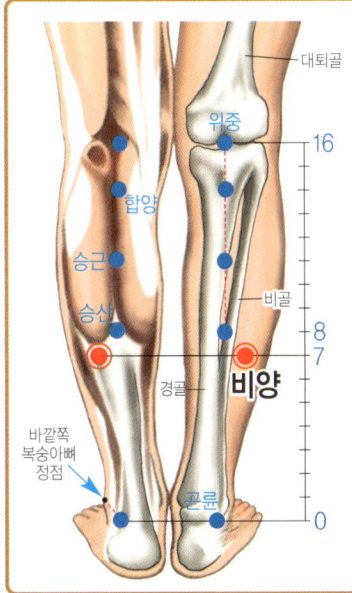

비양(飛陽)

BL-58 (2개 혈)
다리 질환에 잘 듣는 경혈

복사뼈에서(곤륜혈) 7촌 올라가 비골 옆에 있다.

다리가 저리거나 종아리와 무릎이 아프고 발가락을 구부리거나 펼 수 없는 증상, 다리의 마비, 다리에 힘이 없을 때, 각기병, 류머티즘성 관절염, 좌골신경통, 요통 등에 효과가 있다.
그 밖에 두통, 코피, 발열(發熱), 현기증, 신장염(腎臟炎), 풍습병, 간질, 소아경풍(小兒驚風), 정신착란, 치질, 코가 막히고 콧물이 주책없이 나오는 증상에도 매우 효과가 있다.

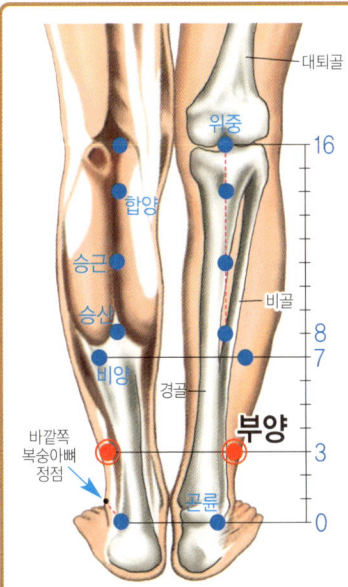

부양(跗陽)

BL-59 (2개 혈)
양교맥의 극혈

곤륜혈에서 3촌 올라가 아킬레스건의 바깥쪽과 비골 사이에 있다.

대퇴부 신경통, 허리와 다리가 마비되거나 아플 때, 요통, 척추염, 다리 관절 및 바깥쪽 복사뼈가 부어오르고 아플 때, 각기병 등의 다리 질환에 효과가 있다.
그 밖에 두통, 머리가 무거울 때, 얼굴신경 마비, 반신불수, 전신마비, 곽란(癨亂;토하고 설사하는 급성 위장병) 등에도 잘 듣는다.

7. 족태양 방광경(足太陽 膀胱經)

곤륜(崑崙)

BL-60 (2개 혈)
다리 질환에 잘 듣는 경혈

발뒤꿈치 뼈 위 우묵한 가운데 손을 대면 가는 맥이 뛰는 곳에 있다.

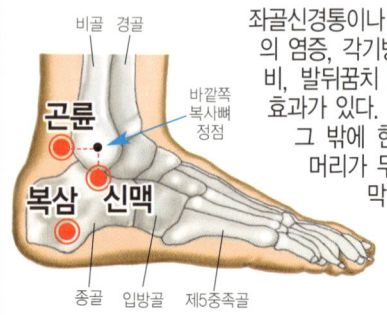

좌골신경통이나 다리 관절염, 류머티즘, 아킬레스건의 염증, 각기병, 종아리 근육 경련, 하지(下肢) 마비, 발뒤꿈치 통증, 요통, 소아마비 후유증 등에 효과가 있다.
그 밖에 현기증, 구역질, 천식, 고혈압, 두통, 머리가 무겁거나 아플 때, 눈이 아플 때, 코 막힘, 어린이가 열이 날 때, 소아경풍(小兒驚風), 간질, 목이 뻣뻣할 때, 양수가 일찍 터졌을 때, 난산(難産)일 때 등에 효과를 본다.

복삼(僕參)

BL-61 (2개 혈)
곤륜으로 가는 길목에 있는 혈

곤륜혈 아래 종골의 바깥쪽에 살갗이 붉은색을 띠는 경계선에 있다.

다리의 마비, 종아리 근육의 경련, 발뒤꿈치가 아플 때, 무릎 관절염, 무릎이 부을 때, 각기병, 다리의 경련으로 저리면서 아플 때, 류마티스뿐만 아니라 요통, 곽란(藿亂;토하고 설사하는 급성 위장병), 감기 등에 효과가 있다.
그 밖에 뇌 질환인 뇌경련, 의식장애, 간질, 발작성 정신이상 등에도 특효가 있다.

신맥(申脈)

BL-62 (2개 혈)
경맥을 다스리는 경혈

곤륜혈 아래 바깥쪽 복사뼈 바로 밑 가장자리의 우묵한 곳에 있다.

허리와 연관된 질환인 요통, 다리가 아플 때, 발목과 다리의 질환인 족관절염(足關節炎), 각기병, 류머티즘, 무릎이 차갑고 시려서 오랫동안 서 있지 못할 때 등의 치료에는 빠지지 않는 경혈이다.
그 밖에 두통이나 현기증, 간질, 두통, 으슬으슬 추울 때, 식은땀, 중풍, 자궁 경련, 각기병, 히스테리, 정신병 등에도 효과가 있다.

7. BLADDER MERIDIAN

금문(金門)

BL-63 (2개 혈)
족태양경의 극혈(隙穴)

새끼발가락 뒤쪽 입방골 아래쪽의 살갗이 붉은색을 띠는 경계선의 우묵한 곳이다.

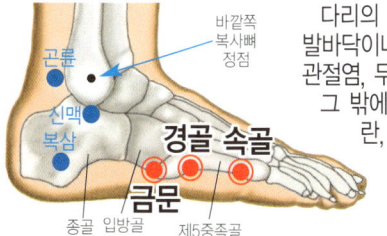

다리의 마비, 다리가 저리면서 아플 때, 발바닥이나 바깥쪽 복사뼈가 아플 때, 무릎 관절염, 무릎 통증 등에 효과가 있다.
그 밖에 소아경풍(小兒驚風), 간질, 정신착란, 현기증, 복막염, 코피, 구토, 곽란(霍亂;토하고 설사하는 급성 위장병), 하복부의 통증 등에도 특효가 있다.

경골(京骨)

BL-64 (2개 혈)
족태양방광맥의 원혈(原穴)

발의 바깥쪽 가장자리 제5중족골이 튀어나온 부분의 뒤쪽, 살갗이 붉은색을 띠는 경계선의 우묵한 곳에 있다.

뇌 질환인 두통, 간질, 소아경련, 뇌충혈(腦充血), 뇌막염(腦膜炎), 발작성 정신이상, 뒷목이 뻣뻣할 때 등과 다리의 질환인 다리 신경통, 고관절통, 발의 경련 등에 효과가 있다.
그 밖에 코피, 백내장, 녹내장, 심장병, 가슴이 아플 때, 목과 어깨가 뻣뻣할 때, 무좀, 안과 질환 등에도 특효가 있다.

속골(束骨)

BL-65 (2개 혈)
족태양경의 유혈(俞穴)

새끼발가락 중족골의 앞 바깥쪽 살갗이 붉은색을 띠는 경계선의 우묵한 곳이다.

앞의 경골혈과 같이 뇌 질환인 두통, 현기증, 간질, 소아경풍(小兒驚風), 정신착란, 뇌충혈, 뇌막염, 뒷목이 뻣뻣할 때 등과 다리의 질환인 다리 신경통, 고관절통, 발의 경련 등에 특효가 있다.
그 밖에 코피, 녹내장, 심장병, 가슴이 아플 때, 목과 어깨가 뻣뻣할 때, 무좀, 치질, 장이 몹시 아플 때, 등과 허리의 신경통, 이명(耳鳴) 등에도 효과가 있다.

7. 족태양 방광경(足太陽 膀胱經)

족통곡(足通谷)

BL-66 (2개 혈)
방광경의 형수혈(滎水穴)

새끼발가락 첫째 마디 앞 바깥쪽 우묵한 곳에 있다.

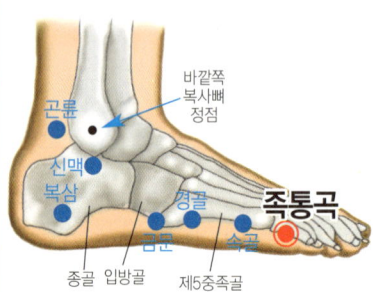

고혈압이나 현기증, 두통, 두중(頭重:머리가 무거울 뿐만 아니라 수건으로 단단히 동여맨 듯이 느껴지는 증상), 뇌빈혈, 뒷목이 뻣뻣할 때, 목이 아플 때, 현기증, 정신과 질환 등에 효과가 있다.

그 밖에 요통, 만성 위장염, 코피, 자궁출혈, 태반잔류(胎盤殘留:출산한 뒤에 태반이 자궁 속에 남아 출혈을 일으키는 것) 등에도 효과가 있다.

지음(至陰)

BL-67 (2개 혈)
발의 병을 고치는 경혈

새끼발가락 바깥쪽 발톱 바깥쪽 모서리를 지나는 수직선과 발톱 뿌리의 수평선이 만나는 곳.

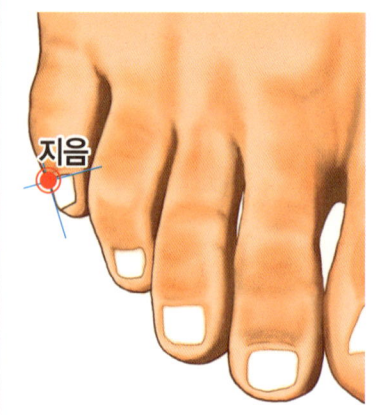

소변불리(小便不利)·배뇨곤란 등, 비뇨기계 질환에 탈월한 효력이 있을 뿐만 아니라 태아의 위치에 이상이 있을 때, 난산(難産), 태반잔류(胎盤殘留) 등에 효과 있다.

그 밖에 비색(鼻塞:코막힘), 변비, 어깨 결림, 이명(耳鳴:귀울음), 풍한(風寒)으로 인한 두통, 코피, 설사, 허리 신경통, 고혈압, 의식불명, 반신불수, 중풍, 눈이 아플 때, 발바닥에서 열이 날 때 등에도 효과가 있다.

제8장 KIDNEY MERIDIAN
족소음(足少陰) 신경(腎經)

이 경락은 발바닥의 용천혈을 시작으로 무릎을 따라 위로 올라가 가슴에 이르러 목 아래쪽의 수부혈에서 끝나는데, 한 쪽에 27개 혈로 좌우 총 54개의 혈을 가지고 있다.

이 신경(腎經)의 경락은 주로 구내염, 혀의 경직, 소변불리, 인후병 등에 효과가 있다. 따라서 신장(腎臟), 자궁, 생식기, 부신(콩팥위에 있는 내분비 기관), 비뇨기 계통 질환뿐만 아니라 목구멍, 심장, 호흡기 질환도 다스린다.

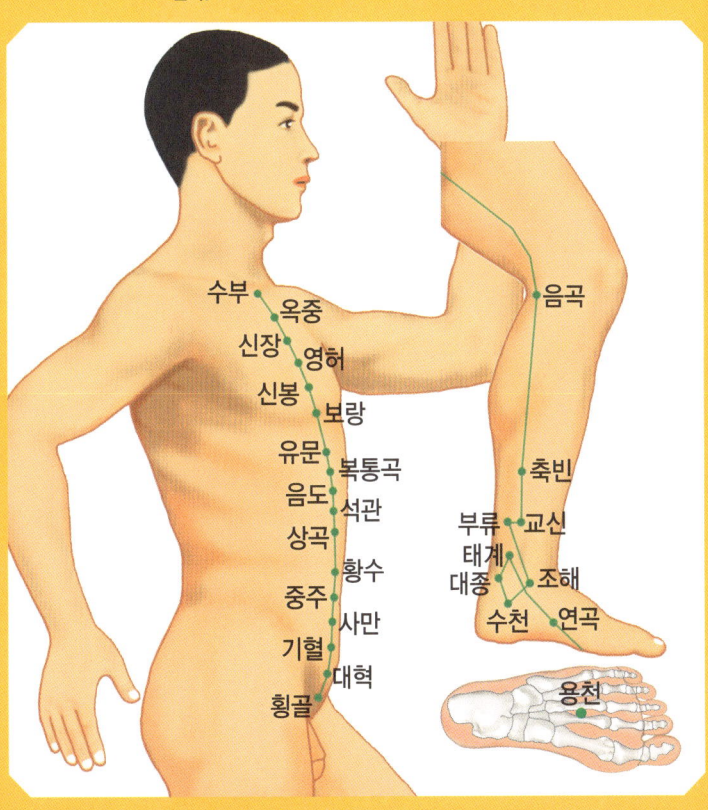

8. 족소음 신경(足少陰 腎經)

용천(湧泉)

KI-1 (2개 혈)
기가 샘물처럼 솟아나는 곳

발가락을 구부렸을 때 발바닥의 가장 오목한 곳. 제2중족골과 제3중족골 사이.

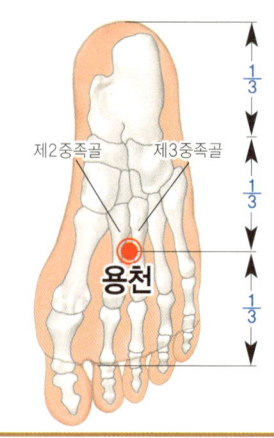

이 경혈은 몸의 상태를 조절하고 체력과 스태미나를 증진시키는 역할을 맡고 있다. 따라서, 마음의 동요가 있거나 피로로 인해 잠을 이루지 못할 때 유효하다.

따라서 두통, 현기증, 시력장애, 언어장애, 소아경풍(小兒驚風), 용천혈 부위가 아플 때, 발바닥이 뜨거울 때, 발바닥이 갈라질 때, 하지(下肢)의 마비, 쇼크, 히스테리, 발작성 정신이상, 중풍, 심계항진(心悸亢進), 간질, 정신병, 언어상실, 고혈압 등에 효과가 있다.

그 밖에 인후염, 코피, 기침, 객혈(喀血), 소변불리, 신장결석, 황달, 구토, 설사, 자궁하수, 불임, 난산(難産), 원기부족 등에도 잘 듣는다.

연곡(然谷)

KI-2 (2개 혈)
임신하지 못할 때 취하는 혈

발 안쪽 면으로, 주상골 앞쪽 아래 살갗이 붉은색을 띠는 경계선에 있다.

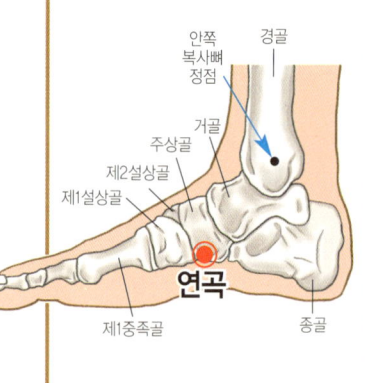

용천혈과 마찬가지로 몸의 전신 상태를 조절하고 체력과 스태미나를 증진시키는 역할을 맡고 있다. 효과를 보는 병증에는 후비(喉痺;목 안이 막혀 통하지 않는 것), 인후염(咽喉炎), 소아경풍, 객혈(喀血), 소갈(消渴), 식은땀, 도한(盜汗;잠잘 때 땀을 흘리는 증상), 침흘림, 심장 질환, 심계항진, 고혈압, 당뇨병, 구토, 편도선염, 발등이 붓고 아플 때 등에 효과가 있다.

그 밖에 요도염, 고환염, 월경불순, 불임, 발기불능, 유정(遺精), 몽정(夢精), 전립선비대증, 방광염, 월경불순, 생리통, 자궁탈수, 자궁출혈, 음부가 가려울 때 등, 남녀의 생식기와 비뇨기 질환에도 특효가 있다.

8. KIDNEY MERIDIAN

태계(太谿)

KI-3 (2개 혈)
원기를 조절하는 경혈

안쪽 복사뼈 뒤쪽 아킬레스건 사이의 맥이 뛰는 우묵한 곳에 있다.

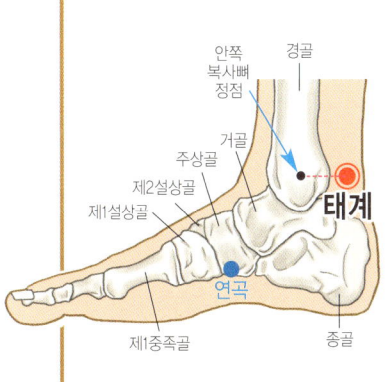

수영 중의 갑작스런 종아리 경련, 다리 관절을 삐었을 때, 수족냉증, 만성 관절류머티즘, 안쪽 복사뼈가 붓고 아플 때, 다리의 통증, 발바닥의 발열과 통증, 각기병 등, 다리 질환에 효과가 있다.

그 밖에 두통, 치통, 현기증, 불면증, 탈모, 인후염(咽喉炎), 후두염(喉頭炎), 귀의 통증, 귀앓이, 청력감퇴, 호흡곤란, 객혈(喀血), 흉통(胸痛), 기관지염, 구내염(口內炎), 딸꾹질, 월경통, 월경불순, 유정(遺精), 발기불능, 방광염, 야뇨증, 빈뇨(頻尿), 노화 예방, 신경쇠약, 동상(凍傷), 소갈(消渴), 주름살, 얼굴이 검게 변할 때 등에도 잘 듣는다.

대종(大鐘)

KI-4 (2개 혈)
경맥이 모이고 나뉘는 곳

안쪽 복사뼈 뒤쪽 아래 종골 위, 아킬레스건 안쪽의 오목한 곳에 있다.

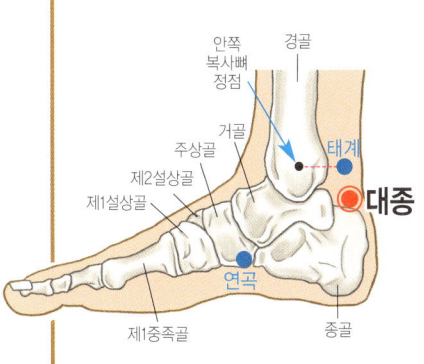

인후병(咽喉病;목구멍의 병), 기침, 객혈(喀血), 구내염(口內炎), 혀가 마를 때, 천식, 학질, 변비, 치매, 정신병, 신경쇠약, 히스테리 등에 효과가 있다.

그 밖에 요통, 요배통(腰背痛;허리가 땅기면서 아픈 증상), 척추 부위가 뻣뻣하고 아플 때, 발뒤꿈치가 아플 때, 누워 있으려고만 할 때, 소변불리(小便不利), 비뇨기 질환, 월경불순, 자궁(子宮) 경련 등에도 특효가 있다.

이 경혈은 지압이나 마사지를 해도 상당한 효과를 볼 수 있다.

8. 족소음 신경 (足少陰 腎經)

수천 (水泉)

KI-5 (2개 혈)
수(水)가 나오는 곳

태계혈에서 1촌 아래 튀어나온 종골의 앞쪽 오목한 곳에 있다.

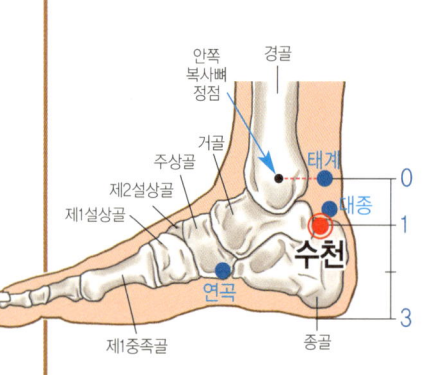

월경불순, 생리통, 자궁하수(子宮下垂), 자궁(子宮) 경련, 무월경, 월경부족, 자궁출혈 등, 부인과 질환에 효과가 있다.

그 밖에 방광의 경련, 방광의 마비, 소변불리(小便不利), 임질, 고환이 심하게 아플 때, 현기증, 시력장애, 가까운 물체가 잘 보이지 않을 때, 발뒤꿈치가 아플 때 등에도 특효가 있다.

이 경혈은 지압이나 마사지를 해도 상당한 효과를 볼 수 있다.

조해 (照海)

KI-6 (2개 혈)
부인병 등을 고치는 경혈

발 안쪽 복사뼈 정점에서 1촌 내려가 우묵한 곳에 있다.

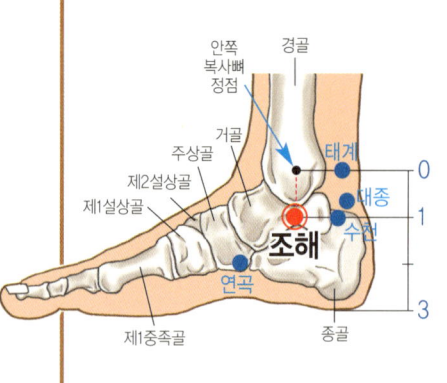

월경불순, 자궁탈수(子宮脫垂), 대하(帶下;여자의 음부에서 흘러나오는 점액), 음부가 가려울 때 등, 부인과 질환에 효과를 발휘한다.

그 밖에 부종(浮腫), 요통, 방광염, 불면증, 반신불수, 각기병, 편도선염, 신경쇠약, 간질, 히스테리, 발작성 정신이상, 눈이 충혈되고 부으면서 아플 때, 누워 있으려고만 할 때, 갑자기 말을 못할 때, 장(臟)이 몹시 아플 때, 가슴이 메슥거리거나 구역질이 날 때 등, 그 효력이 다양하다.

8. KIDNEY MERIDIAN

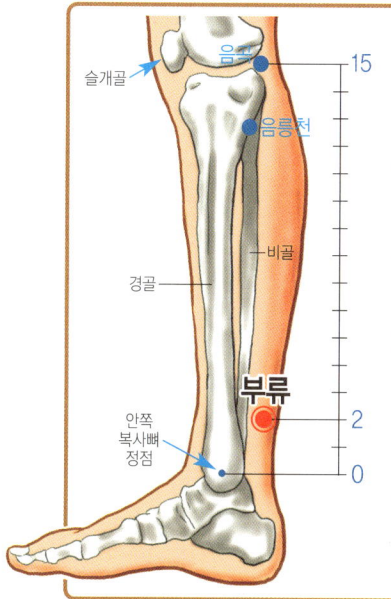

부류(復溜)

KI-7 (2개 혈)

발의 세 경맥이 교차하는 곳

안쪽 복사뼈 정점(태계혈)에서 2촌 올라가, 아킬레스건의 앞쪽에 있다.

여성의 하복부 통증, 자궁출혈, 대하, 월경통 등, 부인병에 효과가 있기 때문에 불임증 치료에도 활용된다.
그 밖에 임질, 이질, 복수, 배가 더부룩할 때, 장명(腸鳴), 요통, 복막염, 귀의 통증, 치통, 손과 다리의 부종(浮腫), 발의 근육이 허약해서 걷지 못할 때, 소모열(消耗熱;매일 재발하는 열로서, 오한과 홍조를 동반한다), 치질, 정력감퇴, 도한(盜汗;잠잘 때 땀을 흘리는 증상), 고환염, 방광염, 시력감퇴 등에도 효과가 있다.

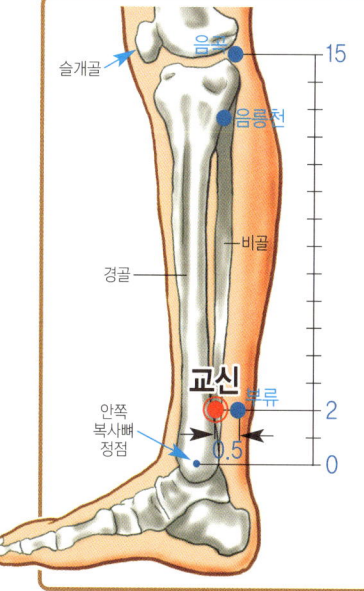

교신(交信)

KI-8 (2개 혈)

음교맥의 극혈

태계혈에서 2촌 올라가, 부류혈 앞에 힘줄과 경골의 뒤쪽 뼈 사이 우묵한 곳이다.

부류혈과 같이 자궁내막염, 자궁출혈, 자궁탈출, 음부가 가려울 때, 월경불순 등, 부인과 질환에 특효가 있다.
그 밖에 임질, 복막염, 장염, 치질, 척추염, 도한(盜汗;잠잘 때 땀을 흘리는 증상), 이질, 변비, 소변불리(小便不利), 수종(水腫;온몸이 붓는 질환), 산증(疝症;고환이나 음낭이 커지면서 아랫배가 켕기고 아픈 병증), 슬관절에서 시작하여 고관절 안쪽이 아플 때 등에도 효과가 있다.

8. 족소음 신경(足少陰 腎經)

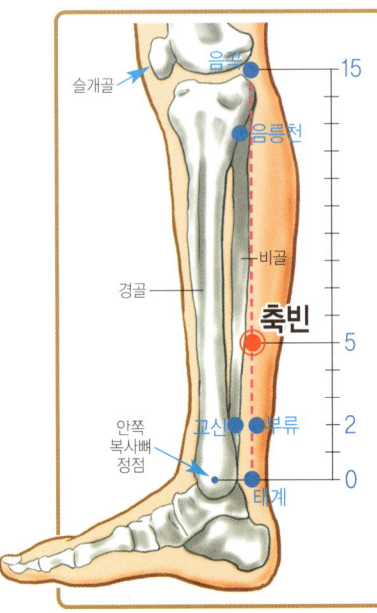

축빈(築賓)

KI-9 (2개 혈)
다리 질환에 잘 듣는 경혈

안쪽 복사뼈 태계혈에서 5촌 올라가, 태계혈과 음곡혈을 연결하는 선 위에 있다.

숙취나 멀미에 의한 구역질이나 구토, 태독(胎毒;유유아(乳幼兒)에게 나타나는 머리 부분이나 얼굴의 피부병), 무릎 아래에서 종아리 뒤쪽의 경련에 효과가 있다.

그 밖에 중설(重舌;헛줄기 옆으로 희고 푸른 물집을 이루는 종기), 정신분열증, 간질이나 경련, 두통, 요통, 특히 소변불리(小便不利), 산증(疝症) 등의 전립선 질환이나 여성의 대하(帶下), 자궁출혈, 설사 등과 같은 하복부 통증에도 효과적이다.

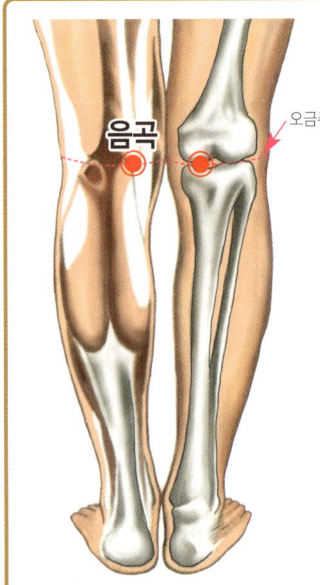

음곡(陰谷)

KI-10 (2개 혈)
성병 등을 고치는 경혈

무릎 뒤 안쪽의 오금주름 위, 손으로 누르면 맥이 뛰는 곳에 있다.

요도염, 소변불리(小便不利) 등, 남녀의 비뇨·생식기 질환에 특히 효과가 있다. 남성의 경우에는 음낭이나 음부의 부종(浮腫)·정력감퇴·발기부전 등에 효과가 있고, 여성의 경우에는 하복부의 당김이나 생리불순·월경출혈·대하·질염 등에 효과가 있다.

그 밖에 장이 몹시 아플 때, 무릎 관절염, 무릎과 안쪽 고관절이 아플 때 등에도 효과가 있다.

8. KIDNEY MERIDIAN

횡골(橫骨)

KI-11 (2개 혈)
생식기 위의 횡골 가운데 있는 혈

정중선에서 양 옆으로 각각 0.5촌, 배꼽에서 아래쪽으로 5촌 지점에 있다.

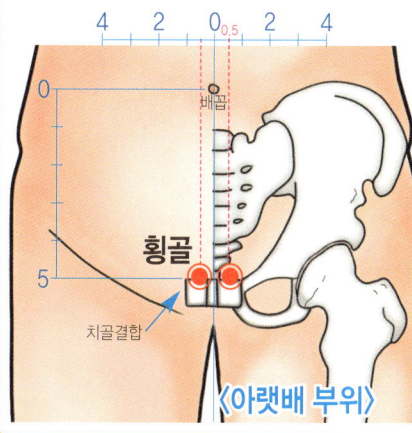

〈아랫배 부위〉

음부의 통증, 임질, 유정(遺精), 소변불리(小便不利), 발기부전, 허로(虛勞;몸이 쇠약한 증상), 정력 감퇴, 방광염, 요도염, 야뇨증, 음부가 가려울 때 등, 남녀의 생식기나 비뇨기 질환 등에 효과가 있다.

그 밖에 복통, 아랫배가 더부룩할 때, 각막염(角膜炎)에도 효과가 있다.

대혁(大赫)

KI-12 (2개 혈)
음경이 붉게 커지는 경혈

정중선에서 양 옆으로 각각 0.5촌, 배꼽에서 아래쪽으로 4촌 지점에 있다.

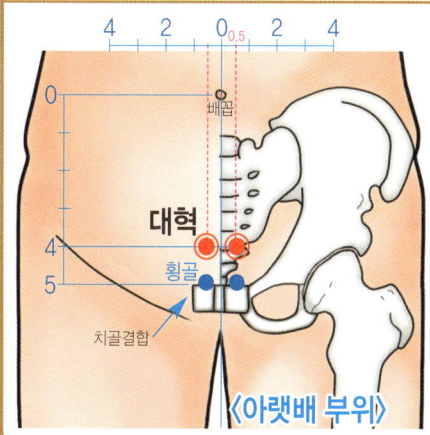

〈아랫배 부위〉

의 음경이 빨갛게 되고 커질 때, 유정(遺精), 임포텐츠인 조루, 발기불능, 그리고 여성의 불감증, 붉고 흰 대하, 자궁탈출 등에 효과가 있다.

그 밖에 각막염, 눈에 핏발이 섰을 때 등에도 효과가 있다.

이 경혈은 마사지·뜸·지압 중에서 어느 것으로 치료하든 만족한 효과를 얻는다.

8. 족소음 신경 (足少陰 腎經)

기혈 (氣穴)

KI-13 (2개 혈)
충맥이 만나는 혈

정중선에서 양 옆으로 각각 0.5촌, 배꼽 아래쪽으로 3촌 지점에 있다.

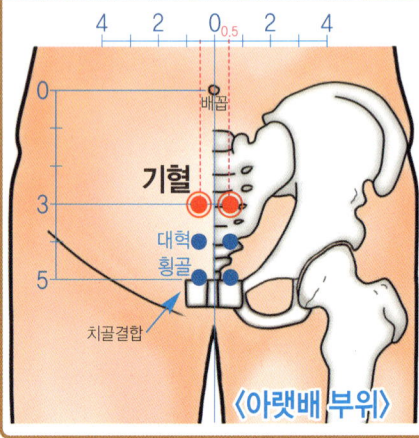

이 경혈은 충맥이 만나는 혈로서 간(肝)과 신(腎)을 조절하여 보충하고 경맥을 따뜻하게 하여 한사를 흩어지게 하는 효과가 있다. 때문에 부인과 질환인 불임, 생리불순, 월경출혈, 대하, 생리통, 난소염, 자궁내막염 등에 효과가 있다.

그 밖에 소변불통(小便不通), 요로감염, 신장염(腎臟炎), 방광마비, 설사, 복통, 요통, 장이 몹시 아플 때, 결막염, 안검염(眼瞼炎;눈꺼풀염) 등에도 효과가 있다.

사만 (四滿)

KI-14 (2개 혈)
전신의 기가 모이는 곳

정중선에서 양 옆으로 각각 0.5촌, 배꼽 아래쪽으로 2촌 지점에 있다.

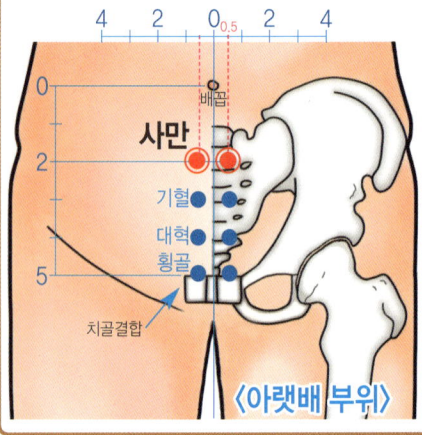

이 경혈에 침을 놓으면 나쁜 피와 적취(積聚)를 제거할 뿐만 아니라 기를 다스리므로, 산증(疝症;생식기와 고환이 붓고 아픈 증세)과 월경을 조절하여 임신이 되게 하는 효능이 있다. 따라서 생리불순, 자궁출혈, 월경통, 자궁경련, 복통, 설사, 유정(遺精), 생리불순, 생리통, 불임, 산후복통 등에 효과가 있다.

그 밖에 하복통, 이질, 눈 안쪽이 붓고 아플 때 등에도 잘 듣는다.

8. KIDNEY MERIDIAN

중주(中注)

KI-15 (2개 혈)
충맥과 족소음맥이 만나는 곳

정중선에서 양 옆으로 각각 0.5촌, 배꼽 아래쪽으로 1촌 지점에 있다.

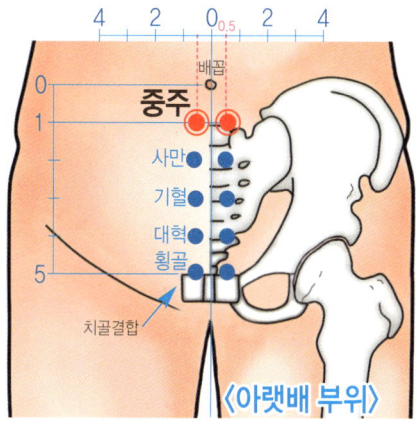

〈아랫배 부위〉

부인과 질환인 자궁주위염, 월경불순, 난소염, 소골반의 염증 등에 특효가 있다.
그 밖에 요통, 변비, 설사, 장이 아플 때, 각막염(角膜炎), 고환염, 소변불리(小便不利) 등에도 효과가 있다.

황수(肓兪)

KI-16 (2개 혈)
설사 등을 다스리는 곳

배꼽 중앙(정중선)에서 양 옆으로 각각 0.5촌 지점에 있다.

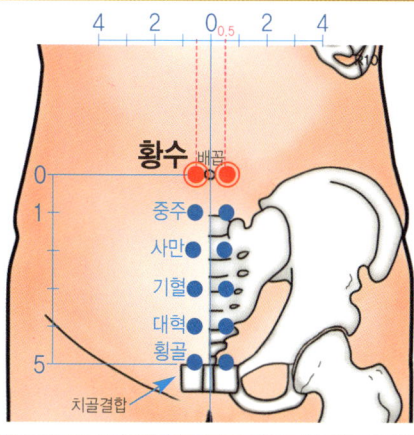

가슴 통증, 황달, 세균성 설사, 복통, 위경련, 습관성 변비, 요통, 기관지 질환, 정력감퇴, 각막염, 생리통, 트림, 구토, 딸꾹질, 위 십이지장궤양, 눈알에 핏발이 설 때 등에 효과가 있다.
특히 남성 쪽의 이상으로 아이가 생기지 않는 경우에도 효과가 있으며, 신수혈과 함께 신경의 허증(虛症)과 실증(實症)을 치료한다.

8. 족소음 신경(足少陰 腎經)

상곡(商曲)

KI-17 (2개 혈)
신장과 충맥이 만나는 혈

정중선에서 양 옆으로 각각 0.5촌, 위쪽으로 2촌 지점에 있다.

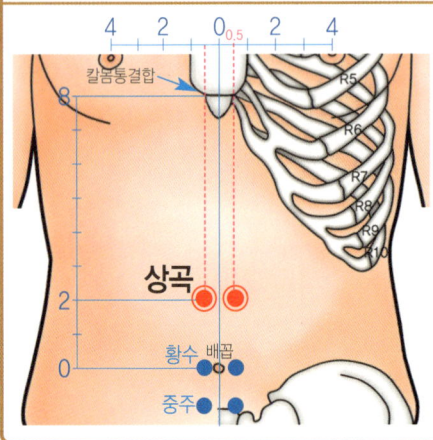

부인과 질환인 자궁경련, 자궁출혈 등에 효과가 있을 뿐만 아니라 복통, 설사, 변비, 장명(腸鳴;장에서 소리가 나는 것), 장이 몹시 아플 때, 음식물을 먹기 싫어할 때, 위경련, 설사, 복막염(腹膜炎), 황달, 타액분비과다증 등에도 잘 듣는다.
그 밖에 각막염(角膜炎) 등의 눈병에도 특효가 있다.

석관(石關)

KI-18 (2개 혈)
음식의 관문

정중선에서 양 옆으로 각각 0.5촌, 위쪽으로 3촌 지점에 있다.

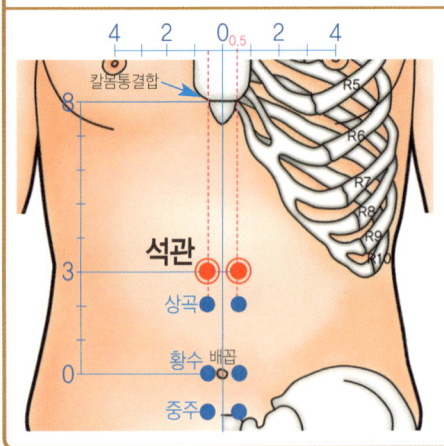

부인의 질환과 관련된 불임(不姙)과 복통, 위통, 속이 메슥거릴 때, 구토, 식도경련, 위경련, 변비, 불면증, 눈 안쪽이 아플 때, 타액분비과다증, 딸꾹질 등에 효과가 있다.
그 밖에 방광(膀胱) 질환에도 특효가 있다.

음도(陰都)

KI-19 (2개 혈)
음기가 모이는 중요한 혈

정중선에서 양 옆으로 각각 0.5촌, 위쪽으로 4촌 지점에 있다.

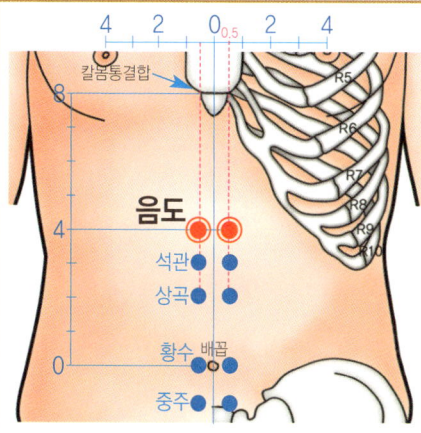

소화불량, 변비, 위염, 복통, 복명(腹鳴;배에서 소리가 나는 것), 장명(腸鳴;장에서 소리가 나는 것), 구역질, 윗배가 더부룩할 때, 눈 안쪽이 아플 때, 황달, 학질, 늑막염, 여성의 불임 등에 효과가 있다.

그 밖에 각막백반 등의 눈병, 천식, 폐기종, 흉협통(胸脇痛), 흉막염 등에도 특효가 있다.

복통곡(腹通谷)

KI-20 (2개 혈)
신맥(腎脈)과 충맥이 통과하는 곳

정중선에서 양 옆으로 각각 0.5촌, 위쪽으로 5촌 지점에 있다.

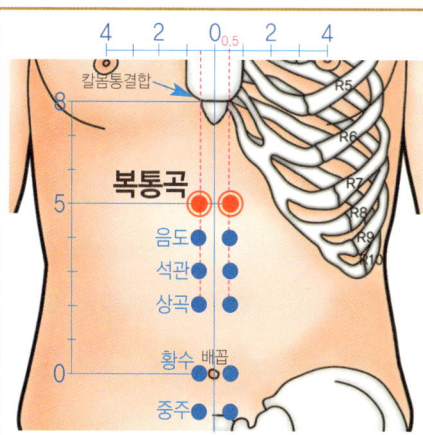

소화불량, 구토, 설사, 복통, 위염, 위하수(胃下垂) 등에 효과가 있을 뿐만 아니라 심장병인 심계항진(心悸亢進), 심통(心痛;심장·명치 부위의 통증), 가슴이 그득할 때, 늑간신경통, 호흡기 질환인 천식 등에 잘 듣는다.

그 밖에 눈병, 건망증 등에도 특효가 있다.

8. 족소음 신경 (足少陰 腎經)

유문 (幽門)

KI-21 (2개 혈)
위에서 십이지장으로 이행하는 입구

정중선에서 양 옆으로 각각 0.5촌, 위쪽으로 6촌 지점에 있다.

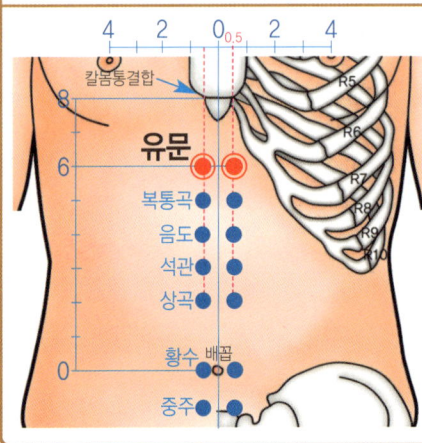

복통, 구토, 구역질, 위경련, 배가 더부룩할 때, 식욕부진, 소화불량, 만성 위염, 식도협착, 구토, 설사, 이질, 가슴이 아플 때, 늑간신경통, 옆구리가 아플 때 등에 효과가 있다.

그 밖에 간 질환, 눈병, 건망증뿐만 아니라 기침, 해소 등, 기관지 질환에도 특효가 있다.

보랑 (步廊)

KI-22 (2개 혈)
흉골 양 옆에 나란히 배열되어 있는 혈

제5늑간 부위이며, 정중선에서 양 옆으로 각각 2촌 지점의 우묵한 곳에 있다.

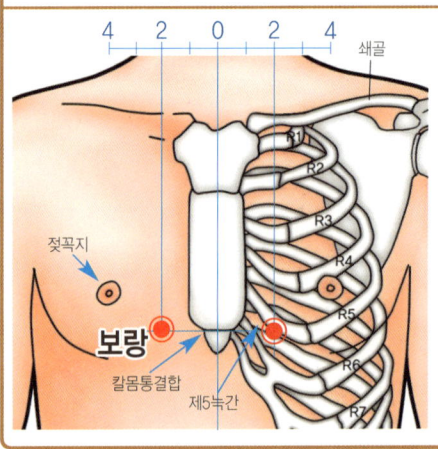

이 경혈은 폐기(肺氣)를 펴서 기를 다스리는 효능이 있으므로 흉막염이나 기관지염, 기침, 천식, 구토, 비염, 늑간신경통 등에 효과가 있다.

또한 심장병, 젖앓이, 입맛이 없을 때, 코염, 후각감퇴, 복직근(腹直筋;배의 앞 좌우 나란히 위아래로 있는 근육) 경련에도 특효가 있다.

신봉 (神封)

KI-23 (2개 혈)
심장병의 기운을 막는 곳

제4늑간 부위이며, 정중선에서 양 옆으로 각각 2촌 지점의 우묵한 곳에 있다.

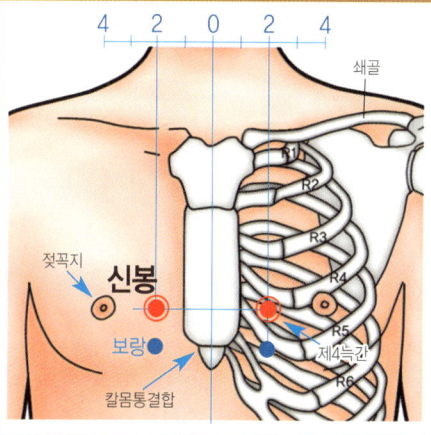

심장병이나 협심증(狹心症) 등의 원인으로 생기는 여러 가지 증상에 효과가 있을 뿐만 아니라 옆구리가 아플 때, 늑간신경통, 기침, 천식, 숨쉬기 곤란할 때, 입맛이 없을 때, 기관지염, 코염, 식도경련, 구역질 등에 효과가 있다.

그 밖에 유선염(乳腺炎:젖앓이), 유방이 땅기고 모유가 나오지 않는 경우에도 잘 듣는다.

영허 (靈墟)

KI-24 (2개 혈)
마음의 병을 다스리는 혈

제3늑간 부위이며, 정중선에서 양 옆으로 각각 2촌 지점의 우묵한 곳에 있다.

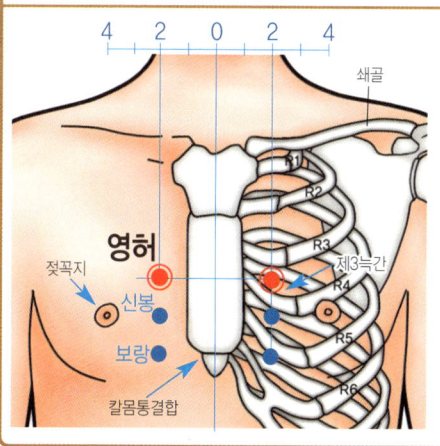

심장병이나 협심증(狹心症) 등의 원인으로 생기는 여러 가지 증상, 가슴이 아프고 기침을 하면 옆구리가 뻐듯할 때, 유방에 종기가 날 때, 옆구리가 아플 때, 기침, 천식, 가래가 많이 날 때, 구토, 유선염(乳腺炎), 늑간신경통, 숨쉬기 곤란할 때, 입맛이 없을 때, 기관지염, 코염, 구역질 등에 효과가 있다.

그 밖에 식도암, 식도경련 등, 식도 질환에도 특효가 있다.

8. 족소음 신경 (足少陰 腎經)

신장 (神藏)

KI-25 (2개 혈)
심(心)과 연관된 질환을 주로 다스리는 혈

제2늑간 부위이며, 정중선에서 양 옆으로 각각 2촌 지점의 우묵한 곳에 있다.

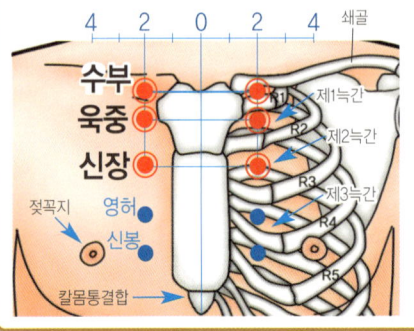

가슴이 아플 때, 심통(心痛;심장·명치 부위의 통증), 기침을 하면 옆구리가 뿌듯하며 유방에 종기가 날 때, 옆구리 통증, 기침, 천식, 구토, 구역질, 숨쉬기 곤란할 때, 입맛이 없을 때, 기관지염, 코염 등에 효과가 있다.
그 밖에 식도암, 식도경련 등, 식도 질환에도 특효가 있다.

욱중 (彧中)

KI-26 (2개 혈)
심장을 지키는 경혈

제1늑간 부위이며, 정중선에서 양 옆으로 각각 2촌 지점의 우묵한 곳에 있다.

구역질, 식도협착, 딸꾹질 등의 식도 질환 외에 도한(盜汗;잠잘 때 땀을 흘리는 증상), 가슴과 옆구리가 결리고 아플 때, 또한 늑간신경통, 심계항진(心悸亢進;가슴이 두근거림)과 같은 심장 질환에 매우 효과가 있다.
그 밖에 기침이 멈추지 않거나 기관지천식, 기관지염, 천식 발작 등의 기관지 질환과 식욕이 떨어지는 증상 등에도 효과가 있다.

수부 (兪府)

KI-27 (2개 혈)
목병 등을 다스리는 곳

쇄골 바로 아래, 정중선에서 양 옆으로 각각 2촌 지점의 우묵한 곳에 있다.

이 경혈은 목 아래와 아주 가까운 곳이므로 식도나 기도와 연관된 질병 치료에 효과가 있다. 따라서 식도협착, 천식, 숨쉬기 곤란할 때, 기관지염, 폐기종 등에 잘 듣는다.
그 밖에 늑막염, 늑간신경통, 가슴이 아플 때, 구토, 구역질 등의 증상을 완화시키거나 심장의 질환 등에도 효과가 있다.
이 수부혈은 지압이나 안마를 하여도 좋은 효과를 볼 수 있는 곳이다.

제9장 PERICARDIUM MERIDIAN
수궐음(手厥陰) 심포경(心包經)

이 경락은 심주경(心主經)이라고도 하는데 가슴의 천지혈에서 시작하여 가운뎃손가락 끝인 중충혈에서 끝나며, 한 쪽에 9개의 혈로 좌우 총 18개의 혈을 가지고 있다.

이 심포경(心包經)의 경락은 심장을 다스리는 기관으로서 주로 가슴의 통증, 흉협통(胸脇痛), 위통, 심계항진(心悸亢進)에 효과가 있을 뿐만 아니라 열성 질환인 간질, 정신이상 등의 질환에도 많이 이용한다.

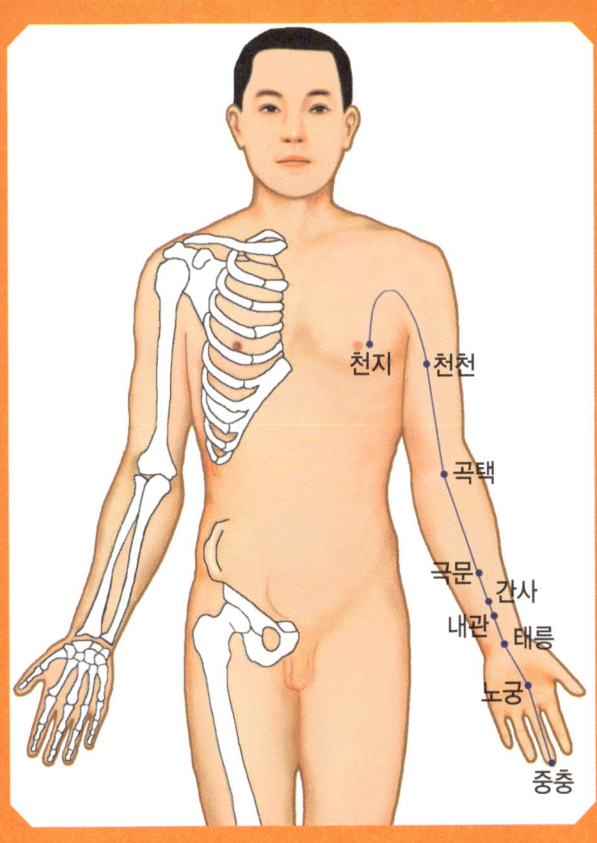

9. 수궐음 심포경(手厥陰 心包經)

천지(天池)

PC-1 (2개 혈)
유즙을 저장하는 곳

젖꼭지에서 옆으로 1촌 나가 겨드랑이와 수평이 되는 제4늑간에 있다.

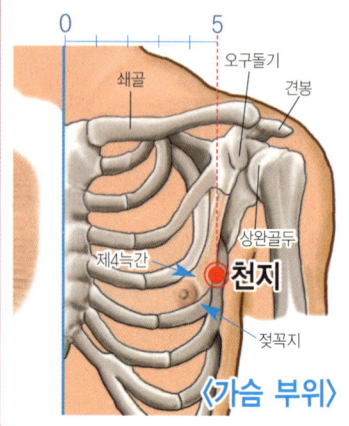

〈가슴 부위〉

이 경혈은 심포락, 삼초, 담과 간의 여러 경혈이 만나는 혈로서 가슴을 풀어주고 기의 운행을 다스리며 마음을 편안하게 하여 정신을 안정시키는 효능이 있다.

따라서 심장의 통증, 협심증, 심계항진(心悸亢進) 등의 심장성 질환 등에 효과가 있다. 또한 기침, 천식, 기관지염, 겨드랑이 임파선염, 흉근통, 늑간신경통에도 특효가 있다.

그 밖에 두통, 나력(瘰癧;목 뒤나 귀 뒤, 사타구니 쪽 등에 생긴 크고 작은 멍울), 학질, 유선염(乳腺炎;젖앓이), 시력장애 등에도 효과가 있다.

천천(天泉)

PC-2 (2개 혈)
가슴 위쪽의 질병을 고치는 혈

위팔 앞쪽 근육이 갈라지는 사이, 앞겨드랑이 주름에서 아래쪽으로 2촌 지점.

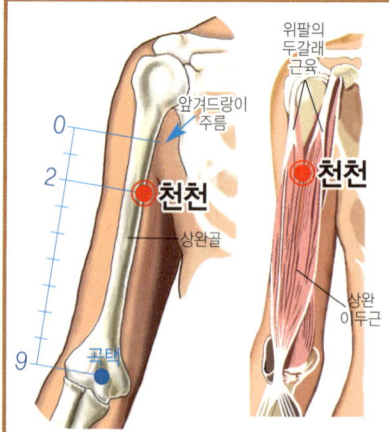

심통(心痛;심장·명치 부위의 통증), 협심증, 심계항진(心悸亢進;가슴이 두근거림), 흉근통(胸筋痛) 등의 심장 질환이나 폐 질환인 흉통(胸痛;가슴 통증), 앞가슴과 양쪽 옆구리가 그득할 때, 기침 등에 효과가 있다.

그 밖에 상박통(上膊痛;어깨부터 팔꿈치까지의 통증), 딸꾹질, 구역질에도 특효가 있다.

9. PERICARDIUM MERIDIAN

곡택(曲澤)

PC-3 (2개 혈)
팔꿈치를 다스리는 경혈

팔목 안쪽의 오금주름 가운데 맥이 뛰는 오목한 곳에 있다.

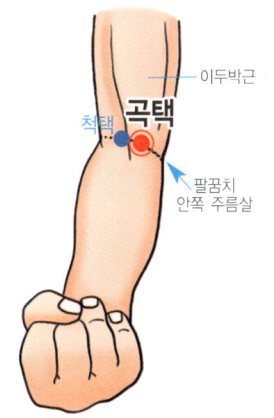

팔꿈치에서 손목 부분의 통증이나 신경통에 효과가 좋다. 그 때문에 만성 관절류머티즘이나 손의 저림과 결림 등에 효과가 만점이다.

그 밖에 흉통(胸痛;가슴 통증), 명치가 아플 때, 늑간신경통, 심장 질환, 조그만 일에도 놀라고 가슴이 두근거릴 때, 기관지염, 폐결핵, 열이 날 때, 갈증, 구토, 위통, 복통, 뽀루지, 여드름, 피부의 부스름, 얼굴이 검붉을 때에도 특효가 있다.

극문(郄門)

PC-4 (2개 혈)
뼈와 살을 돕는 경혈

손바닥 쪽 손목의 주름(대릉혈)에서 위쪽으로 5촌 지점에 있다.

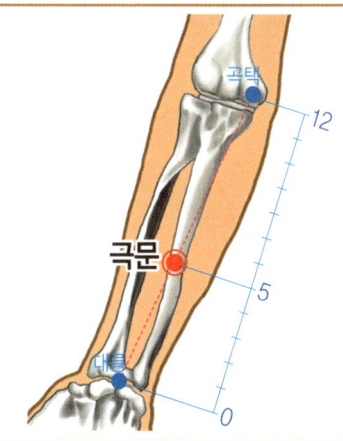

손이 저리거나 아플 때·신경통, 팔과 팔꿈치가 아플 때 등에 효과가 있을 뿐만 아니라 심통(心痛;심장·명치 부위의 통증), 심근염(心筋炎;심장 근육의 염증), 심계항진(心悸亢進), 류머티즘성 심장병 등, 심장 질환에 매우 탁월한 효과를 발휘한다.

그 밖에 호흡곤란이나 번열(煩熱;열이 나서 가슴이 답답하고 괴로운 증세), 흉통(胸痛;가슴 통증), 속이 메슥거릴 때, 월경곤혈, 객혈(喀血), 코피, 위장병, 저혈압, 신기부족(腎氣不足) 등에도 효과를 본다.

9. 수궐음 심포경(手厥陰 心包經)

간사(間使)

PC-5 (2개 혈)
힘줄과 힘줄 사이에 있는 혈

손바닥 쪽 손목의 주름(대릉혈)에서 위쪽으로 3촌 지점에 있다.

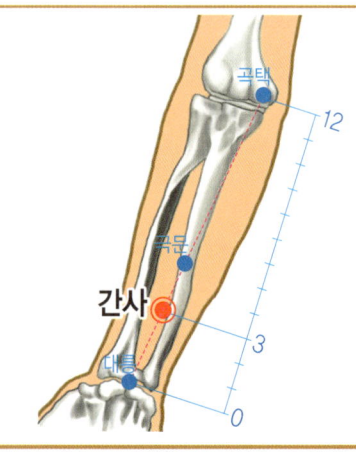

협심증, 심통(心痛;심장·명치 부위의 통증), 심계항진(心悸亢進;가슴이 두근거림), 류머티즘성 심장병 등의 심장 질환과 팔꿈치의 경련이나 팔이 아플 때 등에 효과가 있다.
그 밖에 흉통(胸痛;가슴 통증), 구토, 구역질, 목에 이물질이 걸린 것 같을 때, 언어장애, 정신 이상, 간질병, 우울증, 히스테리, 정신착란, 월경불순, 손바닥에서 열이 날 때, 학질, 소아경풍, 야제증(夜啼症;어린 아이가 밤이 되면 불안해하고 발작적으로 우는 증상), 열병, 중풍, 겨드랑이의 가래톳에도 특효가 있다.

내관(內關)

PC-6 (2개 혈)
손 안쪽과 연관된 경혈

손바닥 쪽 손목의 주름(대릉혈)에서 위쪽으로 2촌 지점에 있다.

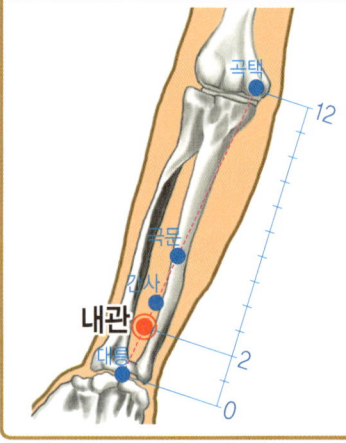

심통(心痛;심장·명치 부위의 통증), 심장 발작, 심계항진(心悸亢進) 등의 심장 질환 외에 만성 위염, 위통, 복통, 불면증, 쇼크, 히스테리, 정신착란, 눈의 충혈, 흉통(胸痛), 간질병, 반신불수, 구역질, 딸꾹질, 천식, 중풍, 우울증, 대상포진, 월경불순, 비위가 상할 때, 황달, 팔이나 손의 통증, 신경통 등에 효과가 있다.
그 밖에 담석증, 치통, 당뇨병, 저혈압 등에 이용하기도 한다.
최근에는 호흡기계나 순환기계 질환이 있을 때 전문 의사는 이 경혈에 침을 놓고, 내관혈에 전기를 흘려보내 치료하기도 한다.

9. PERICARDIUM MERIDIAN

대릉(大陵)

PC-7 (2개 혈)
손목 경계선을 돕는 경혈

손바닥의 손목 주름 위, 두 힘줄과 뼈 사이의 우묵한 곳에 있다.

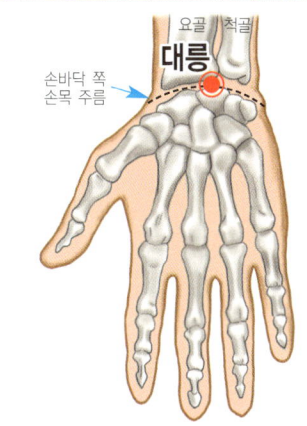

이 경혈은 태릉(太陵)이라고도 하는데, 손바닥이 화끈거리거나 팔이 저리고 아플 때, 만성 관절류마티즘, 반신불수, 겨드랑이 밑이나 목의 부종(浮腫), 심계항진(心悸亢進), 심통(心痛;심장·명치 부위의 통증), 흉통(胸痛;가슴 통증) 등의 심장 질환, 호흡 곤란, 위장병, 히스테리 등, 폭넓게 효과를 발휘한다.

그 밖에 열병, 두통, 불면증, 구역질, 습진, 입냄새, 설창(舌瘡;혓줄기 옆으로 푸른 물집이 생기는 종기), 편도선염, 위염, 인후병, 토혈, 정신 이상 등에도 특효가 있다.

노궁(勞宮)

PC-8 (2개 혈)
심(心)을 대행해 수고하는 혈

제2중수골과 제3중수골 사이. 주먹을 꼭 쥐었을 때 가운뎃손가락 끝에 있다.

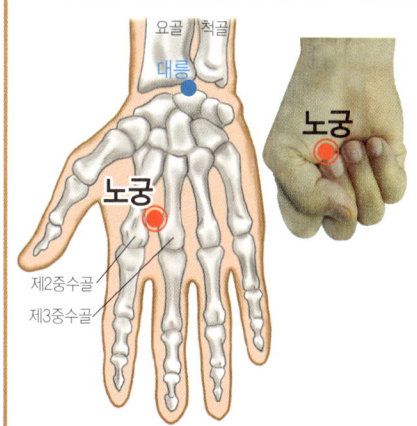

명치가 아플 때, 심통(心痛;심장·명치 부위의 통증)·협심증 등, 심장성 질환에 주로 이용된다.

그 밖에 정신 이상, 흉통(胸痛;가슴 통증), 소아경풍, 중풍, 황달, 혈변, 구내염, 입냄새, 수전증, 치질, 갈증, 손바닥의 발열, 아장풍(鵝掌風;손바닥의 흰 껍질이 벗어지고 쌓여서 거위 발바닥처럼 되는 병), 혈변(血便), 동상, 습진, 중서(中暑;더위를 먹어서 생기는 병으로, 열이 나고 속이 메스꺼우며 맥이 약하고 빨라지며 졸도하기도 함)에도 특효가 있다.

9. 수궐음 심포경(手厥陰 心包經)

중충(中衝)

PC-9 (2개 혈)
심포맥(心包脈)이 솟아나오는 곳

가운뎃손가락의 집게손가락 쪽 손톱의 안쪽 모서리를 지나는 수직선과 손톱 뿌리를 지나는 수평선이 만나는 곳에 있다.

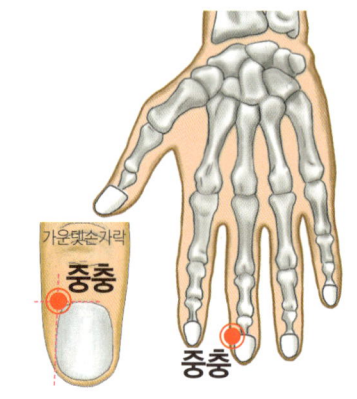

명치가 아플 때, 심통(心痛)·협심증 등, 심장성 질환 등에 특효가 있다.

그 밖에 흉통(胸痛), 번민(煩悶), 중풍, 손바닥에서 열이 날 때, 소아경풍, 감충(疳蟲;뱃속에 충이 생겨 발생하는 어린이의 병), 한불출(汗不出;열병에 땀이 나지 않음), 중서(中暑;더위를 먹어서 생기는 병으로, 열이 나고 속이 메스꺼우며 맥이 약하고 빨라지며 졸도하기도 함), 혀가 뻣뻣하고 부어오르면서 아플 때, 정신박약에도 특효가 있다.

제10장 ● TRIPLE ENERGIZER MERIDIAN
수소양(手少陽) 삼초경(三焦經)

이 경락은 약손가락 끝의 관충혈을 시작으로 위로 올라가 어깨와 귀 뒤를 거쳐 눈썹 옆의 사죽공혈에서 끝나는데, 한 쪽에 23혈로 좌우 총 46개의 혈을 가지고 있다.

이 경맥은 삼초경(三焦經)과 소장경(小腸經)에 경혈의 대부분이 일치하고 있으므로, 주로 열성(熱性) 및 충혈성(充血性) 질환에 잘 듣는다. 따라서 손과 팔목 부위의 경혈은 머리와 얼굴의 열성 및 충혈성 질환, 즉 눈·코·귀·목구멍·뇌신경의 질환에, 예풍혈로부터 이문혈까지는 귀의 질환에, 각손혈부터 사죽공혈까지는 눈의 질환에 효과가 있다.

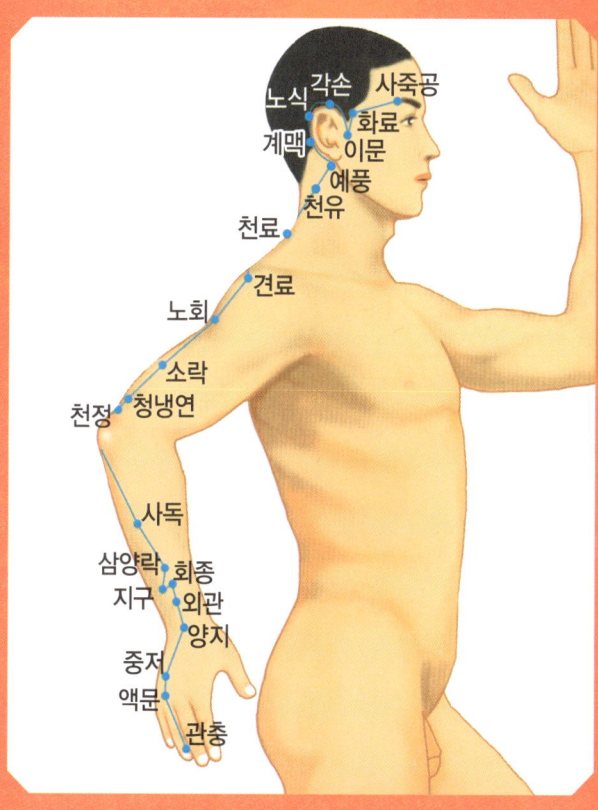

10. 수소양 삼초경(手少陽 三焦經)

관충(關衝)

TE-1 (2개 혈)
심포경이 오는 관문

약손가락의 새끼손가락 쪽 손톱의 안쪽 모서리를 지나는 수직선과 손톱 뿌리를 지나는 수평선이 만나는 곳에 있다.

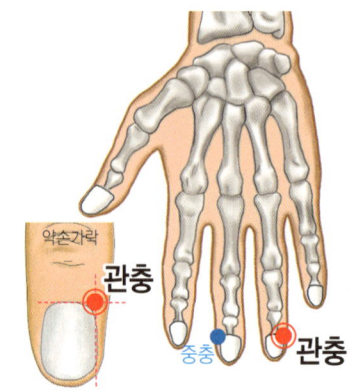

손가락의 마비, 녹내장·결막염·각막백반·눈이 충혈될 때 등의 눈 질환과 목의 질환인 후두염(喉頭炎), 인후병(咽喉病;목구멍의 병) 등에 효과가 있다.

그 밖에 두통, 현기증, 어깨 신경통, 헛구역질, 아래팔이 아플 때, 입술이 마르고 혀가 틀 때, 혀가 뻣뻣해질 때, 가슴이 답답할 때, 소아감질(小兒疳疾;소아의 영양 장애성 병증) 등에도 특효가 있다.

액문(液門)

TE-2 (2개 혈)
수소양맥이 흘러가는 곳

손등 쪽 새끼손가락과 약손가락 사이, 제4기절골 쪽 우묵한 곳에 있다.

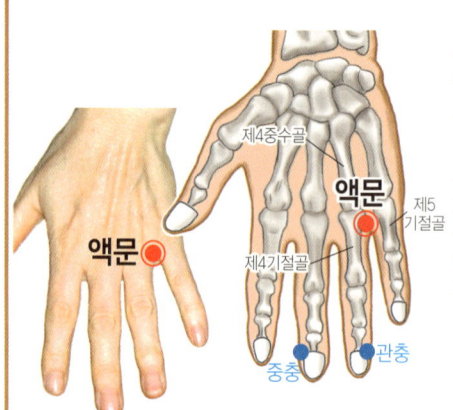

결막염·각막백반·눈이 충혈될 때 등의 눈 질환과 이명(耳鳴), 난청, 청각장애 등의 귀 질환에 효과가 있다.

그 밖에 치통, 잇몸이 부어 오르면서 아픈 치주염(齒周炎), 구내염(口內炎), 두통, 인후염, 학질, 현기증, 팔뚝 근육의 통증·경련 및 마비 등에도 특효가 있다.

10. TRIPLE ENERGIZER MERIDIAN

중저 (中渚)

TE-3 (2개 혈)
물을 막아 옆으로 돌게 하는 혈

손등, 제4중수골과 제5중수골 사이의 밑바디 뒤쪽 우묵한 곳에 있다.

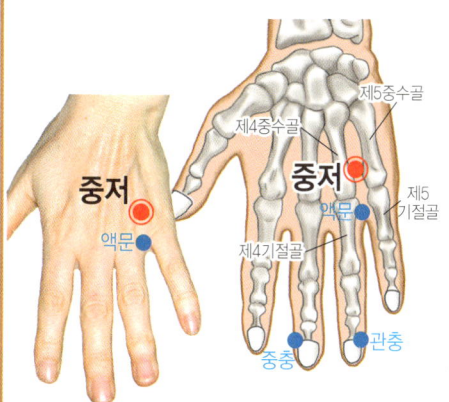

목구멍이 붓고 아플 때, 팔굽과 손가락을 구부리거나 펴지 못할 때, 시력감퇴, 녹내장, 눈이 충혈될 때, 청각장애, 청력감퇴, 이명(耳鳴), 열병(熱病) 등에 효과가 있을 뿐만 아니라, 특히 어깨 신경통이나 팔·손등·팔뚝이 아플 때에도 잘 듣는다.

그 밖에 두통에도 효과가 있다. 편두통이 있을 때 중저혈에 침을 놓으면 곧바로 낫는다.

양지 (陽池)

TE-4 (2개 혈)
손등의 연못에 모이는 경혈

손등의 손목 주름 가운데 우묵한 곳, 가운뎃손가락과 약손가락의 위쪽에 있다.

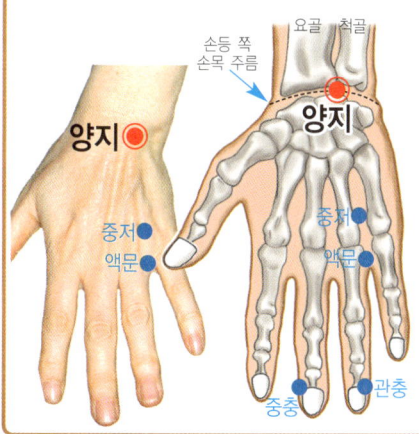

여성의 자궁 질환을 고치는 데 뛰어난 효과가 있는 경혈로 잘 알려져 있다. 또한 통증으로 팔을 들어올릴 수 없거나 오십견 같은 어깨에서 팔에 걸친 통증과 팔 신경통, 손목 신경통, 손목·팔뚝의 통증 등에도 크게 효과를 본다.

그 밖에 소갈(消渴), 학질, 감기, 청력장애, 편도선염, 당뇨병에도 특효가 있다.

133

10. 수소양 삼초경 (手少陽 三焦經)

외관 (外關)

TE-5 (2개 혈)
손등 쪽과 연관된 경혈

손목 주름(양지혈)에서 2촌 올라가 척골과 요골 사이 우묵한 곳에 있다.

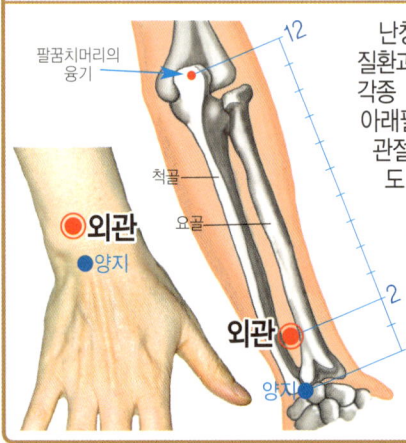

난청·이명(耳鳴)·청각 상실 등의 귀 질환과 눈이 충혈되고 아플 때 등, 눈의 각종 질환에 매우 효과가 있다. 또한, 아래팔이 저리고 아플 때, 상지(上肢) 관절염, 손과 팔의 마비나 통증 등에도 잘 듣는다.

그 밖에 감기, 고열(高熱), 폐렴, 야뇨증, 신경성 피부염, 뇌졸증, 반신불수, 두통, 온몸이 나른할 때, 불면증, 치통 등에도 특효가 있다.

지구 (支溝)

TE-6 (2개 혈)
수소양경의 경혈

손목 주름(양지혈)에서 3촌 올라가 척골과 요골 사이 우묵한 곳에 있다.

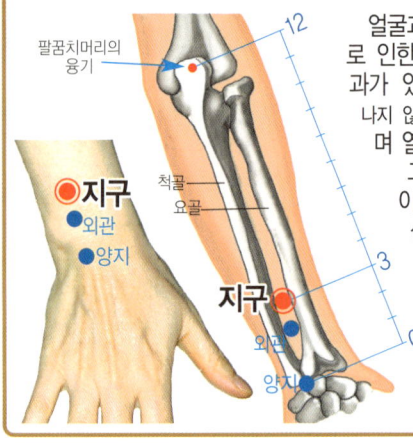

얼굴과 눈의 충혈이나 목구멍의 충혈로 인한 호흡곤란, 심장의 이상 등에 효과가 있다. 또 한불출(汗不出;열병에 땀이 나지 않음)의 열병(熱病), 으슬으슬 추우며 열이 날 때 등에 특효가 있다.

그 밖에 언어장애, 습관성 변비, 이명(耳鳴), 늑간신경통, 흉막염, 협심증, 대상포진, 뾰루지, 여드름, 젖이 부족할 때, 늑막염, 산후 현기증, 구토, 곽란(霍亂), 상지(上肢) 신경통, 어깨 및 등의 통증 등에도 잘 듣는다.

10. TRIPLE ENERGIZER MERIDIAN

회종(會宗)

TE-7 (2개 혈)
원기(原氣)가 모이는 혈

손목 주름(양지혈)에서 3촌 올라가 척골 모서리의 우묵한 곳에 있다.

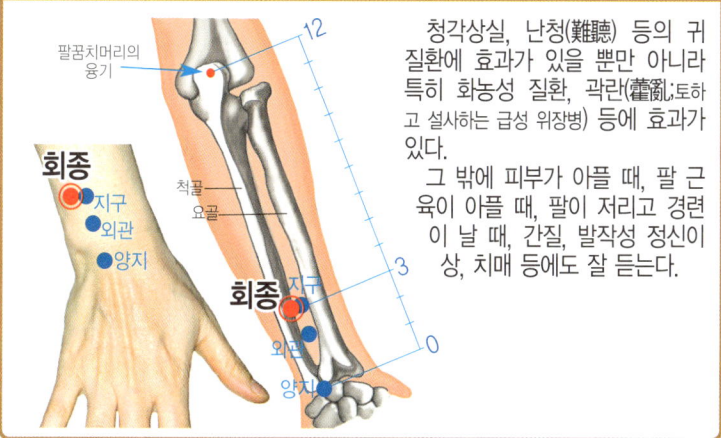

청각상실, 난청(難聽) 등의 귀 질환에 효과가 있을 뿐만 아니라 특히 화농성 질환, 곽란(癨亂;토하고 설사하는 급성 위장병) 등에 효과가 있다.

그 밖에 피부가 아플 때, 팔 근육이 아플 때, 팔이 저리고 경련이 날 때, 간질, 발작성 정신이상, 치매 등에도 잘 듣는다.

삼양락(三陽絡)

TE-8 (2개 혈)
삼양경의 낙맥(絡脈)이 교차되는 곳

손목 주름(양지혈)에서 4촌 올라가 척골과 요골 사이 우묵한 곳에 있다.

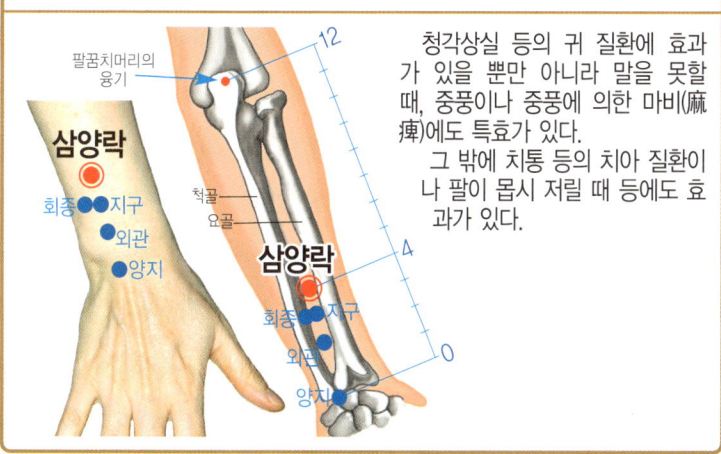

청각상실 등의 귀 질환에 효과가 있을 뿐만 아니라 말을 못할 때, 중풍이나 중풍에 의한 마비(麻痺)에도 특효가 있다.

그 밖에 치통 등의 치아 질환이나 팔이 몹시 저릴 때 등에도 효과가 있다.

10. 수소양 삼초경(手少陽 三焦經)

사독(四瀆)

TE-9 (2개 혈)
매끄럽게 하고 통하게 하는 경혈

팔꿈치머리의 융기에서 손쪽으로 5촌 내려가 척골과 요골 사이 우묵한 곳이다.

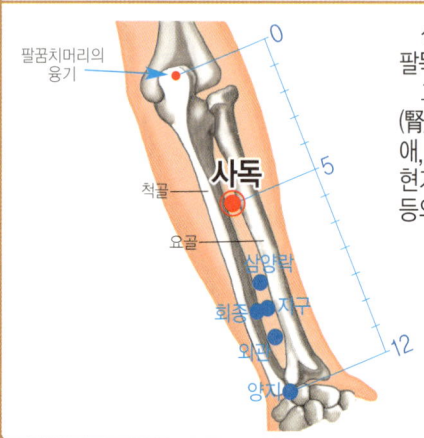

상지(上肢) 신경통, 팔의 마비, 팔뚝의 통증 등에 특효가 있다.

그 밖에 인후(咽喉) 질환, 신장염(腎臟炎), 혀의 마비로 인한 언어장애, 청각상실 등의 귀 질환 외에도 현기증, 신경쇠약, 아랫니의 통증 등의 치아 질환에도 잘 듣는다.

천정(天井)

TE-10 (2개 혈)
에너지가 샘솟는 경혈

팔꿈치머리의 융기에서 1촌 올라가 우묵한 곳에 있다.

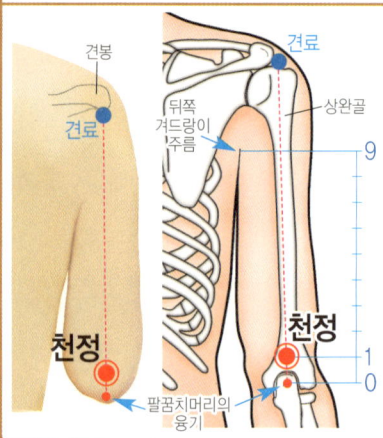

목에서 팔 위까지의 증상에 효과가 있으므로 오십견이나 팔꿈치에서 어깨까지 팔의 통증·팔의 관절염, 상지(上肢) 신경통, 팔꿈치 관절염, 목의 통증, 뒷목이 뻣뻣해질 때, 편도선염 등의 인후병(咽喉病)에 잘 듣는다.

그 밖에 두통, 편두통, 얼굴이 부을 때, 코 막힘, 요통, 눈꼬리가 아플 때, 간질, 나력(瘰癧;목 뒤나 귀 뒤, 사타구니 쪽 등에 생긴 크고 작은 멍울) 등에도 효과를 본다.

10. TRIPLE ENERGIZER MERIDIAN

청랭연(清冷淵)

TE-11 (2개 혈)
삼초맥의 기혈이 흐르는 혈

팔꿈치머리의 융기에서 2촌 올라간 곳에 있다.

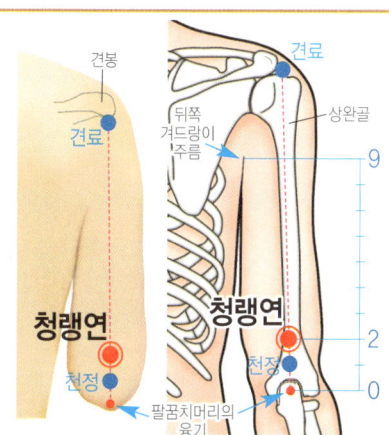

상완통(上腕痛), 즉 위팔이 저리고 아파서 제대로 들어올리지 못할 때, 위팔의 마비, 그리고 옆구리의 통증 등에 효과가 있다.

그 밖에 두통, 눈이 충혈되면서 아플 때, 눈이 누렇게 변할 때, 각기병, 간질 등에도 특효가 있다.

소락(消濼)

TE-12 (2개 혈)
연못 가운데로 흘러드는 듯한 혈

팔꿈치머리의 융기에서 5촌 올라간 곳에 있다.

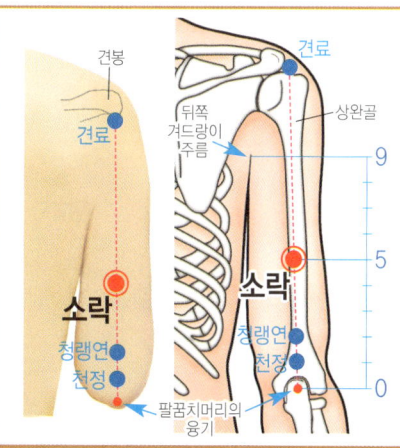

어깨의 질환인 상완(上腕) 신경통, 어깨의 주걱뼈 근육의 경련 등에 효과가 있다.

그 밖에 두통, 치통, 발작성 정신이상, 간질, 뒷목이 뻣뻣할 때, 항배강급(項背强急:목 뒤 부위의 살과 근맥이 아픈 병증)에도 특효가 있다.

137

노회 (臑會)

TE-13 (2개 혈)
어깨를 다스리는 경혈

견료혈에서 3촌 아래 삼각근 뒤쪽 우묵한 곳. 뒤쪽 겨드랑이 주름과 같은 높이.

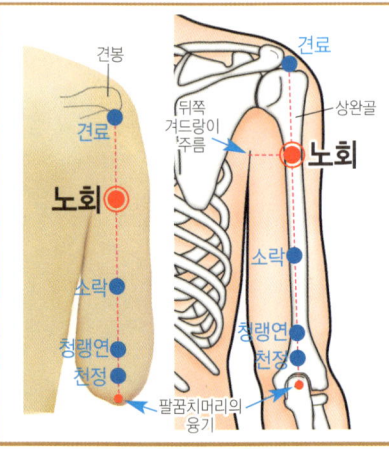

이 경혈은 삼각근 가장자리에서 가까운 위치에 있으므로 삼각근의 통증이나 어깨 근육의 경련 및 마비, 팔 윗부분의 신경통, 어깨 관절통, 오십견 등에 탁월한 효과가 있다.

그 밖에 인후염, 나력(癩癧;목 뒤나 귀 뒤, 사타구니 쪽 등에 생긴 크고 작은 멍울), 혹(병적으로 불거져 나온 살덩어리) 등에도 잘 듣는다.

견료 (肩髎)

TE-14 (2개 혈)
어깨 뼈를 다스리는 경혈

어깨 위 견봉의 뒤쪽 아랫부분 가장자리의 우묵한 곳이다.

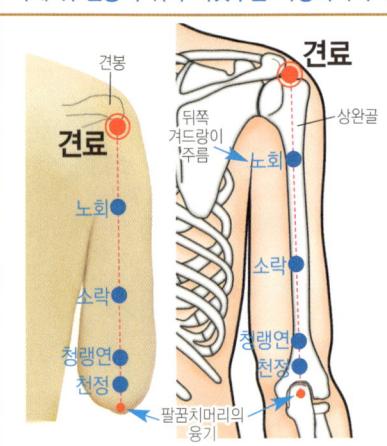

상지(上肢) 신경통, 어깨 관절통, 어깨에 중압감이 있을 때, 팔이 아파서 올리지 못할 때, 무거운 것을 계속 들어 팔꿈치가 펴지지 않을 때에 효과가 있다.

그 밖에 고혈압, 다한증(多汗症), 중풍, 반신불수, 늑막염 등에도 잘 듣는다.

치료할 때 견우·비노혈을 함께 자극하면 한층 더 효과를 본다.

10. TRIPLE ENERGIZER MERIDIAN

천료(天髎)

TE-15 (2개 혈)
어깨 구석에 있는 경혈

어깨의 견갑골 상각에서 위로 우묵한 곳에 있다.

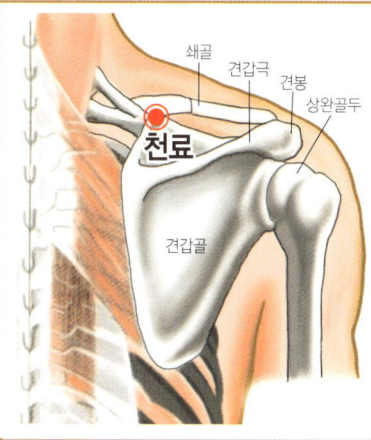

어깨의 마비, 어깨 결림이나 통증, 목이나 목덜미의 갑작스런 통증, 윗목이 뻣뻣할 때, 팔꿈치 통증, 오십견 등에 효과가 있다.
그 밖에 두통, 고혈압, 정서 불안, 심계항진(心悸亢進;가슴이 두근거림), 흉통(胸痛;가슴의 통증), 한불출(汗不出;열병에 땀이 나지 않는 것) 등에도 효과가 있다.

천유(天牖)

TE-16 (2개 혈)
목 질환을 치료하는 곳

하악각과 같은 높이로, 목빗근의 뒤쪽 오목한 곳. 유양돌기의 뒤쪽 아랫부분이다.

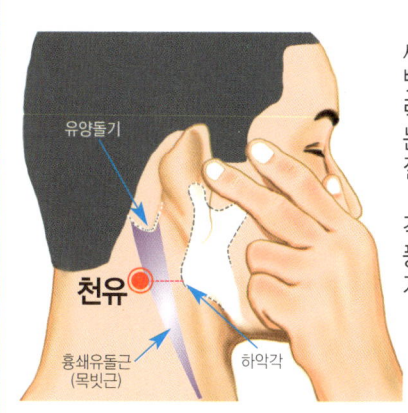

두통, 두중(頭重;머리가 무거운 증세), 얼굴이 붓고 아플 때, 뒷목이 뻣뻣할 때 외에도 눈의 통증·시력 감퇴·시력 장애·각막백반·눈알에 핏발이 생겼을 때 등의 눈 질환에 그 효력을 나타낸다.
그 밖에 돌발성 난청 등의 청각장애, 이명(耳鳴), 인후염, 습진, 풍진, 현기증, 치통 등에도 효과가 있다.

10. 수소양 삼초경(手少陽 三焦經)

예풍(翳風)

TE-17 (2개 혈)
귀에 있는 중풍을 물리치는 혈

귀 뒤쪽 아래 유양돌기와 아래턱 사이의 우묵한 곳. 입을 벌리면 쑥 들어가는 곳.

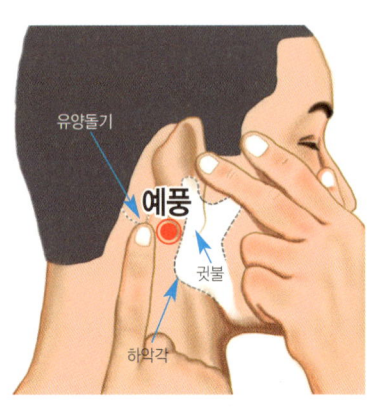

중풍으로 인해 생기는 안면마비나 경련·뺨의 부종(浮腫;신체 조직의 틈 사이에 액체가 괴어 있는 것)·안면 신경마비뿐만 아니라, 청각상실·볼거리·이명(耳鳴)·귀앓이·외청도염(外聽道炎) 등의 귀 질환에 효과가 있다.
그 밖에 치통, 눈의 통증, 구안와사, 풍진, 입을 벌리지 못할 때, 목과 어깨가 아프거나 결릴 때, 치통, 현기증, 차멀미 등에도 효과가 있다.

계맥(瘛脈)

TE-18 (2개 혈)
광란 질환을 치료하는 혈

귓바퀴를 따라 예풍혈과 각손혈의 사이에서 아래쪽 3분의 1 지점에 있다.

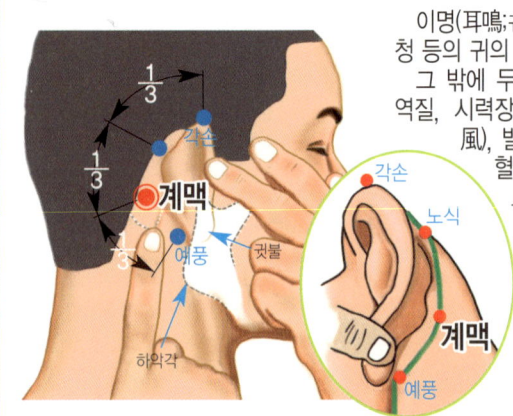

이명(耳鳴;귀울음)·청각상실·난청 등의 귀의 질환에 효과가 있다.
그 밖에 두통, 편두통, 구토, 구역질, 시력장애, 소아경풍(小兒驚風), 발작성 정신이상, 뇌충혈(腦充血;뇌빈혈과 반대로, 머리에 도는 혈액의 양이 많은 것)에도 특효가 있다.

10. TRIPLE ENERGIZER MERIDIAN

노식(顱息)

TE-19 (2개 혈)
천식을 치료하는 혈

귓바퀴를 따라 예풍혈과 각손혈의 사이에서 위쪽 3분의 1 지점에 있다.

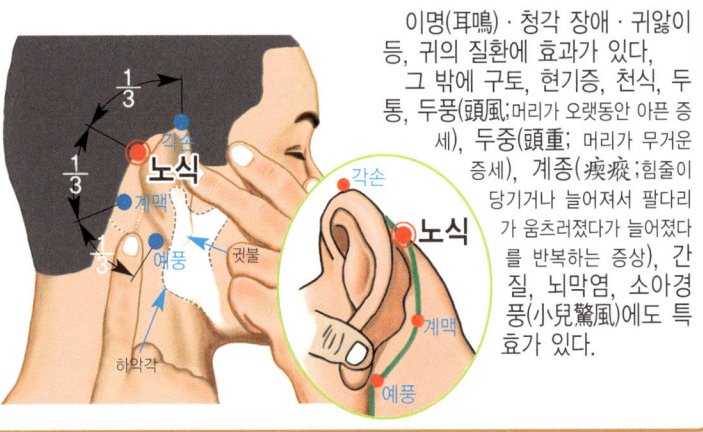

이명(耳鳴)·청각 장애·귀앓이 등, 귀의 질환에 효과가 있다.
그 밖에 구토, 현기증, 천식, 두통, 두풍(頭風;머리가 오랫동안 아픈 증세), 두중(頭重; 머리가 무거운 증세), 계종(瘈瘲;힘줄이 당기거나 늘어져서 팔다리가 움츠러졌다가 늘어졌다를 반복하는 증상), 간질, 뇌막염, 소아경풍(小兒驚風)에도 특효가 있다.

각손(角孫)

TE-20 (2개 혈)
몸의 기능과 같은 경혈

귓바퀴를 접어 머리에 눌러 붙였을 때 귓바퀴 꼭대기가 닿는 지점이다.

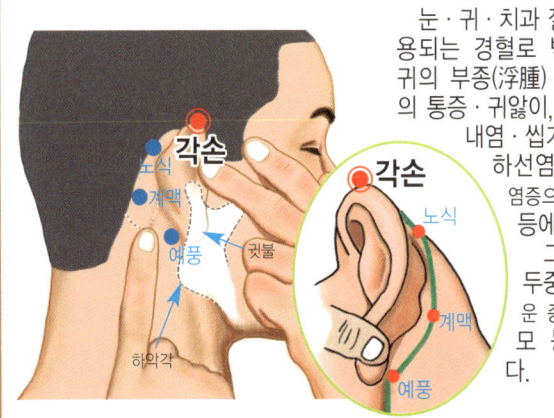

눈·귀·치과 질환에 폭넓게 사용되는 경혈로 백내장·결막염, 귀의 부종(浮腫)·이명(耳鳴)·귀의 통증·귀앓이, 치통·충치·구내염·씹기가 힘들 때·이하선염(耳下腺炎;침샘이 염증으로 부어오르는 병) 등에 효과가 있다.
그 밖에 두통이나 두중(頭重;머리가 무거운 증세), 현기증, 탈모 등에도 잘 듣는다.

10. 수소양 삼초경(手少陽 三焦經)

이문(耳門)

TE-21 (2개 혈)
귀의 질환을 다스리는 문

입을 벌렸을 때 우묵해지는 곳(청궁혈)의 바로 위쪽 우묵한 곳에 있다.

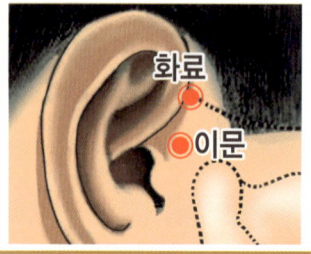

귀의 질병 전반에 걸쳐 뛰어난 효과가 있어 이명(耳鳴)·난청·귀앓이·중이염(中耳炎)·외이염(外耳炎)·청각장애·귓속의 뽀루지나 습진 등에 특효가 있다.

그 밖에 안면신경마비, 삼차신경통, 치통, 안면(顔面)신경통, 턱 관절염, 아관긴급(牙關緊急;이가 꽉 물려 입을 벌리지 못하는 병)에도 잘 듣는다.

화료(和髎)

TE-22 (2개 혈)
콧병을 다스리는 곳

귓바퀴 뿌리의 앞쪽. 이문혈 위쪽 머리털 경계선 아래 맥이 뛰는 곳이다.

이명(耳鳴), 외이염(外耳炎) 등의 귀 질환에 효과 있을 뿐만 아니라 머리가 아프거나 무겁고 어지러운 증상 외에 비염(鼻炎)으로 인해 콧물이 나올 때도 효과가 있다. 그 밖에 안면 신경마비, 코끝이 부어오르면서 아플 때, 구안와사, 턱의 부종(浮腫;신체 조직의 틈 사이에 액체가 괸 상태) 등에도 효과가 있다

사죽공(絲竹空)

TE-23 (2개 혈)
눈병을 다스리는 곳

눈썹 바깥쪽 옆 우묵한 곳. 동자료 위쪽에 있다.

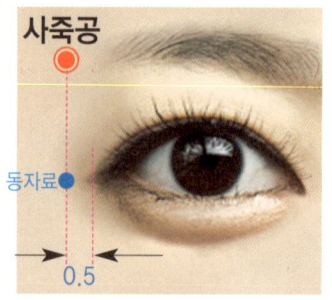

시력장애·결막염·눈의 충혈·눈의 통증·미릉골통(眉稜骨痛;눈썹이 있는 뼈 부위가 아픈 증세)·눈꺼풀의 경련·눈썹이 잘 안 날 때 등의 눈 질환과 치통, 현기증, 안면신경마비, 두통이나 편두통에도 잘 듣는다.

그 밖에 치통, 눈꺼풀의 경련 등에도 효과가 있다. 이 사죽공혈에 마사지나 지압을 하면 눈의 피로나 얼굴의 부종(浮腫)이 풀리고 상쾌해진다.

제11장 GALLBLADDER MERIDIAN
족소양(足少陽) 담경(膽經)

이 경락은 눈 옆의 동자료혈을 시작으로 머리를 한 바퀴 돌아 목을 내려가 가슴·배에 이르러 다리를 거쳐 새끼발가락의 규음혈에서 끝나는데, 한 쪽에 44혈로 좌우 총 88개의 혈을 가지고 있다.

이 담경(膽經)의 경락은 두통, 현기증, 신경쇠약, 간질, 정신이상, 고혈압 등의 머리 질환에서부터 뒷목의 경직, 옆구리와 갈빗대 사이(늑간(肋間))가 붓고 아플 때, 담(痰)결림, 넓적다리 관절의 통증 등을 주로 다스린다. 한열(寒熱)이 있을 때도 잘 듣는다.

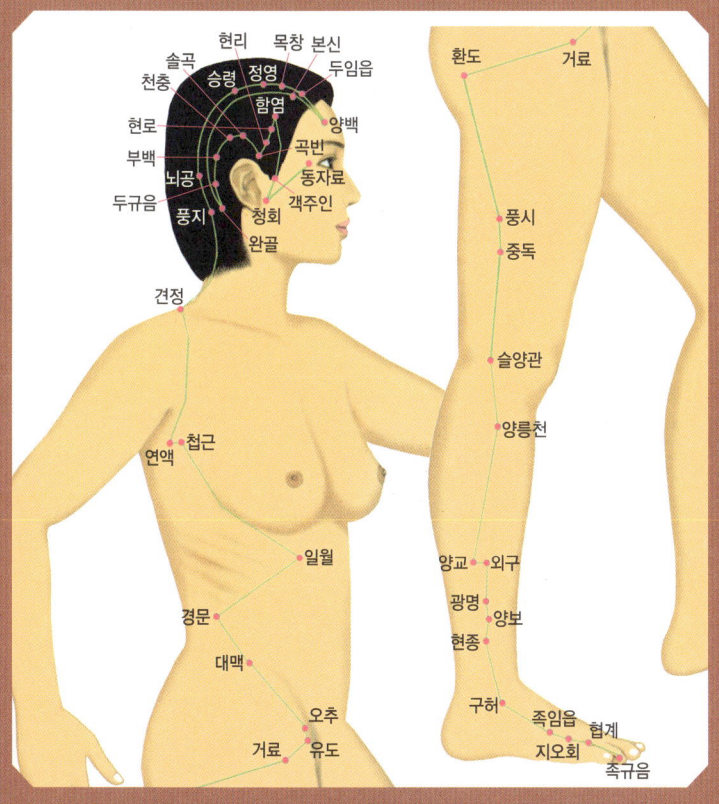

11. 족소양 담경(足少陽 膽經)

동자료(瞳子髎)

GB-1 (2개 혈)
눈을 다스리는 혈

눈의 바깥 모서리에서 0.5촌 바깥쪽에 있다.

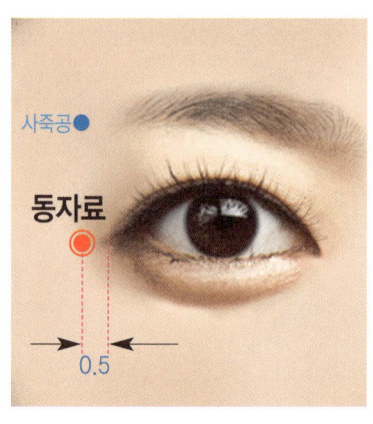

두통 등, 머리 부분의 질환이나 근시·사시(斜視)·녹내장·백내장·각막염·야맹증·굴절이상·눈의 피로·눈의 가려움증·눈의 충혈·눈물이 흐를 때·눈알이 몹시 아플 때 등, 눈의 질환에 효과가 좋다.

그 밖에 안면근육의 경련, 눈꺼풀의 경련, 입과 눈이 한쪽으로 쏠리어 비뚤어지는 구안와사에도 특효이다. 또한 눈 주위의 주름살을 펴 주는 데 매우 효과가 좋으므로 미용에도 빠져서는 안 되는 중요한 경혈이다.

청회(聽會)

GB-2 (2개 혈)
청각(聽覺)의 병을 치료하는 혈

이주(耳柱) 약간 앞의 아래, 우묵한 곳에 있으며 잎을 벌리면 구멍이 생긴다.

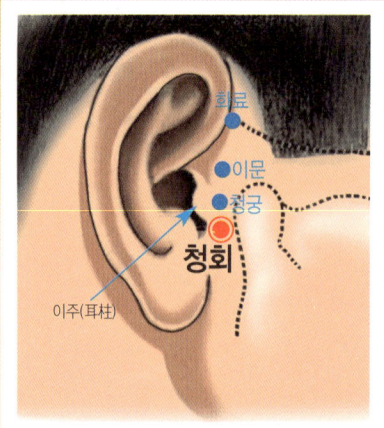

귀의 통증, 귀앓이, 중이염, 이명(耳鳴), 청각장애 등에 효과가 있다.

그 밖에 치통, 두통, 아래턱(하악)이 빠졌을 때, 하악관절통, 안면(顔面) 신경마비, 중풍, 구안와사, 뺨의 부기, 아래턱의 탈구 등에 효과가 있다.

11. GALLBLADDER MERIDIAN

상관(上關)

GB-3 (2개 혈)
삼차신경을 잡는 곳

귀 앞 위쪽에 두드러진 뼈가 있는 부위로, 입을 벌리면 우묵해지는 곳에 있다.

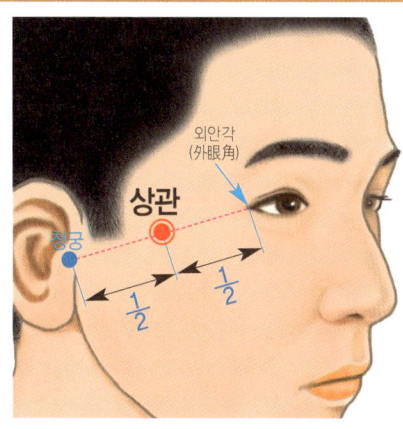

안면신경통과 경련, 안면(顔面) 신경마비, 구안와사 등에 효과가 있다. 뿐만 아니라 중이염(中耳炎)·이명(耳鳴)·난청·청각장애 등의 귀 질환과 눈의 통증·앞을 보지 못하는 시력장애 등에 탁월한 효과가 있다.
그 밖에 간질, 소아경풍(小兒驚風), 편두통, 치통, 윗니의 통증, 현기증 등에도 잘 듣는다.

함염(頷厭)

GB-4 (2개 혈)
이를 깨물듯 근육이 있는 곳

두유혈과 곡빈혈을 연결하는 곡선 위의 4분의 1 지점에 있다.

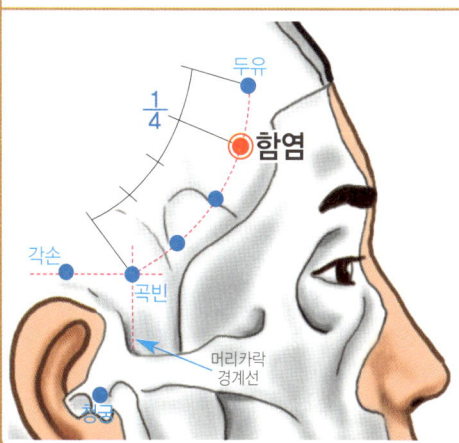

앞을 잘 보지 못하는 시력장애·눈 안쪽이 아플 때 등의 눈 질환과 이명(耳鳴)·청각장애 등의 귀 질환에 효과가 있다.
그 밖에 현기증, 두풍(頭風:오랫동안 낫지 않는 두통), 편두통, 뒷머리가 아플 때, 소아경풍(小兒驚風), 안면신경마비, 비염, 치통, 간질, 안면(顔面)신경통 등에도 잘 듣는다.

145

11. 족소양 담경(足少陽 膽經)

현로(懸顱)

GB-5 (2개 혈)
두통을 고치는 혈

두유혈에서 곡빈혈을 연결하는 곡선 위의 한가운데에 있다.

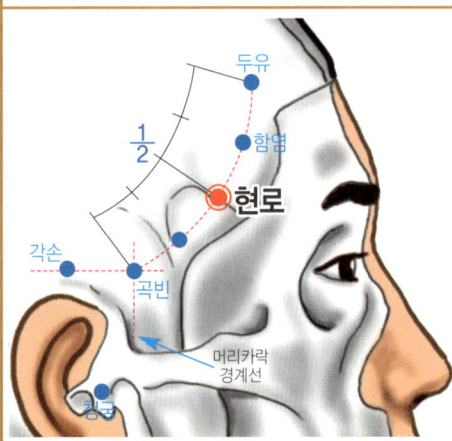

감기로 인해 얼굴과 두피로 올라오는 열 때문에 얼굴이 상기되고 부을 때, 뇌충혈(腦充血;뇌빈혈과 반대로, 머리에 도는 혈액의 양이 많은 것), 눈의 충혈, 눈 바깥쪽의 통증, 코피가 날 때 등에 효과가 있다.

그 밖에 이명(耳鳴), 두통, 편두통, 치통, 이빨과 뺨의 통증, 비염, 신경쇠약 등에도 잘 듣는다.

현리(懸釐)

GB-6 (2개 혈)
편두통을 고치는 혈

곡빈혈과 두유혈을 연결하는 곡선 위의 4분의 1 지점에 있다.

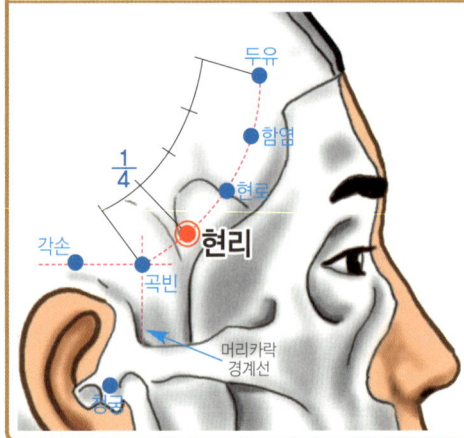

감기로 인해 얼굴과 두피로 올라오는 열 때문에 얼굴이 상기되고 부을 때, 뇌충혈, 눈의 충혈, 눈 바깥쪽의 통증, 코피가 날 때 등에 효과가 있다.

그 밖에 두통, 편두통, 치통, 이빨과 뺨의 통증, 비염, 신경쇠약 등에도 효과가 있다. 또한 한불출(汗不出;열병에 땀이 나지 않는 것)에도 특효가 있다.

11. GALLBLADDER MERIDIAN

곡빈(曲鬢)

GB-7 (2개 혈)
얼굴 모서리에 있는 경혈

귓바퀴 꼭대기를 지나는 수평선과 관자놀이의 뒤쪽 머리카락 경계선의 모서리를 지나는 수직선이 만나는 지점이다. 입을 열면 함몰되는 부위이다.

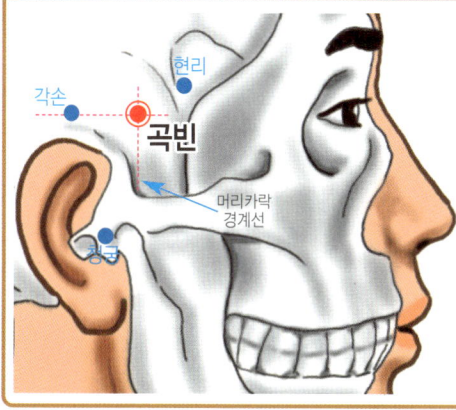

머리 속의 통증, 혈관성 두통, 두중(頭重;머리가 무거운 증상), 또한 머리 양쪽에서 아래턱에 걸쳐 생기는 부기나 통증, 편두통, 안면신경통, 목을 돌리지 못할 때 등에 특효가 있다.

그 밖에 구역질, 소아경풍, 치통, 눈의 질병과 눈의 피로를 없애는 데 효과가 있다.

솔곡(率谷)

GB-8 (2개 혈)
족태양과 만나는 골짜기에 있는 혈

귓바퀴 꼭대기(각손혈)에서 위쪽으로 1.5촌 지점에 있다.

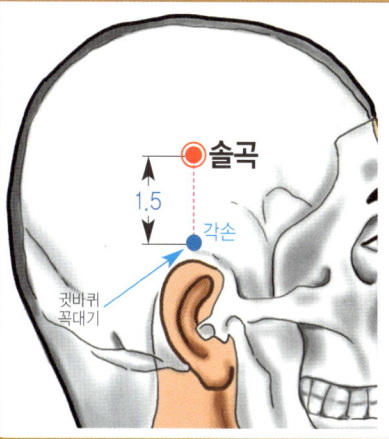

두통, 알코올 중독에 의한 두통, 숙취(宿醉), 편두통, 뇌충혈(腦充血;뇌빈혈과 반대로, 머리에 도는 혈액의 양이 많은 것), 고혈압, 현기증, 눈의 충혈, 시력장애 등에 효과가 있다.

그 밖에 탈모, 구토, 위가 차가울 때, 입맛이 없을 때, 번갈(煩渴;가슴이 답답하고 열이 나며 목이 마르는 증상), 소아의 급만성 경풍 등에도 효과가 있다.

이 경혈은 지압이나 마사지를 해도 상당한 효과를 볼 수 있는 곳이다.

147

천충(天衝)

GB-9 (2개 혈)
천상(天上)으로 통하는 혈

뒤쪽 귓바퀴 뿌리에서 수직으로 올라가 솔곡혈과 같은 높이의 우묵한 곳에 있다.

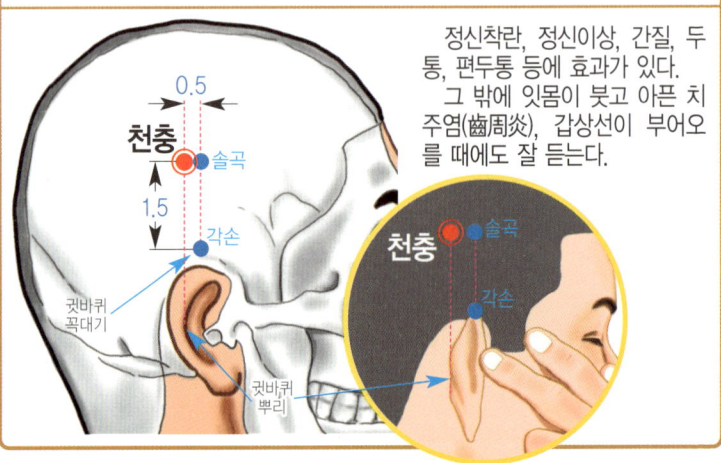

정신착란, 정신이상, 간질, 두통, 편두통 등에 효과가 있다.
그 밖에 잇몸이 붓고 아픈 치주염(齒周炎), 갑상선이 부어오를 때에도 잘 듣는다.

부백(浮白)

GB-10 (2개 혈)
허파 질환에 듣는 혈

천충혈과 완골혈을 연결하는 곡선의 3분의 1 지점에 있다.

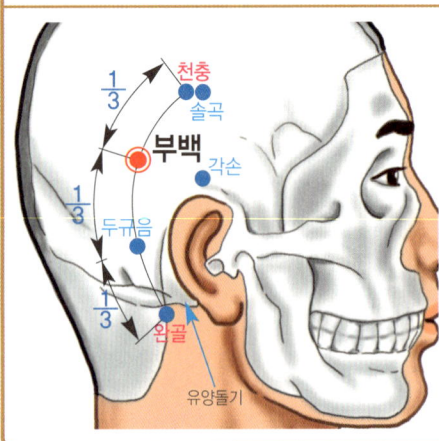

이명(耳鳴), 청각장애, 두통, 두중(頭重:머리가 무거운 증세), 치통, 목젖염 등에 효과가 있다.
그 밖에 열병인 오한(惡寒), 발열(發熱), 고혈압, 저혈압, 기침, 기관지염, 호흡곤란, 목이 뻣뻣하면서 아플 때, 눈이 아플 때, 갑상선이 부어오를 때, 손발이 아플 때 등에도 잘 듣는다.

11. GALLBLADDER MERIDIAN

두규음 (頭竅陰)

GB-11 (2개 혈)
순환기 계통을 다스리는 혈

완골혈과 천충혈을 연결하는 곡선의 3분의 1 지점으로, 우묵하게 들어간 곳.

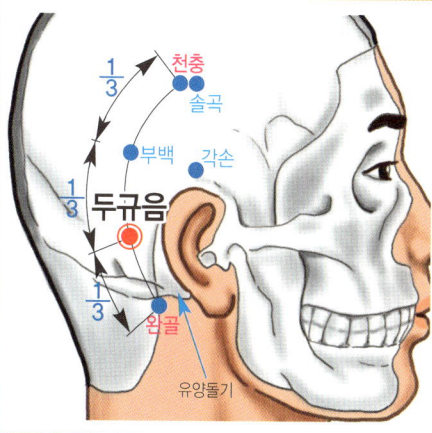

이명(耳鳴)·청각장애 등의 귀 질환, 두항강통(頭項強痛;목덜미가 뻣뻣하고 아픈 증상), 두통, 편두통, 두풍(頭風;오랫동안 낫지 않는 두통), 현기증, 구안와사, 간질, 중이염, 불면증, 치주염, 후두염, 기관지염, 갑상선종, 소갈 등에 효과가 있다.

그 밖에 종아리의 경련, 혀의 출혈, 또 기분이 좋지 않거나 피로할 경우에도 증상을 완화시킨다.

완골 (完骨)

GB-12 (2개 혈)
귀 뒤를 둘러싼 울타리 뼈

유상돌기 하단 뒤쪽으로 깊숙하고 우묵하게 들어간 곳에 있다.

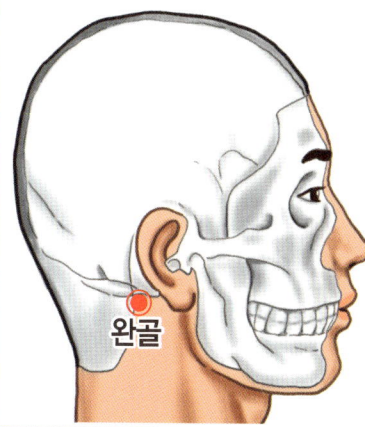

두풍(頭風), 편두통, 현기증, 뇌충혈, 안면신경마비, 두중(頭重), 머리나 얼굴의 부종(浮腫), 잇몸 염증, 귀의 통증, 청각상실 등의 귀 질환, 구안와사, 간질, 목의 통증 등에 효과가 있다.

그 밖에 치주염, 인후병(咽喉病), 이하선염(耳下腺炎;침샘이 염증으로 부어오르는 병), 다리의 마비, 학질, 가려움증, 이하선염, 탈모, 비듬, 불면증 등에도 잘 듣는다.

가슴이 두근거리거나 숨이 차고 목이 막혀 갑갑할 때 이 곳을 눌러주면 시원해진다.

11. 족소양 담경(足少陽 膽經)

본신(本神)

GB-13 (2개 혈)
건망증을 치료하는 혈

머리카락 경계선에서 위쪽으로 0.5촌, 정중선에서 양 옆으로 각각 3촌 지점.

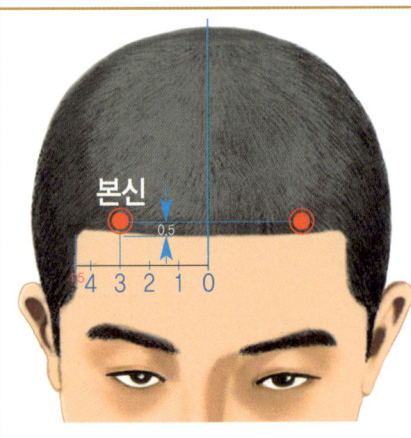

뇌 신경계 질환이나 두통, 현기증, 후두부의 긴장으로 목이 뻣뻣할 때 등에 효과가 있다.

그 밖에 흉협통(胸脇痛;가슴과 옆구리의 통증), 반신불수, 소아경풍(小兒驚風), 간질 등에도 특효가 있다.

양백(陽白)

GB-14 (2개 혈)
눈을 밝게 해 주는 경혈

눈동자의 중심에서 위쪽으로 곧바로 올라가 눈썹 위 1촌 지점에 있다.

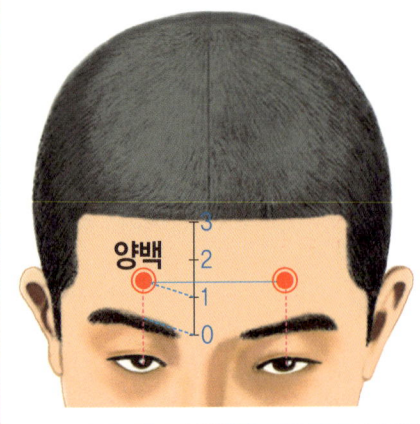

주로 머리와 얼굴·눈의 여러 질환에 효과가 있다. 따라서 두통, 구안와사, 눈이 부시거나 눈물이 계속 나오는 증상, 눈곱이 자꾸 낄 때, 눈꺼풀이 가렵거나 떨릴 때, 안검하수(眼瞼下垂;눈꺼풀이 처져서 눈이 작아지는 것), 각막혼탁, 야맹증 등에 잘 듣는다.

그 밖에 현기증, 비색(鼻塞;코막힘), 구역질 등에도 효과가 있다.

11. GALLBLADDER MERIDIAN

두임읍 (頭臨泣)

GB-15 (2개 혈)
눈병에 듣는 혈

눈에서 곧바로 올라가 머리털이 돋은 경계선에서 위쪽으로 0.5촌 지점에 있다.

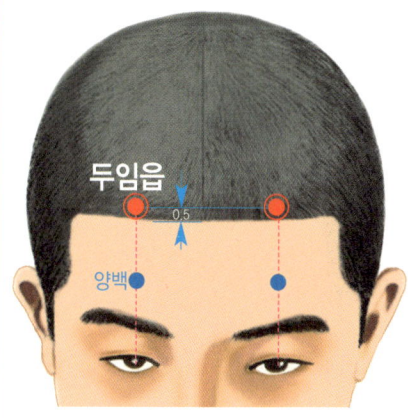

눈의 질환, 코의 질환에 효과가 있다. 따라서 백내장, 결막염, 바람을 쐬면 눈물이 나올 때, 눈에 막이 생겨 흐려 보일 때, 바깥쪽 눈이 아플 때와 축농증, 비염(鼻炎), 비색(鼻塞;코막힘) 등에 잘 듣는다.

그 밖에 청각장애, 상악염(上顎炎), 두통, 현기증, 뇌출혈, 학질, 중풍으로 인한 인사불성에도 특효가 있다.

목창 (目窓)

GB-16 (2개 혈)
눈과 머리가 창처럼 통하는 혈

눈동자 중심에서 똑바로 위쪽, 머리카락 경계선에서 위쪽으로 1.5촌 지점이다.

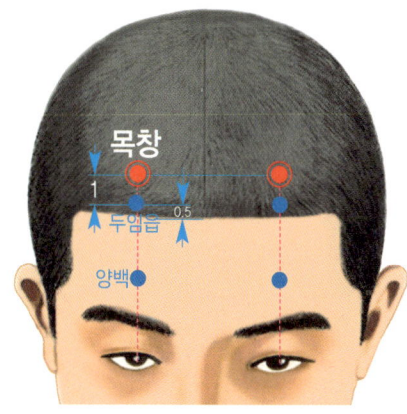

누풍증(漏風症;술을 지나치게 마셔서 온몸에 열과 땀이 나며, 목이 마르고 노곤하여 기운이 없는 병), 얼굴이 부어오를 때, 두통, 치통, 현기증, 열이 날 때, 소아경풍(小兒驚風), 중풍, 비색(鼻塞;코막힘), 비염(鼻炎), 오한(惡寒) 등에 효과가 있다.

또한 눈의 충혈, 원시, 근시, 결막염, 시각장애, 결막염, 각막실질염 등, 각종 눈의 질병에도 특효가 있다.

11. 족소양 담경(足少陽 膽經)

정영(正營)

GB-17 (2개 혈)
혼신(魂神)이 항상 거처하는 곳

눈동자 중심에서 똑바로 위쪽, 머리카락 경계선에서 위쪽으로 2.5촌 지점이다.

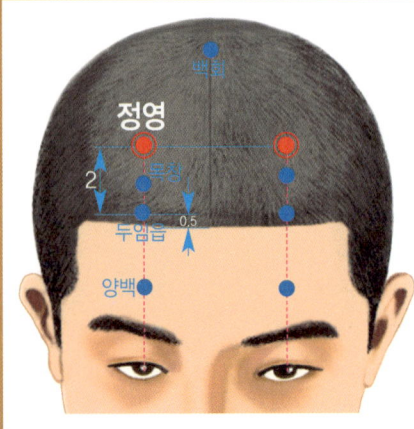

두통, 편두통, 뒷머리가 뻣뻣해지면서 아플 때, 현기증, 얼굴의 부종(浮腫;신체 조직의 틈 사이에 액체가 괴어 있는 것) 등에도 효과가 좋다.

그 밖에 치통, 구역질, 시신경위축증(視神經萎縮症;눈앞이 점점 뿌옇게 보이다가 몇 개월 안에 시력을 잃는 질병) 등에도 특효가 있다.

승령(承靈)

GB-18 (2개 혈)
심장 질환을 없애는 신령

눈동자 중심에서 똑바로 위쪽, 머리카락 경계선에서 위쪽으로 4촌 지점이다.

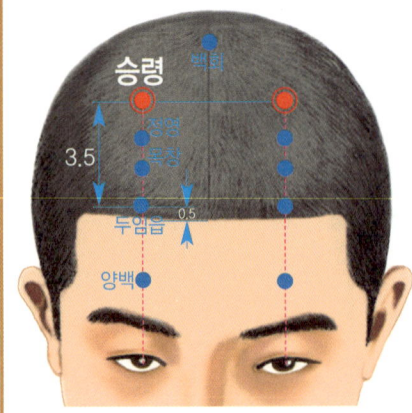

뇌풍(腦風;풍병의 한 가지로서 뒷머리부터 등까지 차가워지고 추위를 느끼며 머리가 아프고 어지러운 병), 뇌·척추의 염증에서 일어나는 발열이나 마비·경련·현기증·두통·편두통 등에 효과가 있다.

또한 감기에 의한 오한이나 두통, 코피, 비색(鼻塞;코막힘), 재채기, 천식, 기관지염, 이명(耳鳴)에 효과가 있을 뿐만 아니라 탈모 방지와 치료에도 활용되고 있다.

11. GALLBLADDER MERIDIAN

뇌공 (腦空)

GB-19 (2개 혈)
뇌의 병을 치료하는 혈

외후두융기의 윗모서리와 같은 높이이며, 풍지혈의 위쪽에 있다.

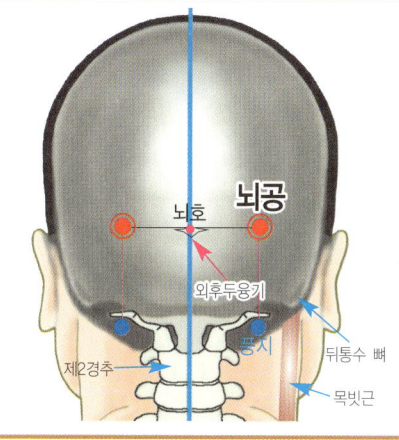

두통, 뇌풍(腦風), 현기증, 간질, 오한, 후두부의 극심한 통증, 뒷목의 긴장과도(緊張過度;근육이 지나치게 긴장되어 있어 근육을 제대로 펴지 못하는 상태) 등에도 효과가 있다.

그 밖에 이명(耳鳴), 감기, 천식, 축농증, 폐결핵, 심계항진(心悸亢進;가슴이 두근거림) 등에도 잘 듣는다.

풍지 (風池)

GB-20 (2개 혈)
감기 질환이 모이는 곳

뒤통수뼈 아래쪽과 목빗근 뒤쪽의 오목한 곳에 있다.

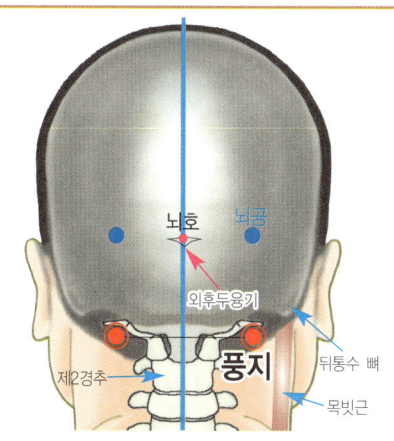

감기로 인한 두통, 몸살, 현기증, 열병(熱病), 비염(鼻炎), 숙취, 멀미, 눈의 피로, 시력감퇴, 가려움증, 여드름, 신경성 피부염, 탈모증, 월경통 등에 효과가 있다.

또한 원형 탈모증, 안면신경마비·경련, 뇌신경 쇠약, 코피, 불면증, 뇌충혈과 뇌일혈 예방, 중풍, 청각장애, 이명 등의 귀 질환에도 잘 듣는다.

이 곳을 손가락으로 눌러 보면 귀 뒤의 머리 양쪽으로 통증이 느껴지는데, 머리를 맑게 하려면 풍지혈을 지압해 준다.

11. 족소양 담경(足少陽 膽經)

견정(肩井)

GB-21 (2개 혈)
어깨를 다스리는 우물 혈

제7경추극돌기와 어깨뼈인 견봉의 바깥쪽 끝을 연결하는 선의 한가운데에 있다.

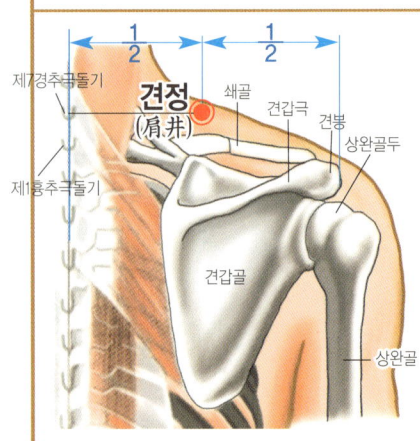

어깨에서 등에 걸친 결림이나 통증, 과로, 오십견, 뒷목이 뻣뻣할 때, 팔이 아파서 들어올리지 못할 때, 유선염(乳腺炎;젖앓이), 난산일 때, 목젖염 등에 효과가 있다.

그 밖에 고혈압, 뇌빈혈, 뇌충혈, 반신불수, 중풍, 언어장애, 신경쇠약, 노이로제, 히스테리 등에 특히 잘 들을 뿐만 아니라 습진, 두드러기 등에도 효과가 좋다.

연액(淵腋)

GB-22 (2개 혈)
족소양(足少陽)의 맥기(脈氣)가 발하는 곳

겨드랑이 한가운데(극천혈)에서 아래로 제4늑간 부위의 우묵한 가운데에 있다.

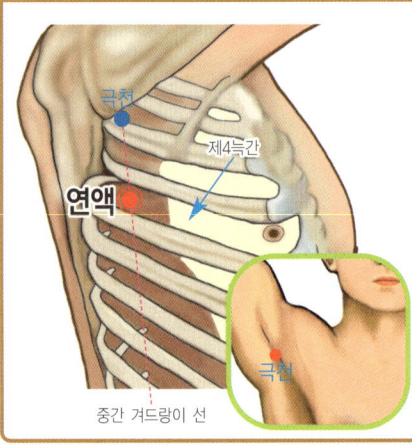

늑간신경통, 늑막염, 흉막염이나 겨드랑이의 가래톳, 폐렴, 기관지염, 가슴이 그득할 때, 팔이 아파서 들어올리지 못할 때 등에 효과가 있다.

그 밖에 액취(腋臭;겨드랑이에서 나는 고약한 냄새), 오한(惡寒;열이 나면서 추운 증세), 발열(發熱) 등에도 특효가 있다.

11. GALLBLADDER MERIDIAN

첩근(輒筋)

GB-23 (2개 혈)
근력(筋力) 사이에 의지해 있는 혈

극천혈에서 앞쪽으로 1촌 간 다음, 아래로 내려가 제4늑간 부위의 우묵한 곳.

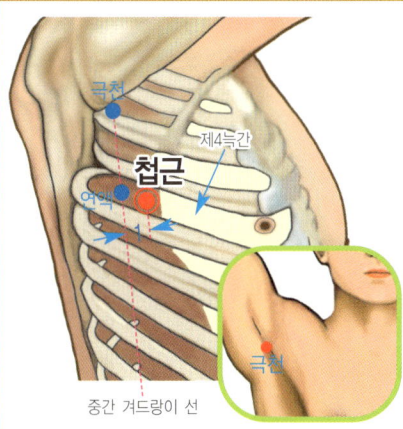

이 경혈은 연액혈과 비슷하며 늑간신경통, 늑막염, 흉막염이나 겨드랑이의 가래톳, 폐렴, 기관지염, 가슴이 그득할 때 등에 효과가 있다.

그 밖에 오한(惡寒;열이 나면서 추운 증세), 발열(發熱) 외에 구역질, 신트림(시큼한 냄새나 신물이 목구멍으로 넘어오면서 나는 트림), 아랫배가 더부룩할 때, 신경쇠약, 사지(四肢)의 경련, 침흘림, 천식으로 눕지 못할 때 등에도 잘 듣는다.

일월(日月)

GB-24 (2개 혈)
가슴과 배를 다스리는 곳

정중선에서 양 옆으로 각각 4촌, 젖꼭지 아래 세번째 갈비뼈 끝에 있다. 제7늑간 부위에 해당되며, 기문혈로부터 갈비뼈 하나 밑에 있다.

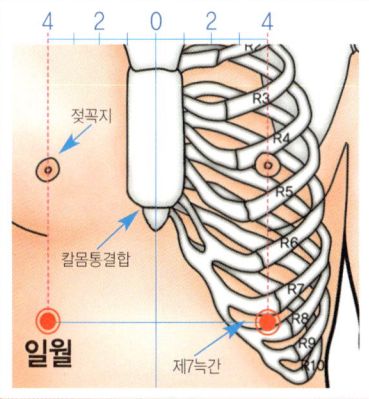

가슴이나 배에 열이 나고 숨을 쉬기가 곤란할 때, 늑간신경통, 호흡불량 등에 효과가 있다. 특히 노이로제나 히스테리, 신경쇠약, 어디가 어떻게 아픈지 모르면서 아프다고 아우성칠 때 등에도 효과를 발휘한다.

그 밖에 황달, 위장 질환, 소화기 계통의 궤양(潰瘍), 딸꾹질, 신트림, 급만성 간염 등의 간 질환, 신장염, 담낭염(膽囊炎) 등에도 잘 듣는다.

11. 족소양 담경(足少陽 膽經)

경문(京門)

GB-25 (2개 혈)
콩팥에 관한 병을 치료하는 혈

허리 가운데, 등뼈 옆 12번째 갈비뼈(제12늑골) 끝 오목한 곳에 있다.

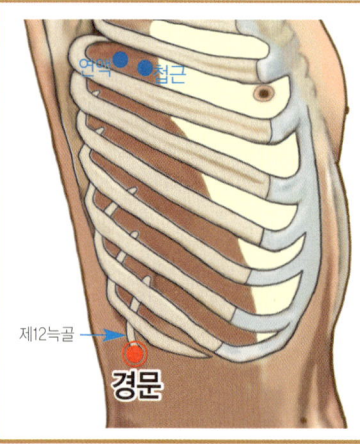

신장(腎臟·콩팥)과 관련된 모든 질병, 즉 신장의 통증, 신장염(腎臟炎), 신장결석 등에 특효가 있다.

그 밖에 소변이 잘 나오지 않는 등의 방광염, 늑간신경통, 딸꾹질, 구역질, 설사, 장명(腸鳴), 장염, 배가 더부룩할 때, 요통, 넙다리뼈(골반과 무릎 사이에 뻗어 있는 뼈) 부위의 통증, 다리의 통증 등에도 잘 듣는다.

대맥(帶脈)

GB-26 (2개 혈)
복부를 지키는 경혈

제11늑골 끝(장문혈)에서 내려가, 배꼽과 같은 높이에 있다.

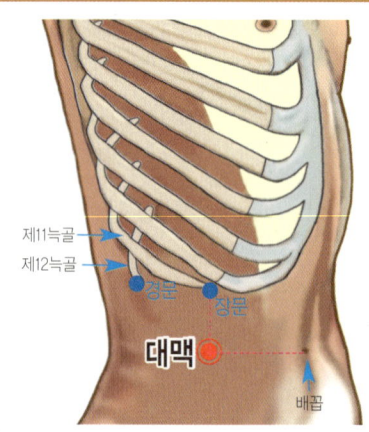

부인과 질환의 특효 경혈로서 월경불순, 붉고 흰 대하, 자궁경련, 자궁내막염, 방광염 등에 효과가 뛰어나다.

그 밖에 허리나 등의 통증이 배로 이어져서 걷기 힘들 때, 장이 울리고 설사를 할 때, 소변불리(小便不利), 산증(疝症:고환이나 음낭이 커지면서 아랫배가 켕기고 아픈 병증) 등에도 잘 듣는다.

11. GALLBLADDER MERIDIAN

오추(五樞)

GB-27 (2개 혈)
하복부 등을 다스리는 곳

배꼽에서 아래쪽으로 3촌, 위앞엉덩뼈가시의 안쪽 우묵한 곳에 있다.

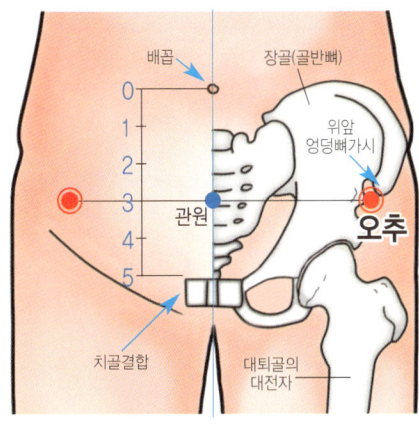

남녀의 생식기 질환에 잘 듣는다. 따라서 한기가 있어 아랫배가 땅길 때, 고환염, 산증(疝症;고환이나 음낭이 커지면서 아랫배가 켕기고 아픈 병증), 월경불순, 붉고 흰 대하, 자궁경련, 자궁탈수, 자궁내막염 등에 특히 효과가 있다.

그 밖에 구토, 식욕부진, 요통, 비뇨기 질환, 위경련, 장의 극심한 통증, 변비 등에도 효과를 본다.

유도(維道)

GB-28 (2개 혈)
음양맥의 길을 지키는 혈

아랫배 부위인데, 오추혈에서 안쪽으로 45도 아래로 0.5촌 되는 지점에 있다.

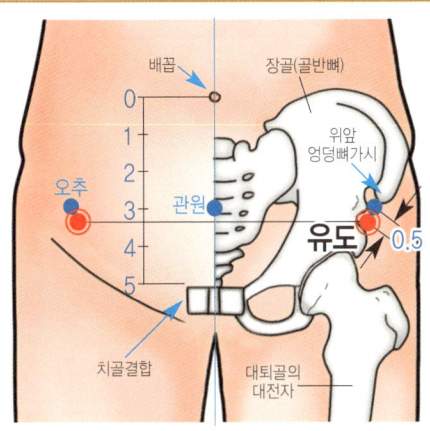

남녀의 생식기 질환에 잘 듣는다. 한기가 있어 아랫배가 땅길 때, 고환염, 산증(疝症;고환이나 음낭이 커지면서 아랫배가 켕기고 아픈 병증), 월경불순, 붉고 흰 대하, 자궁경련, 자궁탈수, 자궁내막염 등에 특히 효과가 있다.

그 밖에 부종(浮腫), 하복통, 복수(腹水), 입맛이 떨어질 때, 구토, 식욕부진, 요통, 비뇨기 질환, 위경련, 신장염, 장염, 충수염(맹장염), 변비 등에도 효과를 본다.

거료(居髎)

GB-29 (2개 혈)
하복부 통증을 없애는 혈

엉덩이 부위인데, 옆으로 누웠을 때 위앞엉덩뼈가시와 대퇴골의 대전자 꼭대기를 연결하는 선의 한가운데에 있다.

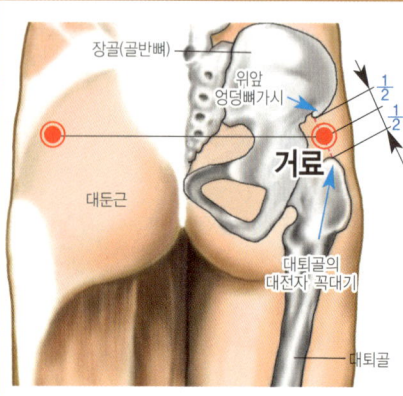

요통, 아랫배가 아플 때, 반신불수, 피곤하여 무릎이 아플 때, 다리가 나른할 때, 발에 쥐가 나거나 저릴 때, 허벅지 신경통 등에 효과가 있다.

그 밖에 고환염, 산증(疝症: 고환이나 음낭이 커지면서 아랫배가 켕기고 아픈 병증), 신장염, 장염, 위통, 방광염, 자궁 질환인 자궁내막염 등에도 잘 듣는다.

환도(環跳)

GB-30 (2개 혈)
걸으면 오르락내리락하는 혈

엉덩이 부위로, 대퇴골 대전자의 융기와 엉치뼈틈새(천골틈새)를 연결하는 선 위의 3분의 1 지점에 있다.

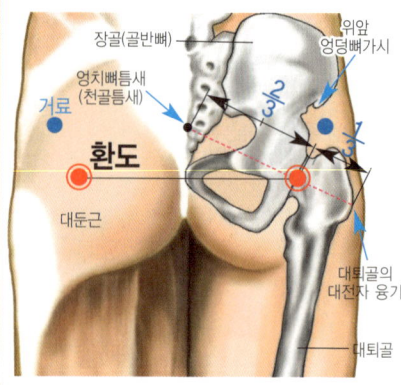

호흡기 질환과 늑막염 등에 효과가 있을 뿐만 아니라 고관절 류마티스와 요추 관련 질환으로 인한 좌골신경통, 풍습관절통, 요통, 각기병, 다리의 마비, 하지(下肢)의 마비, 반신불수 등에도 잘 듣는다.

그 밖에 중풍에 의한 반신불수, 수종(水腫: 몸이 붓는 병), 풍진(風疹: 홍역과 비슷한 발진성 급성 피부 전염병) 등에도 특효가 있다.

11. GALLBLADDER MERIDIAN

풍시(風市)

GB-31 (2개 혈)
풍을 제거하는 중요한 혈

똑바로 서서 두 손을 다리에 대면 가운뎃손가락 끝이 닿는 곳이다.
바깥쪽 대퇴골 중앙부에 해당하는 두 힘살 사이에 있다.

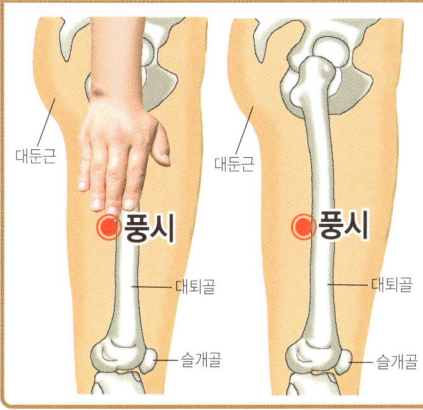

다리의 통증, 관절이 부어올라 아파서 펴거나 구부리기 힘들 때, 하체에 힘이 없을 때, 각기병으로 인한 후유증에 좋은 효과를 볼 수 있다. 또한 늑골의 통증, 옆구리 통증, 좌골신경통 등에도 잘 듣는다.

그 밖에 습진, 두드러기, 온몸이 가려울 때, 풍습(風濕)으로 인한 편두통, 중풍, 반신불수, 그리고 한센병(문둥병)에도 특효이다.

중독(中瀆)

GB-32 (2개 혈)
다리 병에 잘 듣는 경혈

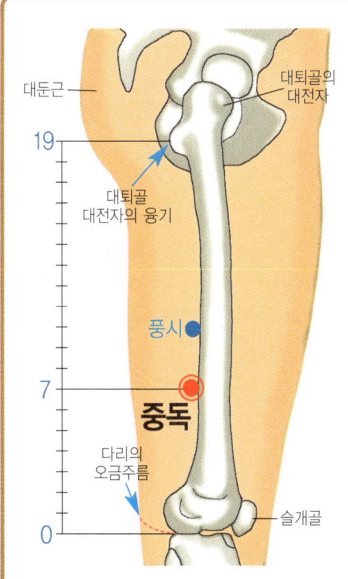

넙적다리 바깥쪽, 다리 오금주름에서 7촌 올라가 우묵한 가운데에 있다.

주로 다리 질환에 효과가 있다. 따라서 다리의 신경통, 각기병, 좌골신경통, 대퇴부 근육의 통증·경련·마비, 하지(下肢)의 마비, 고관절과 슬관절이 아플 때 등에도 효과가 있다.

그 밖에 반신불수, 요통, 오한(惡寒) 등의 증상에도 잘 듣는다.

11. 족소양 담경(足少陽 膽經)

슬양관(膝陽關)

GB-33 (2개 혈)
족소양경의 합혈

무릎 바깥쪽 대퇴골 위, 굵은 두 근육 사이의 우묵한 곳에 있다.

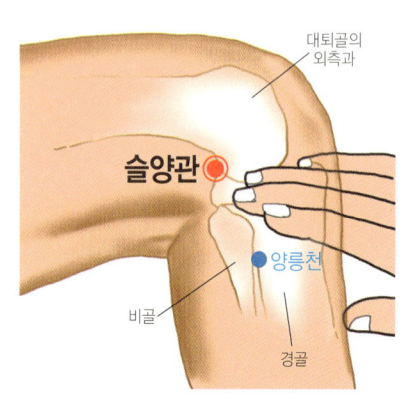

류머티스, 무릎 관절염 등에 효과가 있다. 즉, 슬관절 환자의 바깥쪽 무릎이 아플 때, 슬냉통(膝冷痛;무릎이 시리고 아픔)에 특효가 있다.

그 밖에 각기병, 다리의 마비, 반신불수, 좌골신경통 등에도 잘 듣는다.

양릉천(陽陵泉)

GB-34 (2개 혈)
상열(上熱) 하한(下寒)에 좋은 혈

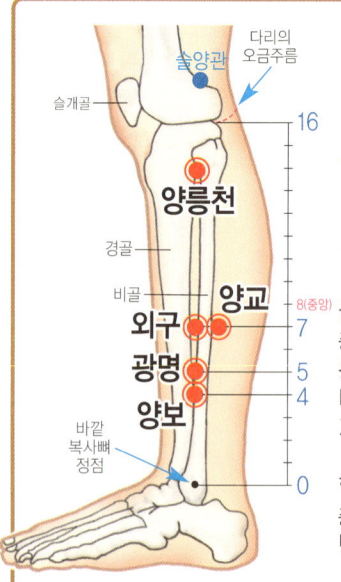

무릎 아래 종아리 위쪽, 경골과 비골이 만나는 바깥쪽의 우묵한 곳에 있다.

다리의 질환, 근육 이상으로 인한 굴신불리(屈伸不利;관절을 구부리고 펴는 것이 어려운 증세), 각기병, 하지정맥염, 늑간신경통, 협통(脇痛;옆구리 통증), 반신불수, 좌골신경통, 비골신경통, 소아마비, 무릎이 붓고 아프거나 감각이 없을 때 등에도 효과가 있다.

그 밖에 변비, 대상포진, 구토, 황달, 고혈압, 간염, 담낭염, 면종(面腫;얼굴이 붓는 병증), 편두통, 고혈압, 요통, 명치가 아플 때, 변비, 습진 등에도 효과를 본다.

11. GALLBLADDER MERIDIAN

양교(陽交)

GB-35 (2개 혈)
양유맥과 족소양경맥이 만나는 곳에 있는 혈

바깥쪽 복사뼈 정점에서 위쪽으로 7촌 올라간 곳에 있다.

　다리가 저리고 마비될 때, 무릎이 아플 때, 허벅지가 아플 때 등에 특효가 있다.
　그 밖에 면종(面腫;얼굴이 붓는 병증), 편도선염 등의 인후병(咽喉病), 늑막염, 놀랐을 때, 신경쇠약, 한열(寒熱;오한과 발열 증상을 합한 것), 무릎 관절통, 천식, 늑막염, 흉통(胸痛;가슴 통증) 등에도 효과가 좋다.

외구(外丘)

GB-36 (2개 혈)
가는정강이뼈 뒤쪽에 있는 혈

바깥쪽 복사뼈 정점에서 위쪽으로 7촌 올라간 곳으로 양교혈과 1촌 옆 수평이 되는 곳에 있다.

　호흡기 질환, 각기병, 반신불수, 하지(下肢)의 마비, 좌골신경통, 옆구리가 그득하거나 아플 때, 정강이뼈의 신경통, 장딴지 근육의 경련에도 특효가 있다.
　그 밖에 목이 아플 때, 가슴이 아플 때, 풍습병(風濕病), 소아경풍, 오한(惡寒), 발열(發熱), 광견병, 피부가 가려울 때 등에도 잘 듣는다.

광명(光明)

GB-37 (2개 혈)
눈병에 듣는 혈

바깥쪽 복사뼈 정점에서 위쪽으로 5촌 올라간 곳에 있다.

　눈의 질환인 백내장, 야맹증, 시신경위축, 눈이 아플 때, 시력감퇴 등에 특효가 있다.
　그 밖에 한불출(汗不出;열병에 땀이 나지 않는 것), 발열(發熱), 노이로제, 광견병, 각기병, 장딴지 근육의 경련, 다리의 신경통, 다리 바깥쪽이 아플 때, 유방이 붓고 아플 때, 정신병, 편두통 등, 머리 부분에 증상이 있을 때에도 효과를 본다.

양보(陽輔)

GB-38 (2개 혈)
가는 정강이뼈 위에 있는 혈

바깥쪽 복사뼈 정점에서 위쪽으로 4촌 올라간 곳에 있다.

　협통(脇痛;옆구리 통증), 무릎관절염, 하지(下肢)의 마비, 다리의 바깥쪽이 아플 때, 전신관절통(全身關節痛;온몸의 뼈마디가 아픈 것), 허리 부분에 냉증을 수반하는 요통에도 특효가 있다.
　그 밖에 두통, 편두통, 학질, 부종(浮腫), 눈 안쪽의 통증, 겨드랑이의 가래톳 외에 목의 임파선염·편도선염 등의 인후병(咽喉病)에도 효과가 있다.

11. 족소양 담경(足少陽 膽經)

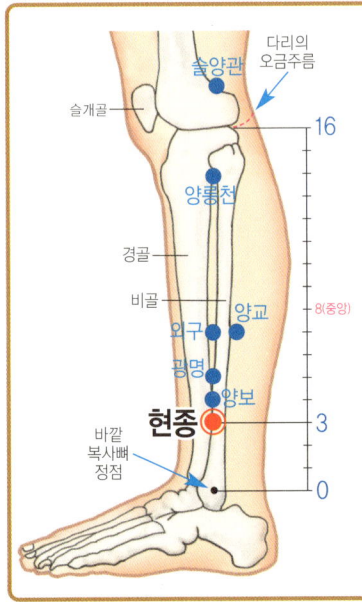

현종(懸鐘)

GB-39 (2개 혈)
다리 병에 잘 듣는 경혈

바깥쪽 복사뼈 정점에서 위쪽으로 3촌 올라가 맥이 뛰는 곳에 있는데, 경골의 앞쪽 가장자리에 해당된다.

다리나 등의 신경통, 각기병, 무릎·족(足)관절 질환, 정강이 부위의 경련과 통증, 좌골신경통, 가슴 통증, 반신불수, 중풍으로 팔다리를 쓰지 못할 때 등에 효과를 본다.

그 밖에 편두통, 낙침(落枕:목이 아파서 잘 돌리지 못하는 증세), 목의 임파선결핵, 뒷목이 결릴 때, 배가 땅기고 위가 매슥거려 식욕이 없거나 위의 상태가 약해졌을 때에도 효과가 있다.

구허(丘墟)

GB-40 (2개 혈)
발의 병에 잘 듣는 경혈

바깥쪽 복사뼈 아래의 우묵한 곳에 있다.

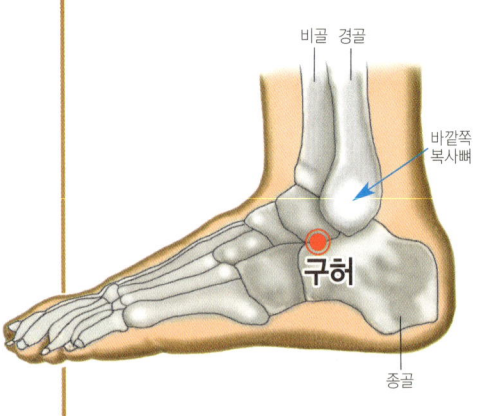

다리의 근육이 말라서 혈액순환이 불량할 때, 고관절이 아플 때, 종아리의 경련, 좌골신경통, 요통, 옆구리가 아플 때, 가슴이 아플 때, 중풍으로 인한 반신불수 등에 효과가 있다.

그 밖에 두통, 목덜미의 뻐근함, 현기증, 늑막염, 폐렴, 간염, 산증(疝症:고환이나 음낭이 커지면서 아랫배가 켕기고 아픈 병증), 학질, 눈병, 만성 담낭염, 담석증 등의 쓸개 질환에도 효과를 본다.

11. GALLBLADDER MERIDIAN

족임읍 (足臨泣)

GB-41 (2개 혈)
눈병에 듣는 혈

제5중족골과 제4중족골이 갈라지는 우묵한 곳에 있다.

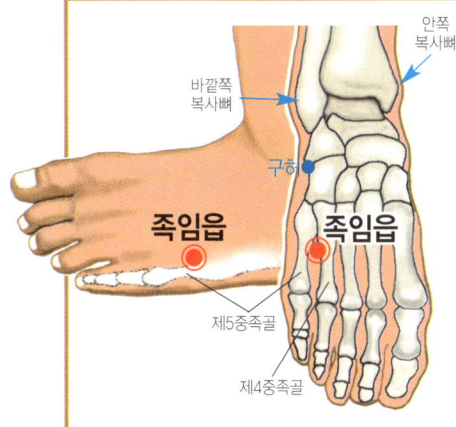

옆구리 통증, 늑간신경통, 다리 관절염, 비골신경통, 발등의 부기 등에 효과가 있다.

그 밖에 두통, 현기증, 학질, 습진, 대상포진, 담석증, 흉막염, 젖앓이, 월경불순, 나력(瘰癧;목 뒤나 귀 뒤, 사타구니 쪽 등에 생긴 크고 작은 멍울), 급경련통(急痙攣痛;배의 통증이 간격을 두고 계속 일어나는 증상), 위통, 겨드랑이의 가래톳뿐만 아니라 결막염, 눈이 충혈되고 아플 때, 눈의 바깥쪽이 아플 때 등, 눈의 질환에도 특효가 있다.

지오회 (地五會)

GB-42 (2개 혈)
기와 피가 모이는 발등의 혈

제5중족골과 제4중족골 사이로, 발 끝 쪽 지점의 우묵한 곳에 있다.

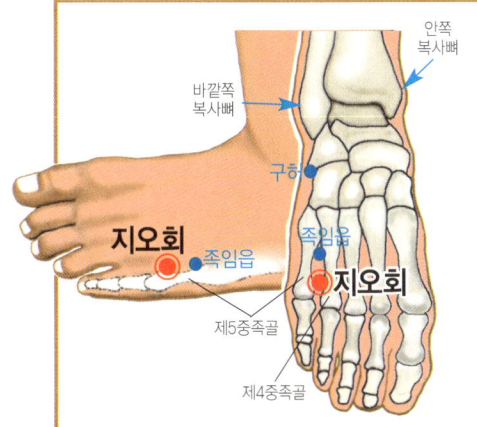

각기병, 요통, 협통(脇痛;갈비뼈 부위가 아프고 결리는 병), 겨드랑이가 부어오르면서 아플 때, 발등이 부어오르면서 아플 때 외에도 이명(耳鳴), 청각상실, 젖앓이, 통풍(痛風;몸 속의 요산에 의해 생기는 관절염. 극심한 통증이 있다), 토혈(吐血) 등에 효과가 있다.

그 밖에 눈 질환인 눈이 충혈되고 아플 때, 결막염 등에도 특효가 있다.

11. 족소양 담경(足少陽 膽經)

협계(俠谿)

GB-43 (2개 혈)
물이 있는 개울과 같은 혈

새끼발가락과 네번째발가락 기절골 사이의 우묵한 곳에 있다.

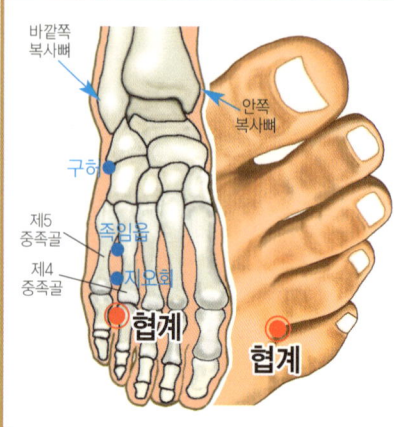

이 경혈은 열을 떨어뜨리고 통증을 멎게 하는 효능이 있어서 눈의 충혈, 뇌충혈, 고혈압, 한불출(汗不出;열병에 땀이 나지 않는 것) 등에 효과를 볼 수 있다. 머리나 얼굴에 열이 잘 달아올라 생기는 탈모에는 양보·협계혈에 침을 놓아 탈모를 치료한다.

그 밖의 질환으로는 두통, 현기증, 발등이 부어오르면서 아플 때, 다리의 마비, 늑간신경통, 젖앓이, 흉통(胸痛), 객혈(喀血;결핵이나 폐암 따위로 피를 토함), 이명(耳鳴), 청각상실 등에도 잘 듣는다.

족규음(足竅陰)

GB-44 (2개 혈)
두규음과 같은 작용을 하는 혈

네번째발가락의 바깥쪽 발톱 모서리 수직선과 발톱 뿌리의 수평선이 만나는 곳.

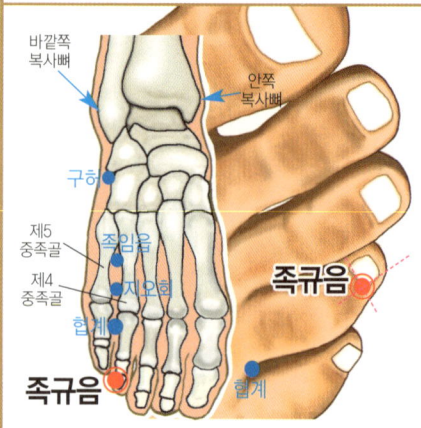

심장 질환, 구강염(口腔炎), 인후병(咽喉病), 뇌빈혈, 가슴이 아플 때, 늑간신경통, 고혈압, 기침, 천식, 해소, 객혈(喀血) 등에 효과가 있다.

그 밖에 두통, 현기증, 눈이 충혈되고 아플 때, 결막염, 수족번열(手足煩熱;손바닥과 발바닥이 달아오르는 병), 열병(熱病), 이명(耳鳴), 청각상실, 담석통, 꿈을 많이 꿀 때에도 특효가 있다.

제12장 LIVER MERIDIAN
족궐음(足厥陰) 간경(肝經)

이 간경(肝經)의 경락은 엄지발가락의 털이 난 곳, 즉 대돈혈에서 시작해 허벅지 안쪽을 거쳐서 성기(음부)를 돌아 올라가 유방 아래의 기문혈에서 끝나는데, 한 쪽에 14혈로 좌우 총 28개의 혈을 가지고 있다.

이 경락은 성기(性器)를 돌아 올라가기 때문에 남녀의 생식기 질환과 비뇨기 질환에 특효가 있다. 따라서 산증(疝症), 소변불리, 방광염, 방광의 마비, 신장염 등에 잘 듣는다. 다음으로 담낭염, 담석증, 간 질환, 신경통, 두통, 흉통, 협통, 하복부의 통증 등의 질환도 다스린다.

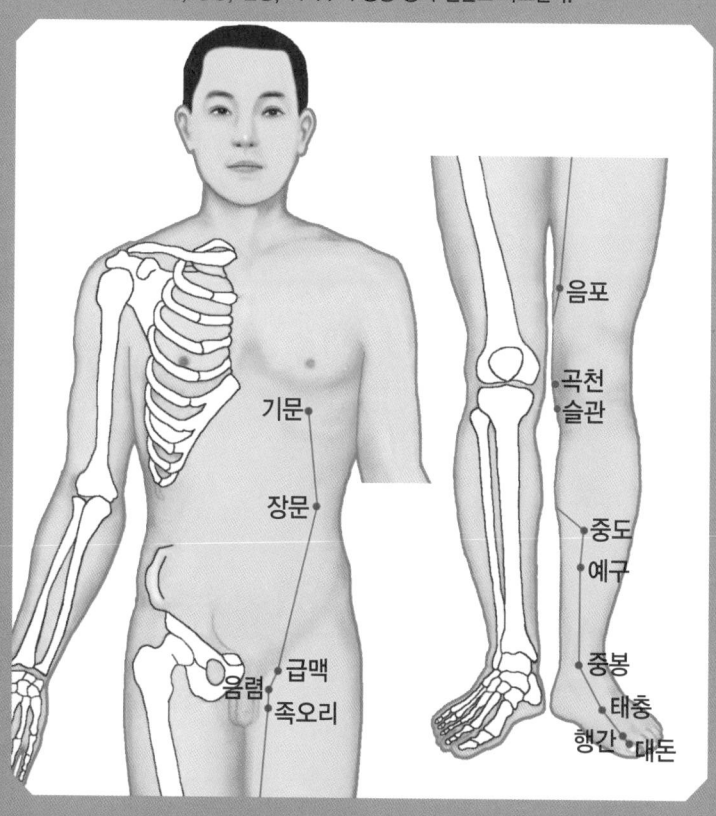

12. 족궐음 간경(足厥陰 肝經)

대돈(大敦)

LR-1 (2개 혈)
야뇨증과 나쁜 기운을 뚫는 경혈

엄지발가락 바깥쪽 발톱뿌리의 수평선과 바깥쪽 모서리의 수직선이 만나는 곳.

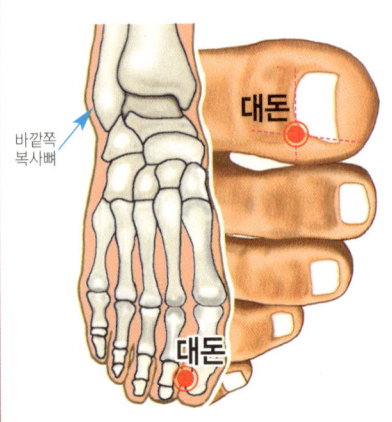

배 옆부분에서 하복부·하퇴부 안쪽에 걸친 통증이나 토혈, 코피, 임질, 당뇨병, 요실금, 야뇨증, 혈뇨(血尿), 변비, 정신이상, 졸도했을 때, 간질, 명치의 통증, 소아경풍(小兒驚風) 등에 좋다.

또한 자궁탈수(子宮脫垂;자궁이 아래로 내려앉는 것), 월경불순, 자궁출혈 등의 부인과 질환과 고환이 붓거나 아픈 증상, 발기부전 등, 남성의 성기가 고장났을 때 특히 효과가 있다.

대돈혈은 응급처치 때의 구급혈이다.

행간(行間)

LR-2 (2개 혈)
뼈 사이 경맥이 흐르는 곳에 있는 혈

엄지발가락과 두번째발가락의 기절골 사이 우묵한 곳에 있다.

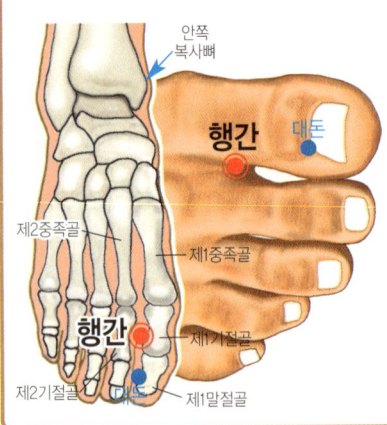

두통, 현기증, 딸꾹질, 중풍, 반신불수, 정신착란, 얼굴이 검어질 때, 눈이 충혈되고 아플 때, 발등과 발바닥이 붓고 아플 때, 구안와사, 소아경풍, 도한(盜汗;잠잘 때 땀을 흘리는 증상), 구토, 복막염, 장의 통증, 정신 이상, 간질, 불면증, 구역질, 설사, 요통, 늑간신경통 등에 특효가 있다.

또한 월경불순, 생리통, 월경과다, 발기부전, 고환염, 방광염 등에도 효과가 있다.

이 경혈은 간기능 장해시 화(火)로 인한 경우에 사용한다.

12. LIVER MERIDIAN

태충(太衝)

LR-3 (2개 혈)
모든 기혈의 순환을 도와주는 경혈

발가락의 발등 동맥이 지나가는 제1중족골과 제2중족골이 갈라지는 우묵한 곳.

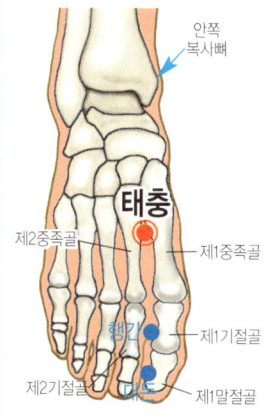

소화기계의 질환을 치료하는 사관혈(四關穴)로서 모든 기혈의 순환을 도와주므로 순환기계 질환, 자궁 질환, 신경계 질환, 간 질환에 효과가 있다.

따라서 간기능 장해, 황달, 눈의 질환, 고혈압, 두통, 현기증, 정신착란, 딸꾹질, 소아경풍, 구안와사, 이명(耳鳴), 난청, 시력저하, 만성 간염, 장염, 위통(胃痛), 하복통, 배가 더부룩할 때, 젖앓이, 신장염, 소변불리, 요실금, 전립선염, 요도염, 고환염, 자궁출혈, 음부가 가렵고 아플 때, 하지궐냉(下肢厥冷) 등에 효과가 있다.

그 밖에 흉막염, 늑간 신경통, 옆구리 통증, 요통, 겨드랑이의 가래톳, 안쪽 복사뼈가 아플 때, 변비, 기미, 피부의 습진, 만성 습진, 얼굴이 충혈되거나 검게 변할 때 등에도 그 효과를 발휘한다.

중봉(中封)

LR-4 (2개 혈)
족궐음경의 경혈

발목 앞의 안쪽 면으로, 발 안쪽 복사뼈 끝에서 앞으로 조금 나가서 우묵한 곳.

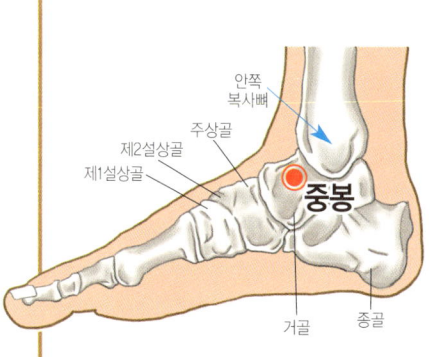

안쪽 복사뼈가 붓고 아플 때, 발이 냉할 때, 다리의 관절, 요통, 허리를 삐었을 때에 특효가 있다.

그 밖에 고환염, 한산(寒疝;고환이 붓고 차가우며, 땅기고 아픈 병), 유정(遺精), 발기부전, 방광염, 요도염, 소변불리, 임증(淋症;소변이 잘 나오지 않고 요도와 아랫배가 아픈 병), 아랫배가 아플 때, 임질, 간염, 간종대(肝腫大;간이 병적으로 커지는 병), 황달 등에도 잘 듣는다.

12. 족궐음 간경(足厥陰 肝經)

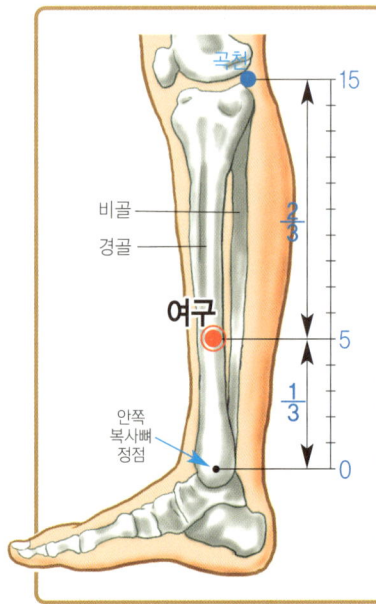

여구(蠡溝)

LR-5 (2개 혈)
하퇴부를 다스리는 경혈

안쪽 복사뼈에서 5촌 올라간 곳으로, 경골 안쪽의 측면 한가운데에 있다.

남녀의 비뇨·생식기 질환에 많이 사용하는 혈로서 소변불리, 소변불통, 야뇨증, 배꼽 아래가 딱딱하고 하복부가 붓고 아플 때, 대하, 자궁탈수, 생리불순, 자궁출혈, 음부가 가렵고 아플 때, 고환염, 산증(疝症;고환이나 음낭이 커지면서 아랫배가 켕기고 아픈 병증) 등에 효과가 있다.
또한 숨이 막혀 등이 결릴 때, 심계항진, 다리 마비, 정강이가 저릴 때, 정강이 부스럼, 습진, 단독(丹毒;피부가 빨갛게 부어오르는 피부 질환) 등에도 특효가 있다.

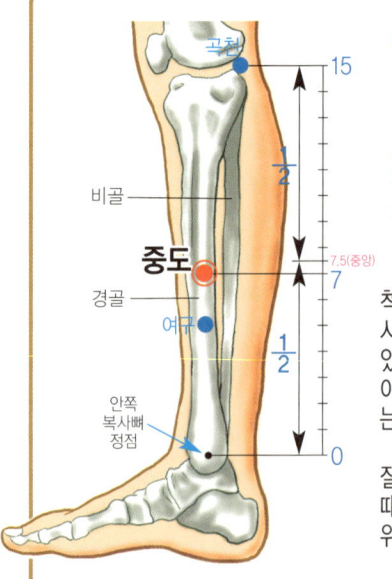

중도(中都)

LR-6 (2개 혈)
만성병을 다스리는 경혈

안쪽 복사뼈에서 7촌 올라간 곳으로, 경골 안쪽의 측면 한가운데에 있다.

옆구리가 아플 때, 하지(下肢)의 마비, 척수염으로 인한 다리의 마비, 정강이가 시리고 저리면서 아플 때 등에 특효가 있다. 또한 여성의 경우, 출산 후 자궁이나 난소 질환으로 출혈이 멈추지 않는 증상 등에 지혈이 되는 특효가 있다.
그 밖에 여성의 대하, 만성적인 장의 질환이나 복부에 응어리가 있어 아플 때, 복통, 산증(疝症), 급성 간염, 이질, 위궤양 등에도 잘 듣는다.

12. LIVER MERIDIAN

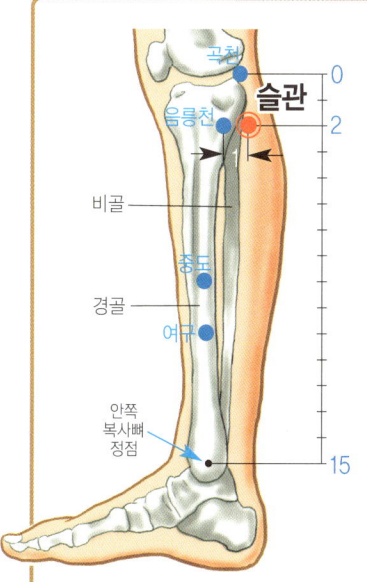

슬관(膝關)

LR-7 (2개 혈)

몸의 활력과 무릎 병을 치료하는 혈

곡천혈에서 아래쪽으로 2촌, 음릉천혈에서 1촌 뒤쪽의 우묵한 곳에 있다.

무릎 관절염, 통풍(痛風) 등으로 아플 때, 류머티스와 중풍 때문에 몸의 한쪽을 쓰지 못할 때(반신불수), 무릎 안쪽이 아플 때, 슬개골이 부어오르거나 저리고 아플 때 등에 잘 듣는다.
그 밖에 인후염(咽喉炎;목구멍의 염증) 등에 효과가 있을 뿐만 아니라 목소리가 나오지 않아 말을 못할 때에도 특효가 있다.

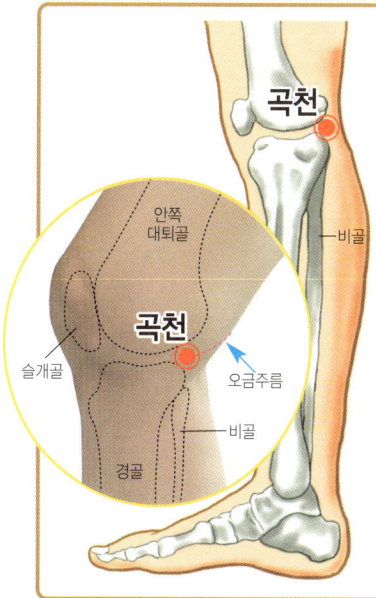

곡천(曲泉)

LR-8 (2개 혈)

무릎이 구부러지는 곳에 있는 혈

무릎을 구부리면 안쪽 오금주름 끝의 우묵한 곳에 있다.

여러 가지 병으로 인해 다리가 아플 때, 무릎관절염, 두통, 현기증, 신장염(腎臟炎), 소변불리, 장이 몹시 아플 때, 아랫배가 아플 때, 심계항진(心悸亢進), 이질, 묽은 변이 나오는 설사, 정신분열증 등에 효과가 있다.
그 밖에 남녀의 생식기 질환인 정력감퇴, 발기불능, 유정, 산증(疝症), 전립선염, 음부가 가려울 때, 질염, 월경불순, 생리통, 대하, 자궁탈출(子宮脫出) 등에도 특효가 있다.

12. 족궐음 간경(足厥陰 肝經)

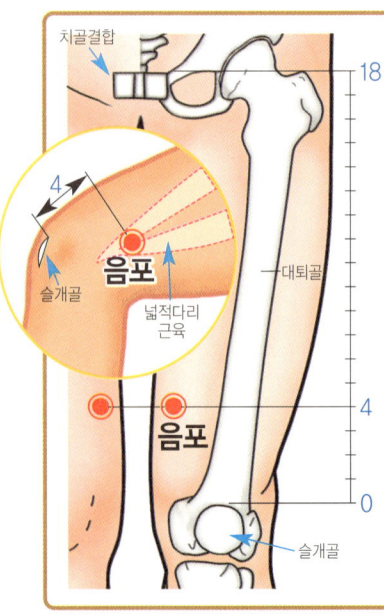

음포(陰包)

LR-9 (2개 혈)
복부와 자궁의 질환을 치료하는 혈

넓적다리 안쪽면이며, 슬개골 모서리 끝에서 위쪽으로 4촌 지점으로, 넓적다리 근육 사이에 있다.

부인과 질환, 방광 질환, 신장 질환 등에 효과가 있다. 따라서 월경불순, 야뇨증, 요실금, 소변불리(小便不利;소변이 잘 나오지 않는 것), 복통, 소복통(小腹痛;아랫배가 아픈 증상)에 특효가 있다.
그 밖에 요통, 변비, 다리의 마비 등에도 잘 듣는다.

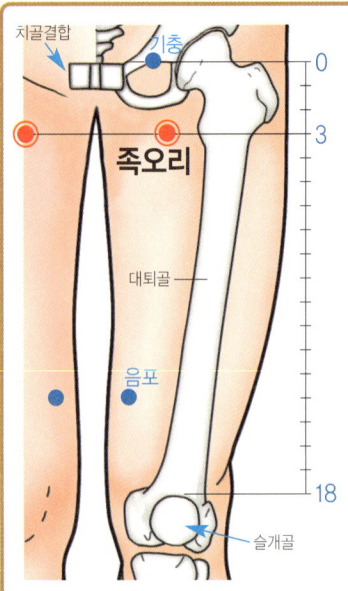

족오리(足五里)

LR-10 (2개 혈)
오장의 이도(里道)로 불려지는 혈

기충혈에서 3촌 내려가 허벅지 안쪽 손을 대면 맥이 뛰는 곳에 있다.

방광 질환, 신장 질환에 효과가 있어서 방광염, 소변불리(小便不利) 등이나 신장결석, 신장염 등에 잘 듣는다.
그 밖에 배가 그득하고 부어오를 때, 도한(盜汗;잠잘 때 땀을 흘리는 증상), 중풍, 반신불수(半身不隨), 고환염, 음낭의 습진, 대퇴부 안쪽이 아플 때 등에도 특효가 있다.

12. LIVER MERIDIAN

음렴(陰廉)

LR-11 (2개 혈)
음부 질환을 고치는 경혈

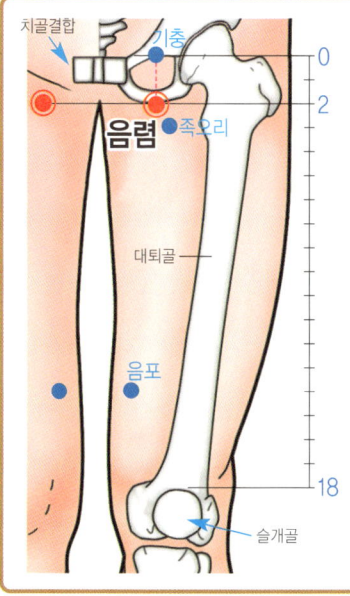

기충혈에서 2촌 아래쪽 지점으로, 맥이 뛰는 곳에 있다.

이 경혈은 부인과 질환에 유달리 효과가 좋아 여성의 불임증에 잘 듣는다. 불임에는 이 곳에 뜸을 뜨면 좋다. 따라서 월경불순, 대하, 습관성 유산 등에 효과를 본다.
그 밖에 아랫배가 냉하고 아플 때, 고환염, 임포텐츠나 폐경으로 인한 신경통, 하지의 통증, 다리 신경통, 허벅다리 부위의 통증 등에도 효과가 있다.

급맥(急脈)

LR-12 (2개 혈)
남자의 고환 질환을 치료하는 경혈

정중선에서 양 옆으로 각각 2.5촌 지점. 기충혈의 0.5촌 바깥쪽에 있다.

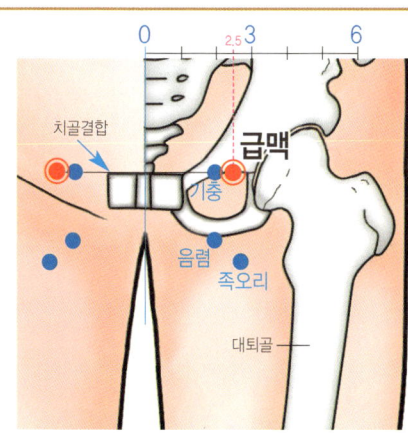

남자의 고환 질환에 효과가 있다. 따라서 고환염, 부고환염, 음낭염, 임포텐츠, 아랫배와 고환이 붓고 아플 때에 잘 듣는다.
그 밖에 아랫배가 아플 때, 불임증, 월경불순, 습관성 유산, 자궁탈수(子宮脫垂), 다리 신경통, 다리가 아플 때, 허벅지 안쪽이 아플 때, 요통 등에도 효과를 본다.
이 경혈은 지압이나 마사지를 해도 상당한 효과를 볼 수 있는 곳이다.

12. 족궐음 간경(足厥陰 肝經)

장문(章門)

LR-13 (2개 혈)
복부의 문을 지키는 경혈

복부의 측면이며, 제11늑골 끝의 아래쪽에 있다.

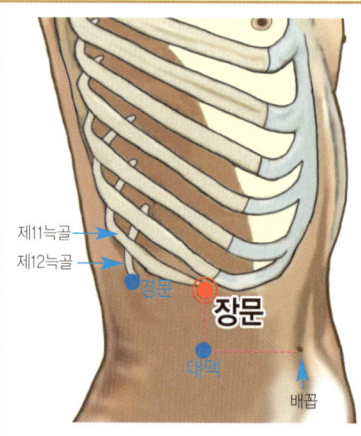

설사, 소화불량, 구토 등으로 인해 속이 거북할 때, 배가 더부룩할 때, 두 팔과 두 다리가 나른할 때, 냉증, 어린이가 우유를 토할 때 등에 효과가 있다. 뿐만 아니라 옆구리가 아플 때, 늑간신경통에도 매우 효과가 좋다.

그 밖에 신경성 심계항진(心悸亢進;가슴이 두근거림), 천식, 황달, 혈뇨(血尿), 방광염, 복막염, 장염, 간염, 황달, 소변이 뿌옇게 나올 때 등에도 효과를 발휘한다.

기문(期門)

LR-14 (2개 혈)
몸의 기능을 연결하는 문

젖꼭지에서 똑바로 아래 두번째갈비뼈 끝으로, 제6늑간에 해당된다.

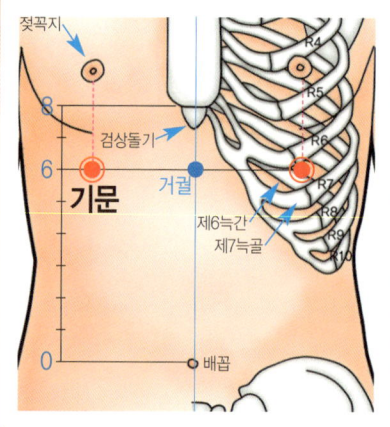

월경불순, 자궁내막염 등 부인과 계통의 질환, 위산과다증, 위신경통(胃神經痛), 소화불량, 식욕부진, 딸꾹질, 구역질, 설사, 배가 단단해지면서 땅길 때 등에 효과가 있다.

그 밖에 늑간신경통, 늑막염, 폐렴, 담낭염, 당뇨병, 간종대(肝腫大;간이 병적으로 커지는 병), 흉막염, 가슴에서 열이 날 때, 가슴과 옆구리가 부어오르고 아플 때, 분돈(奔豚;아랫배에서 생긴 통증이 명치까지 치밀어오르는 증상), 신장염(腎臟炎), 간염, 황달, 학질, 기미, 습진, 천식 등에도 잘 듣는다.

제13장 CONCEPTION VESSEL
임맥(任脈)

이 임맥(任脈)의 경락은 항문과 음부의 사이 한가운데에 있는 회음혈에서 시작하여 정중선을 따라 올라가 얼굴 턱 위의 승장혈에서 끝나는데, 모두 몸 앞쪽 정중선에 있으며 각 1개씩 24개의 혈을 가지고 있다.

이 경락은 주로 남녀 비뇨·생식기 질환을 다스리는데 특히 부인과 질환에 잘 듣는다. 그 다음으로 소화기 질환에도 특효가 있다.

임맥의 임(任)은 임신한다는 말로서, 낳고 기르는 데 있어 근본이 되는 여성 위주의 경맥이란 뜻이다.〈입문〉

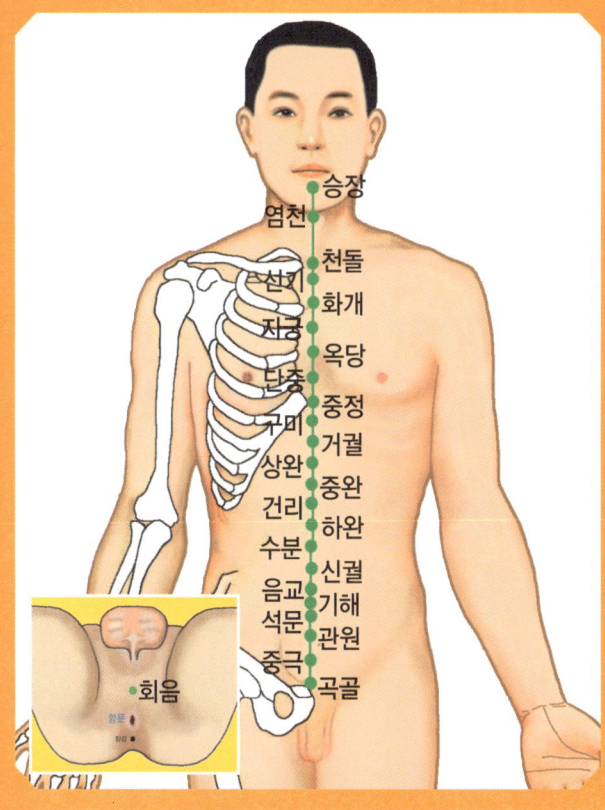

13. 임맥(任脈)

회음(會陰)

CV-1 (1개 혈)
기능을 주고받는 경혈

남자는 음낭근부와 항문 중앙의 한가운데에, 여자는 대음순 후연합부와 항문 중앙의 한가운데에 있다.

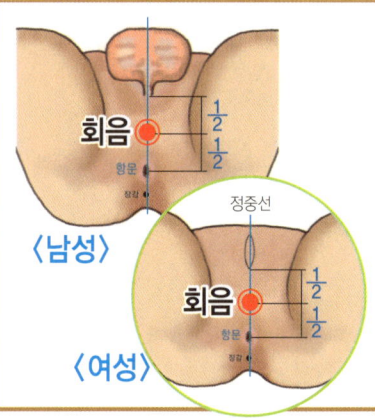

남성의 전립선과 생식기 질환인 소변불리, 요도염·발기불능 등과 여성의 질환인 월경불순·대하·자궁암·음도염(陰道炎;여성의 질 입구에 염증이 생기는 병)·음부가 가려울 때·음부의 통증·음부에서 땀이 많이 날 때 등에 특효가 있다.

그 밖에 치질, 대소변불리(大小便不利), 항문의 질환, 정신착란 등에도 효과가 있다.

이 경혈은 인사불성, 물에 빠져 의식을 잃었을 때의 응급처치의 구급혈이다.

곡골(曲骨)

CV-2 (1개 혈)
하복부를 다스리는 곳

앞 정중선 위, 치골결합 위쪽 모서리에 있다.

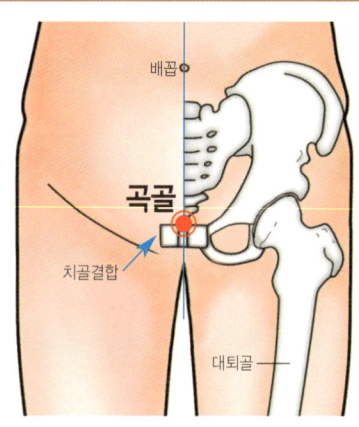

부인과 계통의 질환인 하복부의 땅김, 출산 후 자궁이 수축하지 않을 때, 자궁탈수, 자궁암, 산후의 대하(帶下), 월경불순, 냉증에 의해 생기는 증상에 매우 잘 듣는다.

그 밖에 소변불리, 요도염, 방광염, 야뇨증, 발기부전, 유정(遺精), 고환염, 음낭의 습진, 산증(疝症;고환이나 음낭이 커지면서 아랫배가 켕기고 아픈 병증), 만성 위염 등에도 효과가 있다.

13. CONCEPTION VESSEL

중극(中極)

CV-3 (1개 혈)
생식기를 다스리는 곳

앞 정중선 위, 배꼽 중앙에서 아래쪽으로 4촌 지점에 있다.

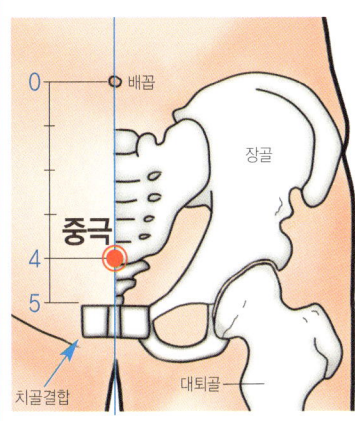

남녀의 비뇨·생식기 계통의 질환에 특효가 있다. 따라서 냉증으로 인한 대하, 월경불순, 생리통, 태반잔류, 출산 후 출혈이 멎지 않을 때, 자궁경련, 자궁탈수(子宮脫垂), 음부가 가려울 때, 음부의 염증, 불임, 야뇨증, 소변불리, 요로감염(尿路感染), 발기불능, 유정(遺精), 산증(疝症) 등에 잘 듣는다.

그 밖에 좌골신경통, 류머티즘, 신장염(腎臟炎), 복막염, 장이 몹시 아플 때 등에도 효과가 있다.

관원(關元)

CV-4 (1개 혈)
원기를 다스리는 강장의 요혈

앞 정중선 위, 배꼽 중앙에서 아래쪽으로 3촌 지점에 있다.

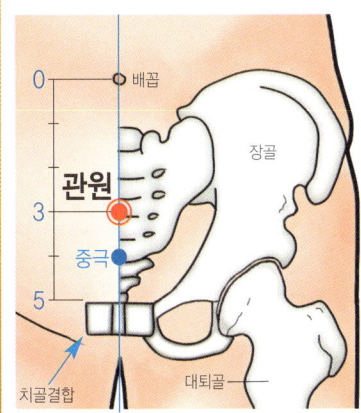

남녀의 비뇨·생식기 질환인 월경불순, 생리통, 대하, 출산 후의 출혈, 자궁탈수, 불임, 고환염, 정력 감퇴, 조루, 양위(陽萎;성기능 쇠퇴), 유정(遺精;성행위도 없이 자신도 모르게 정액이 나오는 것), 방광염, 빈뇨, 임질 등에 효과가 좋다.

그 밖에 이 경혈은 강장의 요혈로서 매우 응용 범위가 넓어 위장병, 소화불량, 원형탈모증, 너무 말랐거나 살찐 경우, 고혈압, 불면증, 냉증, 주름살, 피부에 탄력이 없을 때, 여드름·두드러기 등의 피부질환에도 잘 듣는다.

석문(石門)

CV-5 (1개 혈)
임맥의 기가 출입하는 문

앞 정중선 위, 배꼽 중앙에서 아래쪽으로 2촌 지점에 있다.

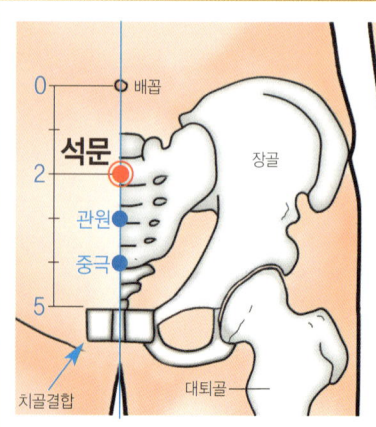

부인과 질환인 붕루(崩漏;여성 성기의 비정상적인 출혈), 대하, 하복부 병변인 설사, 복통, 소화불량, 배가 더부룩할 때, 신물이 올라올 때, 배꼽 주변이 아플 때 등에 효과가 있다.

그 밖에 방광염, 소변불리, 고환염, 유정(遺精), 발기불능, 임질, 수종(水腫;몸이 붓는 병) 등에도 잘 듣는다.

임신부에게는 이 곳에 절대로 침을 놓으면 안 된다. 불임을 유발할 수도 있다.

기해(氣海)

CV-6 (1개 혈)
기를 바다처럼 모으는 기의 원천 혈

앞 정중선 위, 배꼽 중앙에서 아래쪽으로 1.5촌 지점에 있다.

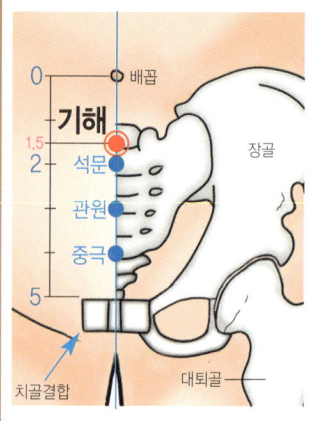

이 경혈은 기(氣)를 모으는 곳으로서, 허탈감을 느낄 때·대하·자궁출혈·불임·무월경·생리통·자궁탈수·생리곤란·산증(疝症)·유정(遺精)·소변이 저절로 나올 때·어린이 야뇨증·대소변불통 등의 비뇨생식기 질환, 특히 하초(下焦)의 기에 관한 질환에 효과가 있다. 강장(强壯)과 장수(長壽)의 경혈이다.

그 밖에 흉통(胸痛), 요통, 수종(水腫), 사지궐냉(四肢厥冷;손발이 차가움), 만성 복막염, 발육부진, 만성 충수염, 비만, 무기력, 탈모, 기미, 주름살, 신경쇠약 등에도 잘 듣는다. 또한 위하수의 침법에 많이 이용하며, 신경성 위염·배가 더부룩할 때·복통·설사 등, 위·소화기 질환에도 특효가 있다.

13. CONCEPTION VESSEL

음교(陰交)

CV-7 (1개 혈)
하복부 질환을 다스리는 곳

앞 정중선 위, 배꼽 중앙에서 아래쪽으로 1촌 지점에 있다.

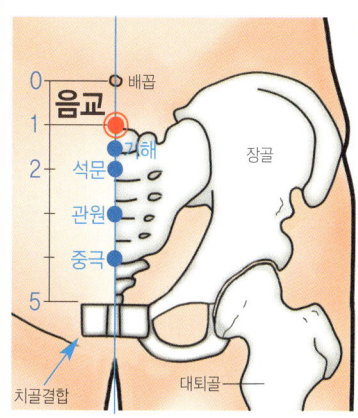

부인병 위주의 증상을 치료하는 곳으로서, 하복부가 냉해서 아플 때·대하·자궁탈수·산후에도 출혈이 멈추지 않을 때·월경불순·부인의 오줌소태·불임·음부가 가려울 때 등에 효과가 있다.

그 밖에 부종(浮腫), 신장염, 복막염, 만성 설사, 만성 이질, 배가 더부룩할 때, 좌골신경통, 고환염, 산증(疝症;고환이나 음낭이 커지면서 아랫배가 켕기고 아픈 병증), 요통 등에도 잘 듣는다.

신궐(神闕)

CV-8 (1개 혈)
복부의 경혈을 정하는 기준혈

배꼽 한가운데에 있다.

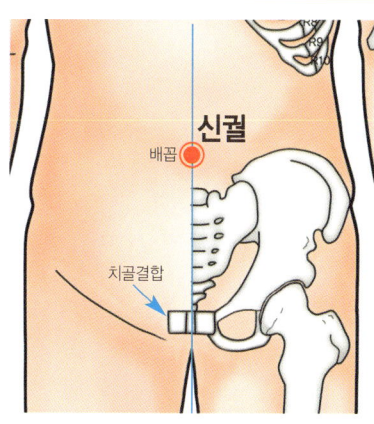

중풍, 의식이 없을 때, 정신이 혼미할 때, 뇌일혈 등에 특효가 있다. 중풍으로 인한 허탈증에 뜸을 많이 뜨면 낫는다.

그 밖에 항문의 질환인 탈항, 곽란(癨亂;토하고 설사하는 급성 위장병), 설사, 만성 이질, 장명(腸鳴;장에서 소리가 나는 것), 만성 장염, 복통, 요실금, 수종(水腫), 얼굴의 주름살, 몸이 너무 마를 때, 자궁탈출(子宮脫出;자궁이 내려와서 질 밖에 나타나는 병) 등에도 잘 듣는다.

13. 임맥(任脈)

수분(水分)

CV-9 (1개 혈)
설사 등을 다스리는 곳

앞 정중선 위, 배꼽 중앙에서 위쪽으로 1촌 지점에 있다.

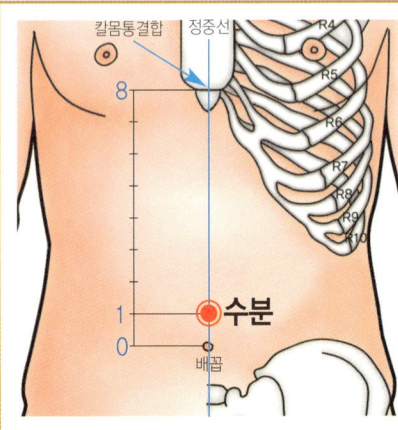

복통, 만성 위장염, 위장병, 복수(腹水), 구토, 묽은 설사, 만성 장염, 복명(腹鳴:배에서 소리가 나는 것), 배가 더부룩할 때, 장이 아플 때, 식욕이 없고 위와 장이 차가운 증상 등에 효과가 있다. 설사인 경우에 이 수분혈을 누르면 통증을 느낀다.

그 밖에 수종(水腫:몸이 붓는 병), 신장 질환인 신장염, 소변불리, 야뇨증 등에도 잘 듣는다.

하완(下脘)

CV-10 (1개 혈)
위의 아래쪽 가장자리에 있는 혈

앞 정중선 위, 배꼽 중앙에서 위쪽으로 2촌 지점에 있다.

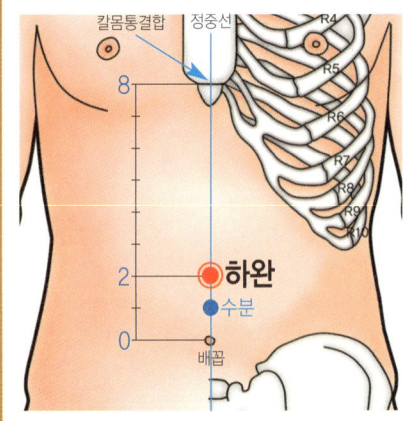

장의 질환, 즉 만성 위염·구토·번위(反胃:구역질을 하고 음식을 마구 토하는 위장병. x반위)·설사·위통·복통·위 확장·위하수·위경련·복명(腹鳴), 소화불량·구역질·입맛이 없을 때·만성 장염·장명(腸鳴:장에서 소리가 나는 것)·위하수 등에 효과가 있다.

위경련 시에는 합곡혈과 태충혈을 같이 이용하면 효과가 더욱 좋다.

건리(建里)

CV-11 (1개 혈)
내장 기능을 강건하게 하는 혈

앞 정중선 위, 배꼽 중앙에서 위쪽으로 3촌 지점에 있다.

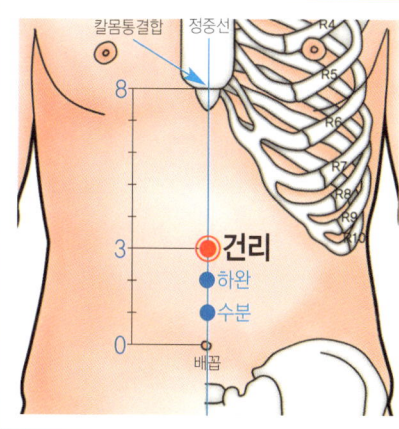

각종 소화기 질환에 특효가 있다. 따라서 소화불량, 위하수, 급만성 위염, 위통, 복수(腹水), 복통, 구토, 설사, 헛구역질, 입맛이 없을 때, 배가 더부룩할 때, 장명(腸鳴) 등에 잘 듣는다.
그 밖에 수종(水腫), 복막염, 딸꾹질, 협심증 등에도 특효가 있다.

중완(中脘)

CV-12 (1개 혈)
밥통을 지키는 경혈

앞 정중선 위, 배꼽 중앙에서 위쪽으로 4촌 지점에 있다.

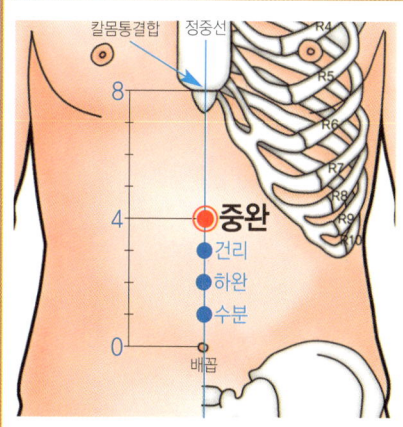

위통, 구역질하고 마구 토할 때, 헛배가 불러올 때, 소화불량, 복막염, 위경련, 위궤양, 위하수, 만성 장염, 이질 등의 소화기 질환에 잘 듣는다.
그 밖에 간(肝)과 담낭(膽囊)의 질환인 중소(中消:소갈의 하나. 열이 성하여 많이 먹어도 배가 쉽게 고프고 여위며 대변이 굳고 소변이 자주 마려운 병)를 수반하는 당뇨병, 황달, 담음(痰飮:몸의 수분이 비정상적으로 적체되어 있는 체액), 가슴이 아플 때, 소아경풍, 중풍으로 인한 의식불명 등에도 폭넓게 활용된다.

13. 임맥(任脈)

상완(上脘)

CV-13 (1개 혈)
위의 상구(上口)에 있는 혈

앞 정중선 위, 배꼽 중앙에서 위쪽으로 5촌 지점에 있다.

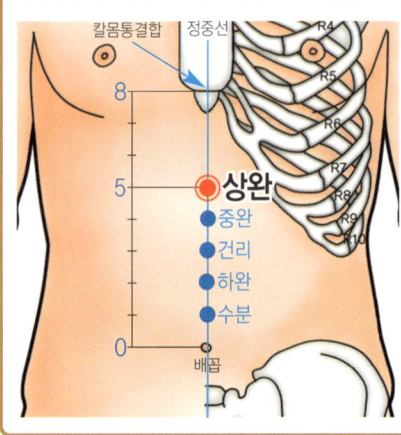

위통, 구역질하고 마구 토할 때, 헛배가 불러올 때, 위경련, 위궤양, 위하수, 급만성 위염, 분문(噴門;식도에서 위로 접속되는 부분)의 이상으로 인한 구토, 소화불량에 의한 설사, 비위허약으로 인한 입덧 등에 잘 듣는다.

그 밖에 적취(積聚;배나 가슴·옆구리에 큰 살덩이가 불룩 솟아오른 것), 복막염, 신장염, 딸꾹질, 소아경풍, 발작성 정신이상, 기침을 하면 가래가 많이 나올 때, 가슴이 아플 때 등에도 효과가 있다.

거궐(巨闕)

CV-14 (1개 혈)
심장을 지키는 곳

앞 정중선 위, 배꼽 중앙에서 위쪽으로 6촌 지점에 있다.

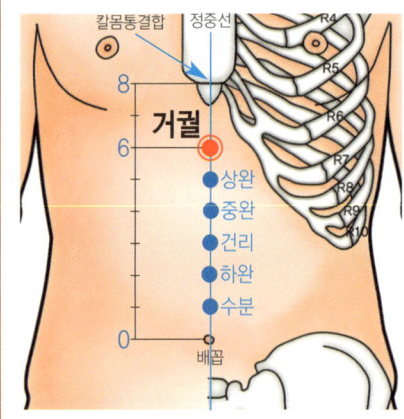

각종 심장 질환인 심통(心痛;심장·명치 부위의 통증), 심계항진(心悸亢進), 협심증 등과 횡경막 이상으로 인한 구토뿐만 아니라 정신이상, 건망증, 그 외에 천식, 기관지염, 기침 등의 호흡기 질환에 효과가 있다.

그 밖에 위장 질환인 구역질하고 마구 토할 때, 위통, 위경련, 배가 그득하고 부를 때, 그리고 만성 간염 등에도 특효가 있다.

13. CONCEPTION VESSEL

구미(鳩尾)

CV-15 (1개 혈)
심장병 등을 다스리는 곳

앞 정중선 위, 칼몸통결합에서 아래쪽으로 1촌 지점에 있다.

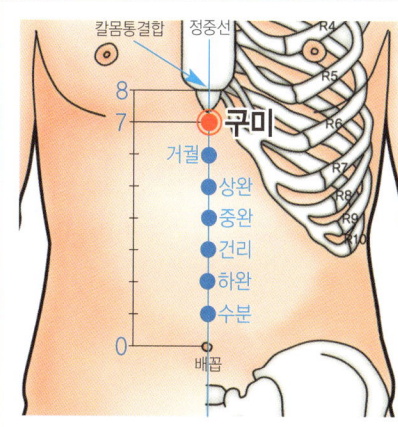

두통, 편두통, 인후병(咽喉病), 기침, 호흡곤란, 가슴이 아플 때, 가슴이 답답할 때, 심장병 등에 효과가 있다.

그 밖에 신경쇠약, 간질 등의 정신 질환, 어린이가 밤에 자지 않고 계속 울 때, 또한 구토, 구역질하고 마구 토할 때, 급성 위장염, 딸꾹질 등에도 잘 듣는다.

중정(中庭)

CV-16 (1개 혈)
심(心)의 중심에 있는 혈

앞 정중선 위, 칼몸통결합의 한가운데에 있다.

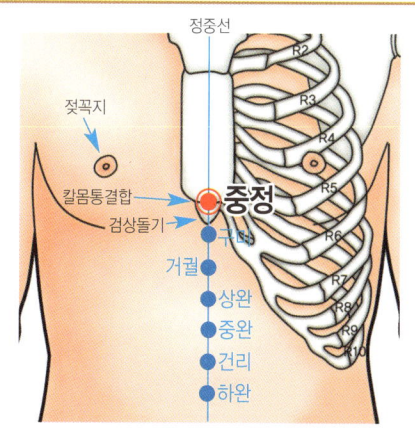

흉막염이나 가슴이 그득할 때, 늑간신경통, 인후염(咽喉炎), 천식, 심통(心痛;심장·명치 부위의 통증) 등에 효과가 있다.

그 외에도 구토, 소화불량, 구역질, 구역질하고 마구 토할 때, 식도암, 식도경련, 음식물을 삼키기 어려울 때, 신생아가 젖을 토할 때 등에도 잘 듣는다.

13. 임맥(任脈)

단중(膻中)

CV-17 (1개 혈)
심장을 지키는 곳

앞가슴의 정중선 위로, 제4늑간과 같은 높이. 젖꼭지와 같은 높이에 있다.

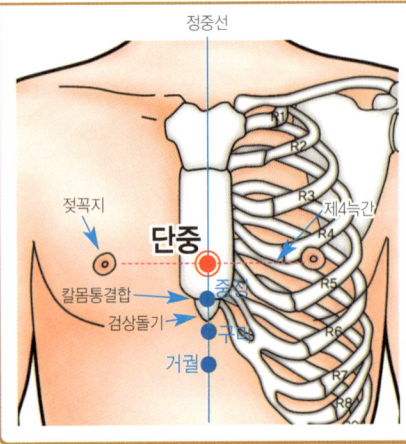

심장 질환인 심장병, 협심증, 심계항진(心悸亢進)으로 인한 호흡 곤란, 흉통(胸痛;가슴 통증) 등을 완화시키는 효과가 있다.

그 외에 늑간신경통, 늑막염, 기침, 천식, 만성 기관지염, 식도암, 폐결핵, 주름살, 얼굴의 기미, 유방의 통증, 유즙부족(乳汁不足;산후에 젖이 적게 나오는 것), 유선염(乳腺炎;젖앓이) 등과 우울증·초조함·히스테리 등의 신경 질환에도 잘 듣는다.

옥당(玉堂)

CV-18 (1개 혈)
오장육부의 정기가 조회하는 곳

앞가슴의 정중선 위로, 제3늑간과 같은 높이에 있다.

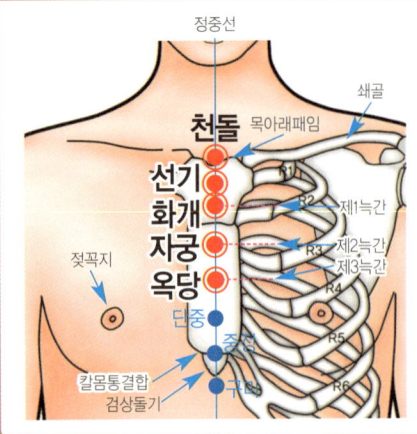

흉만(胸滿;가슴이 그득한 증상), 번심(煩心;가슴이 번거롭고 답답하면서 몸이 편안하지 않은 증상), 심장병이나 가슴이 아플 때, 기관지염, 폐기종(肺氣腫;폐가 계속 커지는 병), 늑막염 등에 효과가 있다.

그 밖에 기침, 천식, 식도협착, 구역질, 신생아가 젖을 토할 때 등에도 잘 듣는다.

13. CONCEPTION VESSEL

자궁(紫宮)
CV-19 (1개 혈)
심(心)과 합해 혈(血)의 주인이 되는 혈

앞가슴의 정중선 위로, 제2늑간과 같은 높이에 있다.

기관지염, 폐결핵, 기침, 해소, 기관지확장증 등의 기관지 질환에 효과가 있다.
그 밖에 늑막염, 구역질, 호흡곤란, 목구멍이 막히는 인후병(咽喉病;목구멍의 병) 등과 식도 질환인 식도협착 등에도 잘 듣는다.

화개(華蓋)
CV-20 (1개 혈)
폐의 질병을 다스리는 혈

앞가슴의 정중선 위로, 제1늑간과 같은 높이에 있다.

호흡기 질환과 가슴에 관련된 모든 질환에 효과가 있다. 따라서 기침, 천식, 호흡곤란, 기관지염 등에 효과가 있다.
그 밖에 늑간신경통, 흉통(胸痛;가슴의 통증), 인후염, 인후병, 목젖의 염증, 목이 쉴 때 등에도 잘 듣는다.

선기(璇璣)
CV-21 (1개 혈)
소식혈(消食穴)이라고 불리는 혈

앞가슴의 정중선 위, 목아래패임에서 (천돌혈) 아래쪽으로 1촌 지점이다.

먹은 음식이 소화가 되지 않아서 일어나는 가슴의 통증, 식도에 경련이 일어났을 때, 분문(噴門;식도에서 위로 접속되는 부분)에 경련이 일어났을 때 등의 소화기 질환에 효과가 있다.
그 밖에 인후병, 늑막염, 기침, 기관지천식, 만성 기관지염, 호흡곤란, 인후병(咽喉病), 옆구리의 통증 등에도 잘 듣는다.

천돌(天突)
CV-22 (1개 혈)
기가 솟아오르는 곳에 있는 혈

앞가슴의 정중선 위, 목아래패임 가장 오목한 곳에 있다.

만성 기관지염, 해수(咳嗽), 천식, 기침, 목의 통증, 목소리가 나오지 않을 때, 음식물을 삼키기 어려울 때, 숨쉬기가 곤란할 때, 목구멍이 간질거리면서 기침이 날 때, 갑자기 말이 나오지 않을 때 등의 성대(聲帶) 질환, 인후병 등에 잘 듣는다.
또한 구역질, 구토, 목의 따끔따끔한 통증, 담이 결리는 증상 등에도 효과를 본다.

염천(廉泉)

CV-23 (1개 혈)
목병을 다스리는 곳

정중선 위, 턱 아래 울대뼈 바로 위쪽의 우묵한 곳에 있다.

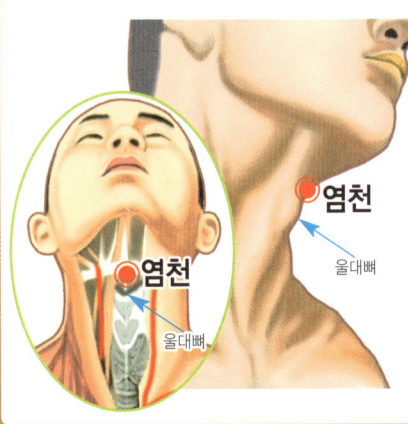

혀가 꼬부라져 말을 할 수 없을 때, 갑자기 목이 잠길 때, 중풍으로 인한 실어증, 혀의 지각 이상, 혀의 마비, 음식을 삼키기 곤란할 때, 침이 많을 때, 인후병, 후두염(喉頭炎), 편도염 등에 효과가 있다.
그 밖에 천식, 기관지염, 히스테리, 소갈 등에도 잘 듣는다.
이 경혈을 손가락으로 누르면 혀의 뿌리를 느낄 수 있는데 너무 세게 누르면 안 된다.

승장(承漿)

CV-24 (1개 혈)
입의 질환을 다스리는 곳

정중선 위, 턱 앞 아랫입술 아래쪽의 우묵한 곳에 있다.

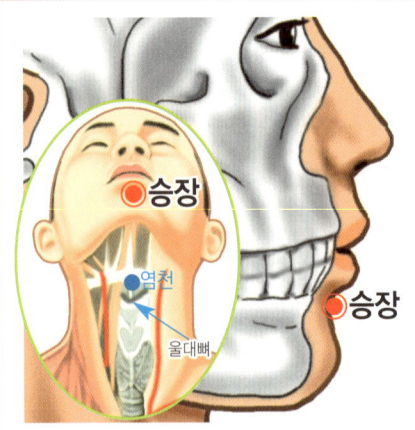

구안와사로 입이나 눈이 비틀어져 기울어져 있을 때, 반신불수, 얼굴이 부어 있을 때, 입이나 이의 통증으로 말을 할 수 없을 때, 안면의 부종(浮腫; 신체 조직의 틈 사이에 액체가 괴어 있는 것), 안면 신경마비, 아랫니의 통증 등에 효과가 좋으므로, 언어 불능의 중풍 환자 치료에 자주 이용된다.
그 밖에 안면(顔面)신경통, 소갈, 치통, 치주염, 중설(重舌; 혀에 희고 푸른 물집을 이루는 종기) 등에도 사용한다.

제14장 GOVERNOR VESSEL
독맥(督脈)

이 독맥(督脈)의 경락은 몸 뒤쪽 항문에 있는 장강혈에서 시작하여 등뼈의 정중선을 따라 올라가 머리 끝의 백회혈을 지나 얼굴 코 아래의 윗입술 속인 은교혈에서 끝나는데 각 1개씩 28개의 혈을 가지고 있다.

이 경락은 주로 등뼈와 두개골 질환을 다스리는데, 남녀 생식기·부인과 질환, 위와 장의 소화기 질환, 뇌척수성 질환 등에 잘 듣는다.

여기서 독(督)이란 전부를 말하는데, 양맥(陽脈)이 전부 모인 맥이므로 남자가 주(主)가 되는 맥이다.〈입문〉

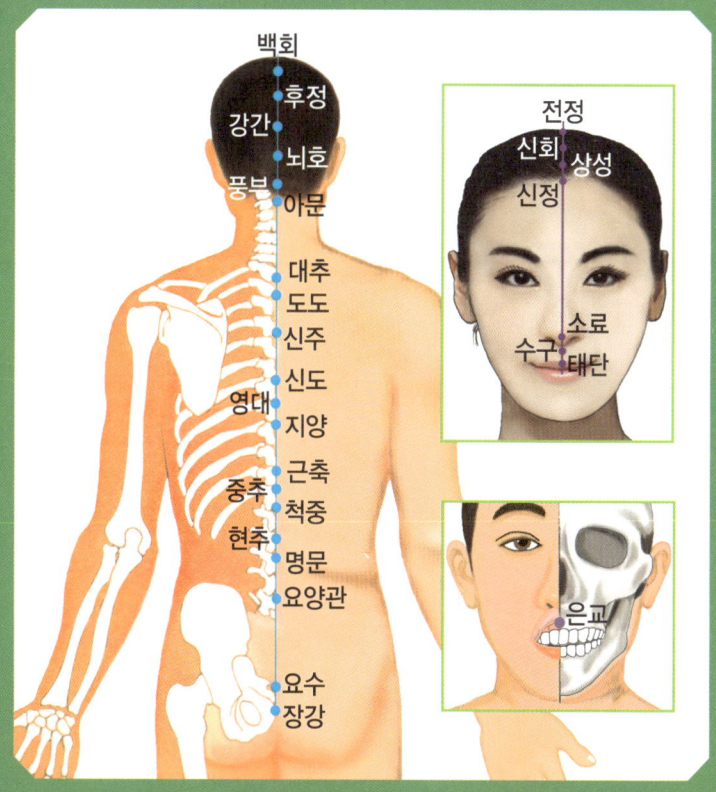

14. 독맥(督脈)

장강(長強)

GV-1 (1개 혈)
장수하게 하는 경혈

뒤쪽 정중선 위, 아래쪽 꼬리뼈 끝과 항문을 연결하는 선의 한가운데에 있다.

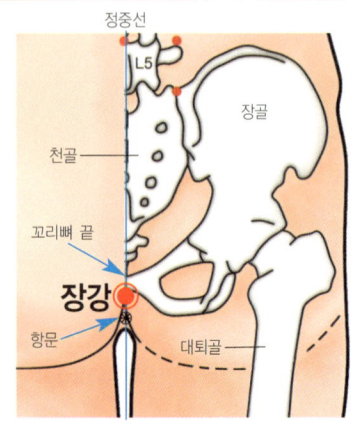

회양혈과 더불어 항문 질환에 특효인 경혈이다. 그리고 만능 경혈인 백회혈와 함께 치료하면 효과가 더욱더 좋다. 따라서 치질, 치루(痔漏;항문에 구멍이 생겨 분비물이 나오는 것), 탈항(脫肛;항문의 점막, 치핵, 직장 등이 탈출된 것), 항문열상(肛門裂傷;항문 점막에 작게 찢어진 상처), 혈변(血便) 등에 잘 듣는다.

그 밖에 설사, 변비, 발기불능, 야뇨증, 대소변불리, 임질, 음낭의 습진, 허리와 등이 아플 때, 간질, 인사불성 등에도 효과가 있다.

요수(腰兪)

GV-2 (1개 혈)
허리의 기를 살피는 혈

엉치뼈틈새. 엉치뼈틈새는 항문 바로 위에 작고 작고 오목한 곳이다.

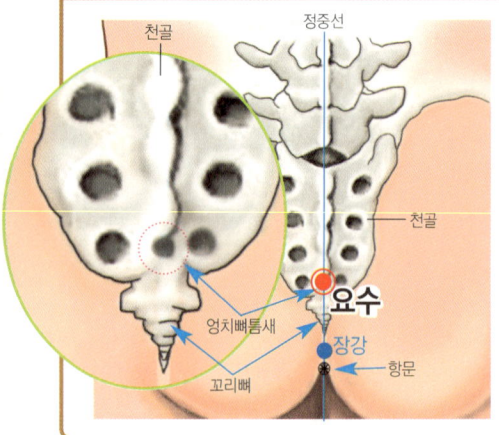

요통 등의 모든 허리 질환이나 치질과 같은 항문 질환 등에 효과가 있는데, 뜸을 뜨면 좋다.

그 밖에 월경불순, 자궁의 질환, 학질, 방광염, 요실금, 다리의 마비, 만성 장염, 장이 몹시 아플 때, 정신이상, 허리와 등이 아플 때 등에도 잘 듣는다.

14. CONCEPTION VESSEL

요양관(腰陽關)

GV-3 (1개 혈)
원양(元陽)과 원음(元陰)이 모이는 곳

뒤쪽 정중선 위 제4요추극돌기 아래쪽 오목한 곳에 있다.

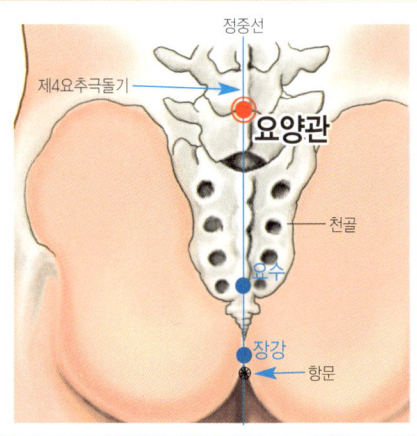

하지 신경통이나 대장 질환 등에 효과가 있다. 따라서 요통, 다리의 마비, 바깥쪽 무릎의 통증, 좌골신경통, 척수염 등에 잘 듣는다.

그 밖에 대하, 월경불순, 발기불능, 유정(遺精), 만성 장염, 아랫배의 부종(浮腫;신체 조직의 틈 사이에 액체가 괴어 있는 것) 등에도 효과가 있다.

명문(命門)

GV-4 (1개 혈)
생명을 지키는 문

뒤쪽 정중선 위 제2요추극돌기 아래쪽 오목한 곳에 있다. 배꼽과 맞서 있다.

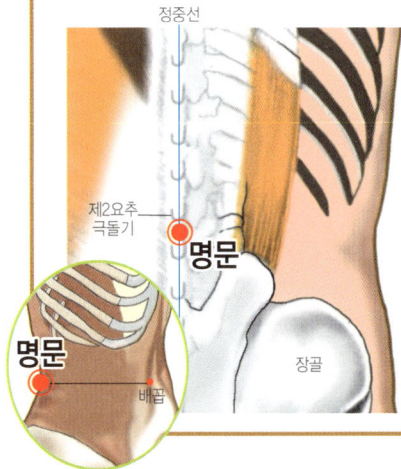

대하, 생리통, 자궁내막염, 음부의 습진, 산후의 각궁반장(角弓反張;몸이 활처럼 뒤로 젖혀지는 증상) 등, 여성의 질환 외에 자궁출혈, 장출혈, 치질출혈, 코피 등의 출혈을 멈추게 하는 효과도 있다.

그 밖에 두통, 몸의 발열, 소아경풍, 소아뇌막염, 한불출(汗不出;열병에 땀이 나지 않는 것), 요통, 팔다리가 냉할 때, 등이 뻣뻣할 때, 치질, 척수질환, 신장염, 이명(耳鳴) 등에도 잘 듣는다. 또한 유정(遺精), 정력감퇴, 발기불능, 소변이 혼탁할 때 등, 비뇨·생식기 질환에도 특효가 있다.

14. 독맥(督脈)

현추(懸樞)

GV-5 (1개 혈)
체력과 몸의 상태를 조절하는 혈

뒤쪽 정중선 위 제1요추극돌기 아래쪽 오목한 곳에 있다.

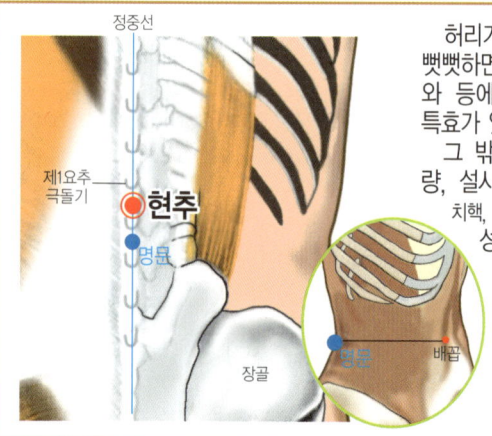

허리가 아플 때, 허리와 등이 뻣뻣하면서 아플 때 등등, 허리와 등에 연관된 각종 질환에 특효가 있다.

그 밖에 복통, 위통, 소화불량, 설사, 탈항(脫肛;항문의 점막, 치핵, 직장 등이 탈출된 것), 급성 장염, 비위(脾胃)가 허약할 때 등에 효과가 있다.

척중(脊中)

GV-6 (1개 혈)
등의 한가운데에 있는 혈

뒤쪽 정중선 위 제11흉추극돌기 아래쪽 오목한 곳에 있다.

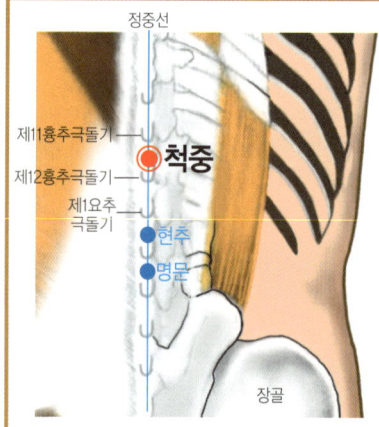

혈변(血便), 치질, 소아의 탈항(脫肛), 장염, 이질, 위경련, 배의 부종(浮腫;신체 조직의 틈 사이에 액체가 괴어 있는 것), 적취(積聚;배나 가슴, 옆구리에 큰 살덩이가 불룩 솟아오른 것), 토혈(吐血) 등에 효과가 있다.

그 밖에 복통, 설사, 황달, 간염, 하지(下肢)의 마비, 온병(溫病;유행성 열병), 감기, 간질, 정신이상, 허리와 등이 뻣뻣해지면서 아플 때 등에도 잘 듣는다.

14. CONCEPTION VESSEL

중추(中樞)

GV-7 (1개 혈)
척중의 추(樞)가 되는 혈

뒤쪽 정중선 위 제10흉추극돌기 아래쪽 오목한 곳에 있다.

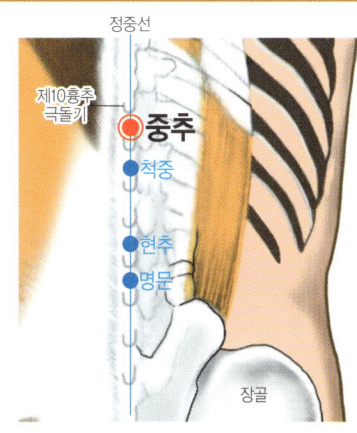

허리와 등이 아플 때, 허리가 아파서 움직일 수 없을 때, 등이 뻣뻣할 때 등에 특효가 있다.
그 밖에 식욕부진, 담낭염, 시력감퇴, 담석증(膽石症)으로 인한 위통, 담(膽)으로 인한 구토, 황달, 한열(寒熱;오한과 발열 증상을 합한 것) 등에 효과가 있다.

근축(筋縮)

GV-8 (1개 혈)
맥의 기가 간수와 서로 상통하는 혈

뒤쪽 정중선 위 제9흉추극돌기 아래쪽 오목한 곳에 있다.

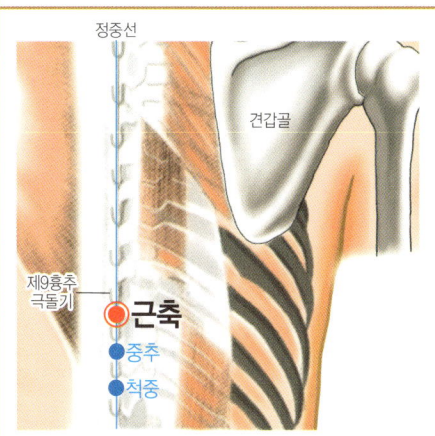

계종(瘈瘲;근육이 뻣뻣해지면서 오그라들거나 늘어지는 증상이 번갈아 나면서 오랫동안 되풀이되는 증상), 강직성 경련, 늑간신경통, 팔다리를 마음대로 움직일 수 없을 때 등에 효과가 있다.
그 밖에 현기증, 히스테리, 정신병, 간질, 언어장애, 위경련, 간염, 담낭염, 흉막염(胸膜炎), 위통, 시력장애 등에도 잘 듣는다.

14. 독맥(督脈)

지양(至陽)

GV-9 (1개 혈)
위염 등을 다스리는 경혈

뒤쪽 정중선 위 제7흉추극돌기 아래 오목한 곳. 견갑골 끝과 수평이 되는 곳.

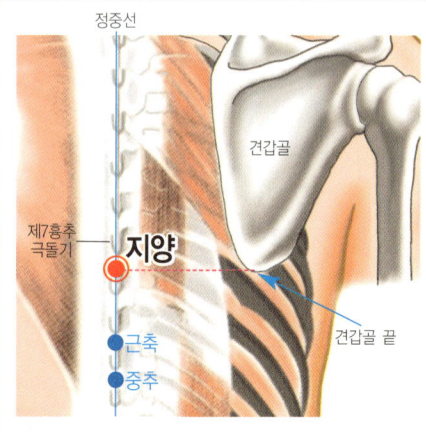

심열(心熱;심화로 생기는 열), 또는 심장 질환에 효과가 있다.

그 밖에도 위염, 소화불량, 위산과다증, 위가 냉할 때, 입맛이 없을 때 등에 효과가 있다. 또 히스테리 신경 증상, 허리·등·가슴 등의 통증, 사지마비, 기관지염, 기관지천식, 황달, 학질, 간염, 담낭염, 위통 등에도 자주 사용되고 있다.

영대(靈臺)

GV-10 (1개 혈)
심장을 받치고 있는 혈

뒤쪽 정중선 위 제6흉추극돌기 아래쪽 오목한 곳에 있다.

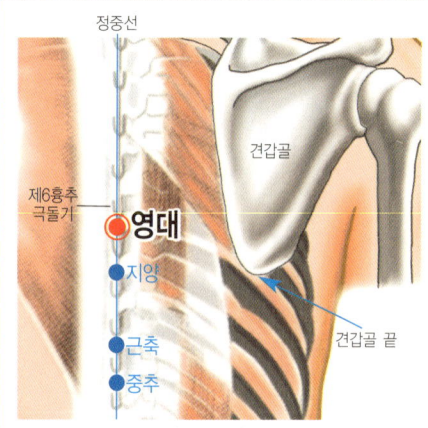

비열(脾熱;비장에 발생하는 열)로 인한 해수나 천식, 기침, 호흡곤란, 소아감모(小兒感冒;소아에게 생기는 풍한사와 풍열사), 기천(氣喘;목에 항상 무엇이 붙어 있다고 느껴지는 증상) 외에 으슬으슬 추울 때, 학질, 발열, 기관지염, 폐결핵, 감기 예방 등에 잘 듣는다.

그 밖에 뒷목이 뻣뻣할 때, 등쪽의 신경통, 뾰루지, 위통 등에도 효과가 있다.

14. CONCEPTION VESSEL

신도(神道)

GV-11 (1개 혈)
심(心) 질환을 다스리는 혈

뒤쪽 정중선 위 제5흉추극돌기 아래쪽 오목한 곳에 있다.

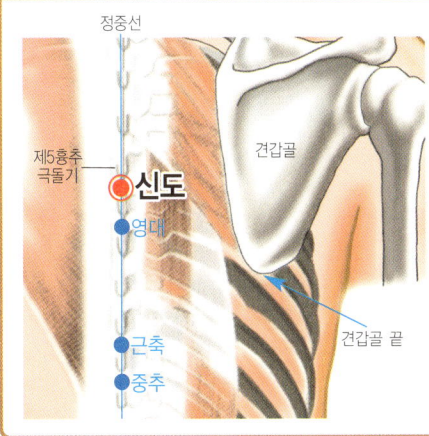

건망증, 기억력 감퇴, 히스테리, 정신 질환, 두통, 불면증, 고혈압뿐만 아니라 경계(驚悸;잘 놀라고 가슴이 두근거리는 증상), 심계항진(心悸亢進) 등, 심장과 관련된 질환에 효과가 있다.

그 밖에 기침, 학질, 상한(上寒;몸 위쪽에 찬 기운이 있는 것), 발열, 두통, 등이 뻣뻣하고 켕길 때, 하악(下顎)탈구, 늑간신경통, 볼거리, 기미, 여드름, 비듬 등에도 잘 듣는다.

신주(身柱)

GV-12 (1개 혈)
몸을 지탱하는 기둥과 같은 중요한 혈

뒤쪽 정중선 위 제3흉추극돌기 아래쪽 오목한 곳에 있다.

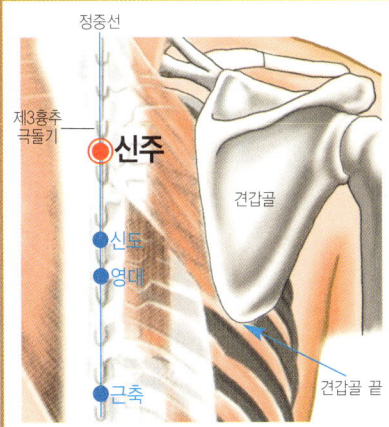

이 경혈은 모여 있는 나쁜 기운을 제거하는 곳으로서, 어린이의 체력을 보강하고 몸을 튼튼하게 만든다. 따라서 허로(虛勞;몸이 쇠잔한 증상) · 소아경풍(小兒驚風) 외에 폐열(肺熱)로 인한 기관지염 · 기침 · 해수 · 천식 · 폐결핵에 사용하며, 어린이 천식에 영대혈과 같이 사용하기도 한다.

그 밖에 신경성 히스테리 · 불면증 · 계종(瘛瘲;근육이 뻣뻣해지면서 오그라들거나 늘어지는 증상이 번갈아 나면서 오랫동안 되풀이되는 증상) · 등이 뻣뻣하고 아플 때 · 요통 · 척수 질환 · 감기 등에도 효과가 탁월하며, 특히 뜸을 뜨면 매우 효과가 좋다.

14. 독맥(督脈)

도도(陶道)

GV-13 (1개 혈)
열을 내리고 학질을 다스리는 혈

뒤쪽 정중선 위 제1흉추극돌기 아래쪽 오목한 곳에 있다.

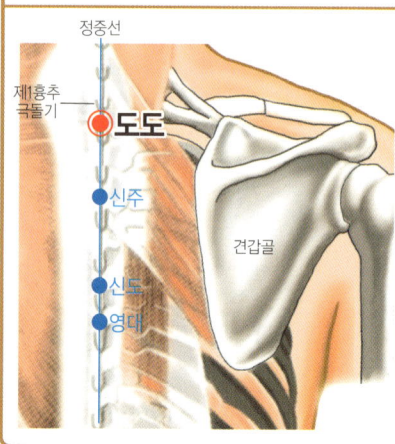

한불출(汗不出;땀이 나지 않는 증상)이나 한열(寒熱;오한·발열 증상을 합해서 말함), 학질, 조열(潮熱;주기적으로 나타나는 열증), 폐결핵, 심통(心痛;심장·명치 부위의 통증), 늑간신경통, 두통, 고혈압, 신경쇠약, 히스테리, 정신착란, 정신분열증, 간질, 현기증 등에 효과가 있다.

그 밖에 상지(上肢)의 마비, 등이 뻣뻣할 때, 각궁반장(角弓反張;몸이 뒤로 젖혀지는 증상), 비듬, 여드름, 기미 등에도 잘 듣는다.

대추(大椎)

GV-14 (1개 혈)
척추의 중요한 혈

뒤쪽 정중선 위 목덜미 아래 제7경추극돌기 아래쪽의 우묵한 곳에 있다.

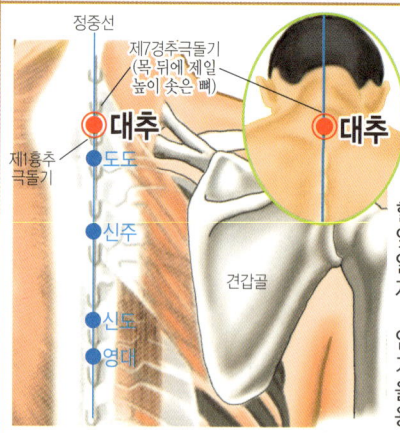

발열(發熱), 중서(中暑;더위를 먹어서 생기는 병) 등의 모든 열병과 외감한사(外感寒邪)로 인한 척추병, 척간병, 견배통(肩背痛), 항강(項强;뒷목의 뻣뻣함과 땅김)에 보조혈로 많이 사용한다.

목과 어깨가 결릴 때에는 대추혈을 너무 세게 누르지 말고 그 양 옆을 세게 누르는 것이 좋다. 특히 알레르기 체질인 사람은 이 경혈의 자극을 민감하게 느낀다.

그 밖에 기침, 호흡곤란, 기관지염, 천식, 폐기종, 폐결핵, 만성 감기, 구역질, 구토 등에도 효과가 있을 뿐만 아니라, 양기를 되찾는 작용을 한다.

14. CONCEPTION VESSEL

아문(啞門)

GV-15 (1개 혈)
입덧을 치료하는 문

뒤쪽 정중선 위 제2경추극돌기 위쪽의 우묵한 곳에 있다.

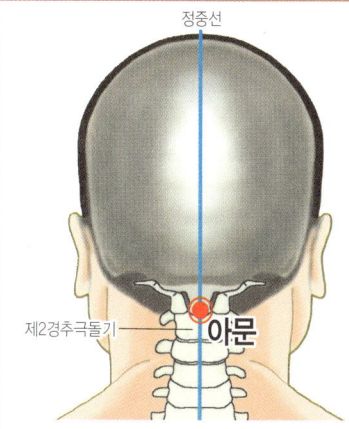

혀와 연관된 모든 질환으로 언어장애, 갑자기 말을 못할 때 등에 효과가 있다.

그 밖에 뒷목이 뻣뻣할 때, 등쪽의 신경통, 습관성 두통, 척수염, 코피, 중풍, 폐렴, 기관지염, 뾰루지, 기미, 비듬, 히스테리, 뇌성마비, 간질, 정신착란, 정신분열증 등에도 잘 듣는다.

풍부(風府)

GV-16 (1개 혈)
두통 등이 모이는 곳

뒤쪽 정중선 위 외후두융기 바로 아래쪽 목 부위로, 굵은 힘줄 사이의 우묵한 곳.

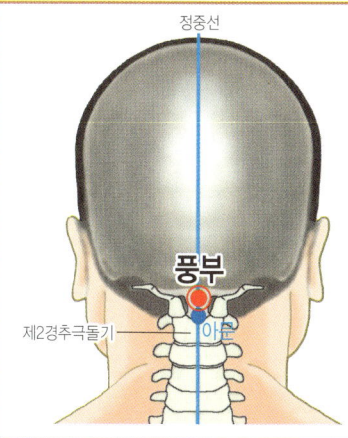

항강(項强;뒷목의 뻣뻣함과 땅김), 두통이나 머리가 무거울 때, 간질병, 정신이상, 반신불수, 현기증, 뇌출혈, 고혈압 등에 특효가 있다.

그 밖에 재채기, 콧물, 코피, 비색(鼻塞;코막힘), 축농증 등 코에 관한 염증이나 질환 외에 감기로 인한 여러 가지 증상을 완화시킨다. 또한 전신의 나른함, 가려움증, 탈모, 풍진, 뾰루지, 인후병(咽喉病), 황달, 열성 질환, 중풍으로 인한 언어 장애 등에도 잘 듣는다.

14. 독맥(督脈)

뇌호(腦戶)

GV-17 (1개 혈)
안쪽에 뇌가 있는 혈

정중선 위, 뒷머리 외후두융기의 바로 위쪽의 우묵한 곳에 있다.

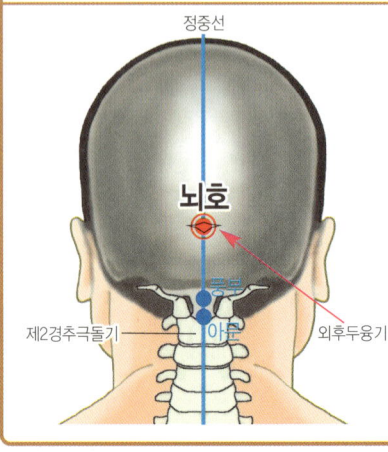

두통, 현기증, 항강(項强;뒷목의 뻣뻣함과 땅김), 뇌충혈, 안면신경통(顔面神經痛), 안면마비 등에 효과가 있다.
그 밖에 불면증, 귀앓이, 언어장애, 발작성 정신이상, 간질 등에도 잘 듣는다.

강간(强間)

GV-18 (1개 혈)
두통을 치료하는 혈

정중선 위, 뒷목의 머리카락 경계선에서 위쪽으로 4촌 지점에 있다.

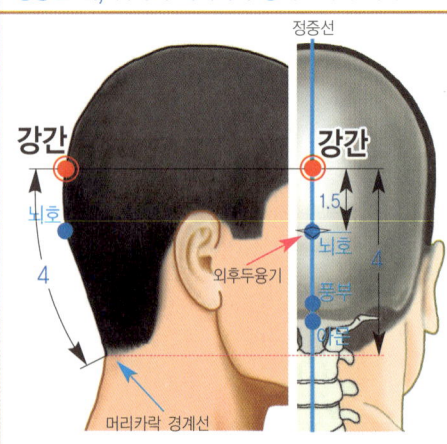

두통, 현기증, 가슴이 답답할 때, 간질, 정신이상, 정신착란, 히스테리, 신경쇠약, 항강(項强;뒷목의 뻣뻣함과 땅김), 구토, 불면증 등에 효과가 있다.

14. CONCEPTION VESSEL

후정(後頂)

GV-19 (1개 혈)
두통 등을 다스리는 곳

정중선의 뒷머리 경계선에서 5.5촌 위쪽. 백회혈에서 뒤쪽으로 1.5촌 아래이다.

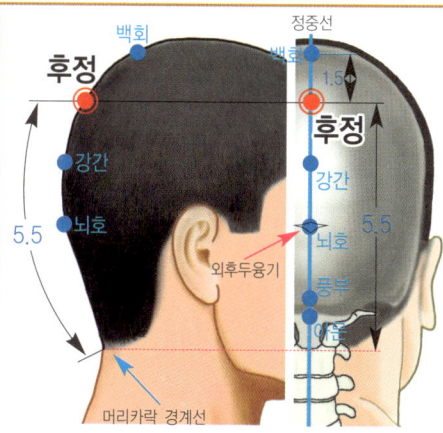

일반적으로 머리 부분 전체에 관한 여러 가지 증상에 효과가 있는 경혈로 머리 꼭대기 부분이 쑤시고 아플 때, 오한, 현기증, 뇌충혈, 항강(項强;뒷목의 뻣뻣함과 땅김), 등의 치료에도 자주 이용된다.

그 밖에 간질, 정신 이상, 감기, 불면증 등에도 효과가 있다.

백회(百會)

GV-20 (1개 혈)
백 가지 경혈이 모이는 곳

정중선 위 양쪽 귓바퀴 끝을 연결하는 선의 한가운데 지점에 있다.

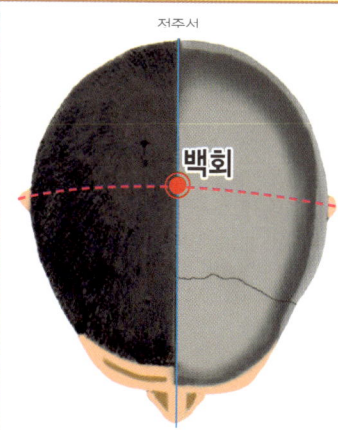

두통, 현기증, 차멀미, 고혈압, 뇌빈혈, 뇌신경쇠약, 간질, 뇌출혈, 의식불명, 경계(驚悸;놀란 것처럼 가슴이 두근거리는 증상), 건망증, 실어증, 쇼크, 정신이상, 소아경풍, 숙취, 눈의 피로, 코막힘, 이명(耳鳴), 잠을 잘못 자 어깨나 목이 결릴 때, 정수리 부위의 탈모·눈썹이 빠질 때, 치질 등의 여러 질환에 효과가 있는 만능 경혈이다.

그 밖에 중풍, 치질, 만성 설사·이질, 탈항(脫肛;항문의 점막, 치핵, 직장 등이 탈출된 것), 시력장애, 백일해(百日咳;오랫동안 계속되는 기침), 자궁탈출 등에도 효과가 있다.

14. 독맥(督脈)

전정(前頂)

GV-21 (1개 혈)
백회혈 앞에 있는 경혈

정중선 위, 백회혈에서 앞쪽으로 1.5촌 지점에 있다.

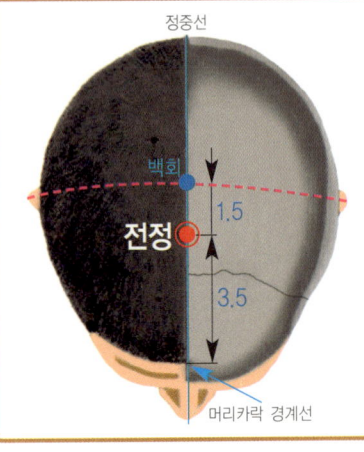

감기에 의한 두통이나 비색(鼻塞;코막힘)으로 머리가 아플 때, 현기증, 뇌충혈, 뇌빈혈, 얼굴의 부종(浮腫;신체 조직의 틈 사이에 액체가 괴어 있는 것)에 매우 잘 듣는다.

그 밖에 축농증, 소아경풍, 정신이상 등에도 특효가 있다.

신회(顖會)

GV-22 (1개 혈)
뇌빈혈이 모이는 곳

정중선 위, 앞이마의 머리카락 경계선에서 위로 2촌 올라가 우묵한 곳에 있다.

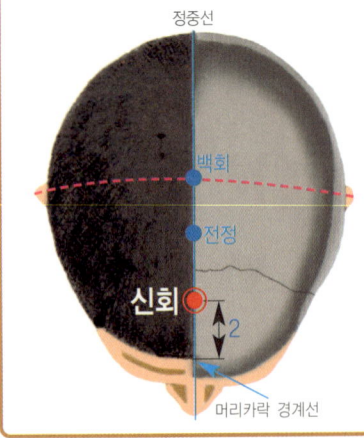

뇌빈혈에 의한 현기증, 피가 머리로 몰리는 증상, 얼굴의 부종(浮腫;신체 조직의 틈 사이에 액체가 괴어 있는 것), 참을 수 없는 두통, 머리가 무거운 증상 이외에도 머리 부분이나 안면에 나타나는 여러 가지 증상을 완화시킨다.

그 밖에 소아경풍, 간질, 비색(鼻塞;코막힘), 비연(鼻淵;코 안의 점막에 생기는 염증), 비염(鼻炎), 축농증, 코피 등에도 효과가 있다.

상성(上星)

GV-23 (1개 혈)
오장의 정기가 머리에 모여 눈에 맺힌 곳

정중선 위, 머리카락 경계선에서 1촌 올라간 곳에 있다.

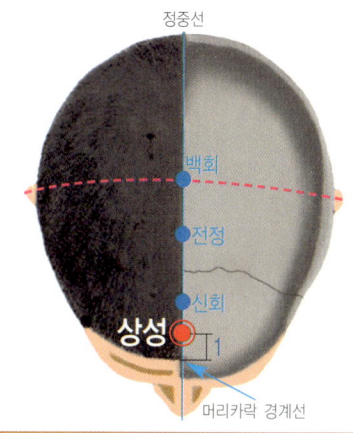

풍열로 인한 코 질환인 비염(鼻炎)이나 비색(鼻塞;코막힘), 비치(鼻痔;콧구멍 속에 군살이 생겨 차츰 커지는 병), 축농증, 코피 등에 효과가 있다.

그 밖에 풍열로 인한 두통, 전두통(前頭痛;머리 앞부분의 통증), 간질, 현기증, 안면(顔面)신경통, 눈 다래끼, 유루증(流淚症;눈물흘림증), 각막염, 눈의 충혈, 간헐열(間歇熱;1일 이상의 간격을 두고 발열을 반복하는 열병) 등에 보조혈로 사용한다.

신정(神庭)

GV-24 (1개 혈)
정신병을 안정시키는 곳

정중선 위, 머리카락 경계선에서 0.5촌 올라간 곳에 있다.
머리카락 경계선이 분명하지 않을 때엔 눈썹 안쪽 한가운데에서 3.5촌 위쪽이다.

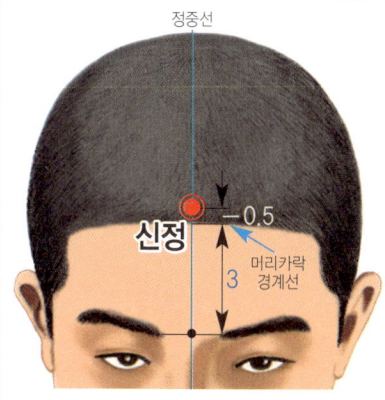

풍열로 인한 전두통(前頭痛;머리 앞부분의 통증), 두통, 불면증, 유루증(流淚症;눈물흘림증), 시력장애, 심계항진(心悸亢進), 구토 등과 비질환(脾疾患;비장의 병)에 사용한다.

그 밖에 만성 비염·축농증 등의 코 질환을 비롯해 현기증·간질에 효과가 있으며, 눈썹 위가 아프거나 위를 쳐다보지 못할 때·의식불명일 때 이 경혈을 자극하면 효과를 볼 수 있다.

14. 독맥(督脈)

소료(素髎)

GV-25 (1개 혈)
콧마루의 끝에 있는 혈

정중선 위, 콧마루의 제일 도드라진 곳에 있다. 코 끝의 정중앙 지점이다.

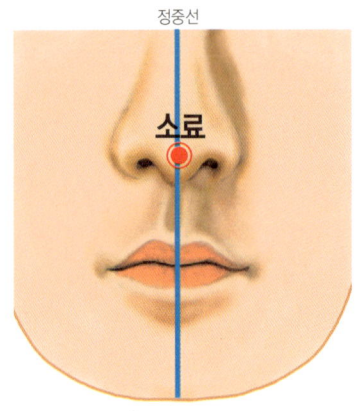

열로 인한 비색(鼻塞;코막힘)·비용(鼻茸;코버섯, 콧속의 물혹)·비후성 코염·코피 등의 콧속 질환에 효과가 있다.

그 밖에 맥립종(麥粒腫;눈꺼풀에 발생하는 염증성 안과 질환)·다래끼 등의 눈 질환에도 효과가 있으며, 소아경풍으로 인한 의식불명·혼궐(昏厥;갑자기 쓰러져서 정신을 잃고 팔다리가 싸늘해지는 증상)·천식 등에도 잘 듣는다.

수구(水溝)

GV-26 (1개 혈)
인중에 있는 혈

정중선 위, 콧마루 아래 윗입술과 코 사이 홈 가운데, 인중의 한가운데에 있다.

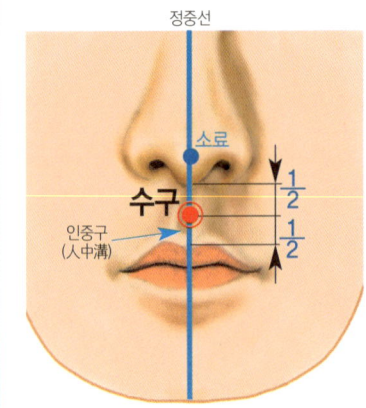

인사불성, 간질, 중풍, 구안와사, 소갈, 소아경풍, 뇌충혈, 뇌출혈, 차멀미, 뱃멀미, 쇼크, 히스테리, 정신이상, 정신분열, 중서(中暑;더위를 먹어서 생기는 병) 등에 효과가 있다. 의식불명 때의 구급혈이다.

그 밖에 요통, 허리와 등이 뻣뻣해지면서 아플 때, 신경통, 입냄새, 입 안이 헐었을 때, 입술이 틀 때, 유연증(流涎症;침흘림. 또는 타액 분비 과다), 안면(顔面) 신경마비, 수종(水腫;온몸이 붓는 병), 얼굴의 부종(浮腫) 등에 잘 듣는다. 특히 풍수(風水)로 얼굴이 부었을 때는 수구혈에 침을 놓으면 곧 낫는다고 한다.

14. CONCEPTION VESSEL

태단(兌端)

GV-27 (1개 혈)
입술 능선의 끝에 있는 혈

윗입술 끝에 있다. 또는 윗입술 가운데 뾰족한 끝 위에 있다고도 한다.

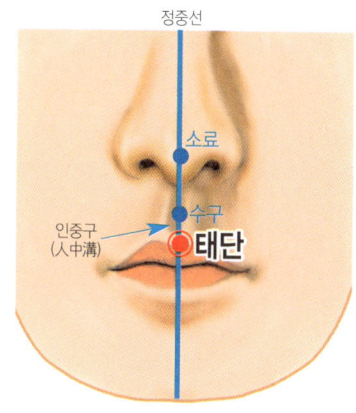

입술이 뻣뻣할 때, 잇몸이 부어오르면서 아플 때, 치통, 구내염(口內炎) 등, 입과 연관된 모든 질환에 효과가 있다.

그 밖에 구토, 코막힘, 코피, 비치(鼻痔;콧구멍 속에 군살이 생겨 차츰 커지는 병), 구안와사, 간질, 소갈, 당뇨병, 황달 등에도 잘 듣는다.

은교(齦交)

GV-28 (1개 혈)
좌우의 잇몸이 만나는 곳에 있는 혈

입술 안쪽으로 윗이빨 뿌리 가운데. 윗입술 안쪽의 잇몸과 연결된 곳이다.

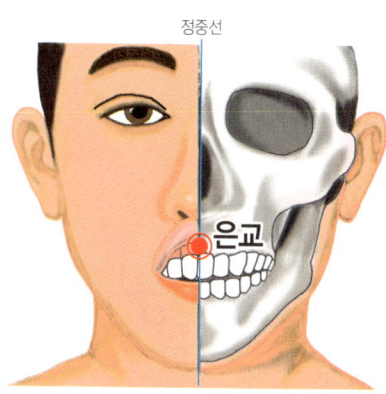

비색(鼻塞;코막힘), 비용(鼻茸;코버섯, 콧속의 물혹) 등의 코 질환에 효과가 있다.

그 밖에 치통, 치주염으로 잇몸에서 피가 나거나 잇몸이 부어오르면서 아플 때, 상악염(上顎炎;위턱의 염증)으로 입을 다물거나 벌리지 못할 때, 각막염, 유루증(流淚症;눈물흘림증), 황달, 간질, 정신착란 등에도 잘 듣는다.

361 경혈 이름 찾아보기

※붉은색 글씨는 14경락(經絡)임.

ㄱ

각손(角孫) ···········141
간사(間使) ···········128
간수(肝兪) ············88
강간(强間) ···········194
거골(巨骨) ············26
거궐(巨闕) ···········180
거료(居髎) ···········158
거료(巨髎) ············31
건리(建里) ···········179
격관(膈關) ···········101
격수(膈兪) ············88
견료(肩髎) ···········138
견외수(肩外兪) ·······76
견우(肩髃) ············26
견정(肩貞) ············74
견정(肩井) ···········154
견중수(肩中兪) ······75
결분(缺盆) ············35
경거(經渠) ············17
경골(京骨) ···········109
경문(京門) ···········156
계맥(瘈脈) ···········140
고방(庫房) ············36
고황(膏肓) ···········100
곡골(曲骨) ···········174

곡빈(曲鬢) ···········147
곡원(曲垣) ············75
곡지(曲池) ············24
곡차(曲差) ············81
곡천(曲泉) ···········169
곡택(曲澤) ···········127
곤륜(崑崙) ···········108
공손(公孫) ············53
공최(孔最) ············16
관문(關門) ············39
관원(關元) ···········175
관원수(關元兪) ······92
관충(關衝) ···········132
광명(光明) ···········161
교신(交信) ···········115
구미(鳩尾) ···········181
구허(丘墟) ···········162
권료(顴髎) ············78
궐음수(厥陰兪) ······86
귀래(歸來) ············43
극문(郄門) ···········127
극천(極泉) ············64
근축(筋縮) ···········189
금문(金門) ···········109
급맥(急脈) ···········171
기문(箕門) ············57
기문(期門) ···········172
기사(氣舍) ············35
기충(氣衝) ············43
기해(氣海) ···········176
기해수(氣海兪) ······91
기혈(氣穴) ···········118
기호(氣戶) ············36

ㅁㅁ ㄴ ㅁㅁ

낙각(絡却) ·············83
내관(內關) ·············128
내정(內庭) ·············50
노궁(勞宮) ·············129
노수(臑兪) ·············74
노식(顱息) ·············141
노회(臑會) ·············138
뇌공(腦空) ·············153
뇌호(腦戶) ·············194
누곡(漏谷) ·············55

ㅁㅁ ㄷ ㅁㅁ

단중(膻中) ·············182
담수(膽兪) ·············89
대거(大巨) ·············42
대도(大都) ·············52
대돈(大敦) ·············166
대릉(大陵) ·············129
대맥(帶脈) ·············156
대영(大迎) ·············32
대장수(大腸兪) ·············92
대저(大杼) ·············85
대종(大鐘) ·············113
대추(大椎) ·············192
대포(大包) ·············62
대혁(大赫) ·············117
대횡(大橫) ·············59
도도(陶道) ·············192
독맥(督脈) ·············185
독비(犢鼻) ·············46
독수(督兪) ·············87
동자료(瞳子髎) ·············144
두규음(頭竅陰) ·············149

두유(頭維) ·············33
두임읍(頭臨泣) ·············151

ㅁㅁ ㅁ ㅁㅁ

명문(命門) ·············187
목창(目窓) ·············151
미충(眉衝) ·············81

ㅁㅁ ㅂ ㅁㅁ

방광수(膀胱兪) ·············93
백호(魄戶) ·············100
백환수(白環兪) ·············94
백회(百會) ·············195
병풍(秉風) ·············75
보랑(步廊) ·············122
복결(腹結) ·············58
복삼(僕參) ·············108
복애(腹哀) ·············59
복토(伏兎) ·············44
복통곡(腹通谷) ·············121
본신(本神) ·············150
부극(浮郄) ·············98
부돌(扶突) ·············27
부류(復溜) ·············115
부백(浮白) ·············148
부분(附分) ·············99
부사(府舍) ·············58
부양(跗陽) ·············107
불용(不容) ·············38
비관(髀關) ·············44
비노(臂臑) ·············25
비수(脾兪) ·············89
비양(飛陽) ·············107

ㅁㅁ ㅅ ㅁㅁ

사독(四瀆) ·······136
사만(四滿) ·······118
사백(四白) ·······30
사죽공(絲竹空) ·······142
삼간(三間) ·······21
삼양락(三陽絡) ·······135
삼음교(三陰交) ·······54
삼초수(三焦俞) ·······90
상거허(上巨虛) ·······47
상곡(商曲) ·······120
상관(上關) ·······145
상구(商丘) ·······54
상렴(上廉) ·······23
상료(上髎) ·······95
상성(上星) ·······197
상양(商陽) ·······20
상완(上脘) ·······180
석관(石關) ·······120
석문(石門) ·······176
선기(璇璣) ·······183
소락(消濼) ·······137
소료(素髎) ·······198
소부(少府) ·······67
소상(少商) ·······18
소장수(小腸俞) ·······93
소충(少衝) ·······68
소택(少澤) ·······70
소해(少海) ·······65
소해(小海) ·······73
속골(束骨) ·······109
솔곡(率谷) ·······147
수구(水溝) ·······198
수궐음심포경(手厥陰心包經) 125
수도(水道) ·······42
수돌(水突) ·······34
수부(俞府) ·······124
수분(水分) ·······178
수삼리(手三里) ·······23
수소양삼초경(手少陽三焦經) 131
수소음심경(手少陰心經) 63
수양명대장경(手陽明大腸經) 19
수오리(手五里) ·······25
수천(水泉) ·······114
수태양소장경(手太陽少腸經) 69
수태음폐경(手太陰肺經) 13
슬관(膝關) ·······169
슬양관(膝陽關) ·······160
승광(承光) ·······82
승근(承筋) ·······106
승령(承靈) ·······152
승만(承滿) ·······38
승부(承扶) ·······97
승산(承山) ·······106
승읍(承泣) ·······30
승장(承漿) ·······184
식두(食竇) ·······60
신궐(神闕) ·······177
신당(神堂) ·······101
신도(神道) ·······191
신맥(申脈) ·······108
신문(神門) ·······67
신봉(神封) ·······123
신수(腎俞) ·······91
신장(神藏) ·······124
신정(神庭) ·······197
신주(身柱) ·······191
신회(顖會) ·······196

심수(心兪)	87	완골(腕骨)	71
		완골(完骨)	149
☐☐ ㅇ ☐☐		외관(外關)	134
아문(啞門)	193	외구(外丘)	161
액문(液門)	132	외릉(外陵)	41
양강(陽綱)	102	요수(腰兪)	186
양계(陽谿)	22	요양관(腰陽關)	187
양곡(陽谷)	72	용천(湧泉)	112
양교(陽交)	161	욱중(彧中)	124
양구(梁丘)	45	운문(雲門)	14
양로(養老)	72	위수(胃兪)	90
양릉천(陽陵泉)	160	위양(委陽)	98
양문(梁門)	39	위중(委中)	99
양백(陽白)	150	위창(胃倉)	103
양보(陽輔)	161	유근(乳根)	37
양지(陽池)	133	유도(維道)	157
어제(魚際)	18	유문(幽門)	122
여구(蠡溝)	168	유중(乳中)	37
여태(厲兌)	50	은교(齦交)	199
연곡(然谷)	112	은문(殷門)	98
연액(淵腋)	154	은백(隱白)	52
열결(列缺)	17	음곡(陰谷)	116
염천(廉泉)	184	음교(陰交)	177
영대(靈臺)	190	음극(陰郄)	66
영도(靈道)	65	음도(陰都)	121
영향(迎香)	28	음렴(陰廉)	171
영허(靈墟)	123	음릉천(陰陵泉)	56
예풍(翳風)	140	음시(陰市)	45
오처(五處)	82	음포(陰包)	170
오추(五樞)	157	응창(膺窓)	37
옥당(玉堂)	182	의사(意舍)	103
옥예(屋翳)	36	의희(譩譆)	101
옥침(玉枕)	84	이간(二間)	20
온류(溫溜)	23	이문(耳門)	142

인영(人迎)	34
일월(日月)	155
임맥(任脈)	173

ㅈ

자궁(紫宮)	183
장강(長強)	186
장문(章門)	172
전곡(前谷)	70
전정(前頂)	196
정명(睛明)	80
정영(正營)	152
조구(條口)	47
조해(照海)	114
족궐음간경(足厥陰肝經)	165
족규음(足竅陰)	164
족삼리(足三里)	46
족소양담경(足少陽膽經)	143
족소음신경(足少陰腎經)	111
족양명위경(足陽明胃經)	29
족오리(足五里)	170
족임읍(足臨泣)	163
족태양방광경(足太陽膀胱經)	79
족태음비경(足太陰脾經)	51
족통곡(足通谷)	110
주료(肘髎)	24
주영(周榮)	61
중극(中極)	175
중도(中都)	168
중독(中瀆)	159
중려수(中膂俞)	94
중료(中髎)	96
중봉(中封)	167
중부(中府)	14
중완(中脘)	179
중저(中渚)	133
중정(中庭)	181
중주(中注)	119
중추(中樞)	189
중충(中衝)	130
지구(支溝)	134
지기(地機)	55
지실(志室)	104
지양(至陽)	190
지오회(地五會)	163
지음(至陰)	110
지정(支正)	73
지창(地倉)	31
질변(秩邊)	105

ㅊ

차료(次髎)	95
찬죽(攢竹)	80
척중(脊中)	188
척택(尺澤)	16
천계(天谿)	60
천돌(天突)	183
천료(天髎)	139
천부(天府)	15
천용(天容)	77
천유(天牖)	139
천정(天井)	136
천정(天鼎)	27
천종(天宗)	74
천주(天柱)	84
천지(天池)	126
천창(天窓)	77
천천(天泉)	126

천추(天樞) ·············41
천충(天衝) ·············148
첩근(輒筋) ·············155
청궁(聽宮) ·············78
청랭연(淸冷淵) ·········137
청령(靑靈) ·············64
청회(廳會) ·············144
축빈(築賓) ·············116
충문(衝門) ·············57
충양(衝陽) ·············49

ㅌ

태계(太谿) ·············113
태단(兌端) ·············199
태백(太白) ·············53
태연(太淵) ·············17
태을(太乙) ·············40
태충(太衝) ·············167
통리(通里) ·············66
통천(通天) ·············83

ㅍ

편력(偏歷) ·············22
폐수(肺兪) ·············86
포황(胞肓) ·············105
풍륭(豊隆) ·············48
풍문(風門) ·············85
풍부(風府) ·············193
풍시(風市) ·············159
풍지(風池) ·············153

ㅎ

하거허(下巨虛) ·········47
하관(下關) ·············33
하렴(下廉) ·············23
하료(下髎) ·············96
하완(下脘) ·············178
함곡(陷谷) ·············49
함염(頷厭) ·············145
합곡(合谷) ·············21
합양(合陽) ·············106
해계(解谿) ·············48
행간(行間) ·············166
현로(懸顱) ·············146
현리(懸釐) ·············146
현종(懸鐘) ·············162
현추(懸樞) ·············188
혈해(血海) ·············56
협거(頰車) ·············32
협계(俠谿) ·············164
협백(俠白) ·············15
혼문(魂門) ·············102
화개(華蓋) ·············183
화료(和髎) ·············142
화료(禾髎) ·············28
환도(環跳) ·············158
활육문(滑肉門) ·········40
황문(肓門) ·············104
황수(肓兪) ·············119
회양(會陽) ·············97
회음(會陰) ·············174
회종(會宗) ·············135
횡골(橫骨) ·············117
후계(後谿) ·············71
후정(後頂) ·············195
흉향(胸鄕) ·············61

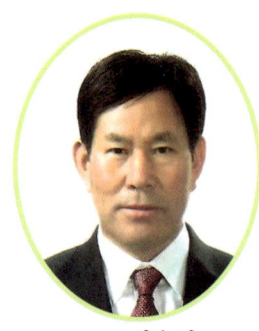

저자 **최수찬**

- 성균관대학교 학·석사·박사
- 국립순천대학교 한약자원학과 졸업
- 원광대학교 한약학 박사

저자는 성균관대학교에서 문학전공으로 문학사·문학석사·문학박사를 졸업하였으며, 공무원으로 25년간 근무한 후 2003년 공직을 사직하고 국립순천대학교 한약자원학과에 학부생으로 편입학하여 졸업하였으며, 중의학을 공부하여 국제중의사자격을 취득하였고, 원광대학교 일반대학원 한약학과를 졸업하고 한약학박사 학위를 받았음.

● 경력
- 2008년 경남생약농업협동조합 "한약관리사"
- 2009년 농촌진흥청 우수약초개량재배를 위한 "약초연구원"
- 2011년 농촌진흥청 농산물 가격 및 판매를 위한 "유통기술자문위원"
- 2012년부터 농촌진흥청 농업경영체 소득증대를 위한 진단·분석·처방을 위한 "경영전문가"
- 2013년부터 서울시산업통산진흥원 글로벌자문단 "자문위원" 및 "경영지원단" "코칭교수"
- 2016년 3월부터 국립한국농수산대학 특용작물학과 출강중
- 2019년 재)경남항노화연구회 선임직 이사

● 강의 경력
- 경남과학기술대학교 '한약과 건강' (2009년)
- 충주대학교 '한방건강약술' '주요 약초재배' (2010년)
- 충북대학교-충북 진천군 공동개설 자연치유 프로그램'(2010년)
- 안동대학교 생약자원학과 '한약재 유통학' '약사법규' (2010년)
- 서울교육대학교 '한방약초재배' (2012년)
- 충남 부여군농업센터 약초재배 적지 선택 및 재배법 (2013)

● 출판 저서
- 동의보감 한방 약차 (2011년) 지식서관
- 경혈 지압도감 (2012년) 지식서관
- 처방이 있는 동의 한방 약초 도감 (2013년) 지식서관
- 361 지압 경혈 백과 (2015년) 지식서관
- 내 몸을 살려 주는 100가지 약초 (2016년) 지식서관
- 처방이 있는 동의 본초 한약 보감 (2018년) 지식서관
- 항노화 약초 대사전 (2020년 경남매일출판국)

주요 참고 문헌

- 《WHO/WPRO 표준경혈 위치》 한국한의학연구원, 대한침구학회, 경락경혈학회著 WHO 서태평양지역사무처刊
- 《鍼灸處方集 上下》 崔相玉著 正統鍼灸學硏究會刊
- 《經絡經穴學 상용혈 취혈자침》 正統鍼灸學硏究會刊
- 《동양의학의 기초》 옥은성著 신광출판사刊
- 《심주섭 할아버지의 뜨겁지 않은 쑥뜸 치료법》 김용태著 서울문화사刊
- 《韓藥學槪論》 신일상사刊
- 《알기 쉬운 경혈학》 장성환著 성보사(부설 전통의학 연구소)刊
- 《생활 침뜸학》 정민성著 학민사刊
- 《경혈 지압 마사지 324》 산차이원화著 국일미디어刊
- 《지압 건강법》 편집부편 서림문화사刊
- 《지압 동의보감》 김창완·김용석著 중앙생활사刊
- 《침술·자기·지압 건강법》 한국성인병 예방 연구회편
- 《361 지압 경혈 백과》 최수찬著 지식서관刊

361 지압 경혈 수첩

지은이 | 최수찬
펴낸곳 | 도서출판 지식서관
펴낸이 | 이홍식
등록번호 | 1990. 11. 21 제96호
주소 | 경기도 고양시 덕양구 고양동 31-38
전화 | 031)969-9311 팩스 | 031)969-9313
e-mail | jisiksa@hanmail.net

초판 1쇄 발행일 | 2017년 6월 10일
초판 6쇄 발행일 | 2024년 4월 10일